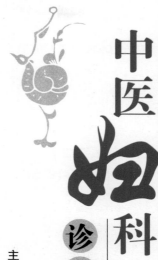

中医妇科诊治辑要

主　编　　冯宗文

副主编　　蔡仁燕　赵春梅

编　委　　詹新林　肖　英
　　　　　宋　悦　鲁　敏

中国中医药出版社

·北京·

图书在版编目（CIP）数据

中医妇科诊治辑要 / 冯宗文主编 . —北京：中国中医药出版社，2018.11

ISBN 978 – 7 – 5132 – 5082 – 5

Ⅰ.①中… Ⅱ.①冯… Ⅲ.①中医妇科学—诊疗 Ⅳ.① R271.1

中国版本图书馆 CIP 数据核字（2018）第 149546 号

中国中医药出版社出版

北京市朝阳区北三环东路 28 号易亨大厦 16 层

邮政编码 100013

传真 010-64405750

山东润声印务有限公司印刷

各地新华书店经销

开本 880×1230 1/32 印张 9.75 彩插 0.25 字数 230 千字

2018 年 11 月第 1 版 2018 年 11 月第 1 次印刷

书号 ISBN 978 – 7 – 5132 – 5082 – 5

定价 39.00 元

网址 www.cptcm.com

社 长 热 线 010-64405720
购 书 热 线 010-89535836
维 权 打 假 010-64405753

微信服务号 zgzyycbs
微商城网址 https://kdt.im/LIdUGr
官 方 微 博 http://e.weibo.com/cptcm
天猫旗舰店网址 https://zgzyycbs.tmall.com

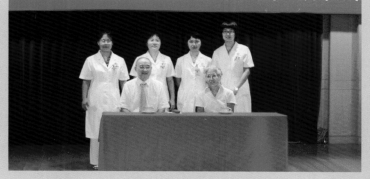

图 1　冯宗文名老中医收徒暨詹新林等拜师仪式

前排冯宗文教授和夫人陈光玉，后排左起詹新林硕士、蔡仁燕硕士、肖英硕士、赵春梅博士后

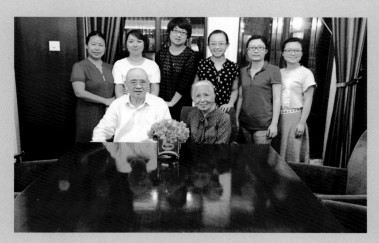

图 2　冯宗文教授和弟子合影留念

前排冯宗文教授和夫人陈光玉，后排左起詹新林、肖英、赵春梅、宋悦、蔡仁燕、鲁敏 6 位弟子

史 序

　　我与冯宗文医师初次相识于 1979 年。1980 年冬我应邀讲授"中医科研基础知识"课程，历时三周，与冯君有较多接触，得悉其中医基础理论娴熟，临证亦有较多历练，为班上学员之佼佼者。冯君当时年届不惑，英气溢表，谈吐从容，对中医药事业的发展和个人的专业前景颇具信心。其后他相继在湖北省中医药研究院及沙市中医院（现荆州市中医医院）工作。20 世纪 80 年代中期，我供职于湖北省中医药研究院，冯君来汉，常到我处小晤，每次寒暄数语，话题即转入探究医理或临床所遇问题，历久不倦，兴趣盎然。冯君在沙市，师从妇科名老中医刘云鹏先生，学业日益臻进。数年后，已是荆州沙市一带妇科名医。2000 年，受聘于广东省妇幼保健院，由于其精湛的医术和认真负责的工作态度，不久即医誉鹊起，在省内外颇负盛名。除经、带、胎、产及妇科杂病外，冯君对中医药治疗不孕症颇多独到之处，为不少家庭解除了困顿。特别是对医学难题免疫性不孕，他从中医传统理论出发，结合西医学检查，以创新的精神，拟定辨证论治方案，临床上取得较好的疗效，在人群中有较大的影响。

　　近年来，冯君总结个人毕生医疗经验体会和验方医案，在其诸弟子协助整理下，先后撰写《月经病与不孕症诊治经验》《冯宗文妇科经验用方选辑》《免疫性不孕不育的中医诊治》等书出版，颇为中医同道所赞誉。近日又有《中医妇科诊治辑要》撰成，该书出版，必将对中医同仁及广大患者均有所裨益。

我个人认为：能成为一个良医，除了家传或名师指点、系统学习及较好的医疗条件外，还需要始终怀有"医者，仁术也"之心；长期医疗实践及从疗效中得来的对中医药的坚定信念；毕生对学术的不懈钻研追求和矢志不移的刻苦精神，这些冯君可谓兼而有之。但我认为炼成良医，还需要有对中医理论领悟深入敏捷及临床机敏善变的素质，即俗谓"悟性高"，这也应是冯君获得成功的一个重要因素。

冯君将《中医妇科诊治辑要》书稿寄我，阅后感触良多，谨书于上，以为序。

湖北省中医药研究院研究员　史世勤

2016 年 7 月 29 日

中医学源远流长，而中医妇科学是中医学宝库中的一块瑰宝。自岐黄、神农、仲景、华佗，历经明清至今的发展长河中，名家辈出，逐渐完善了深厚的理论体系，积累了丰富的诊治经验，几千年来为中华民族的繁衍昌盛，为保障妇女健康做出了巨大贡献。历来，就有一大批具有真才实学，又善于写作的医学家愿意为中医事业竭尽精力，将自己的学术经验总结奉献出来，更好地为广大患者服务。

　　我院冯宗文主任医师、教授即是这样一位著名的中医妇科专家。虽然年逾古稀，济世之心未已！近些年来在积极收授高学历门徒、早出人才的同时，也努力将自己之学术经验总结成文发表，编著成书传世，使受益者更众。著有《月经病与不孕症诊治经验》《冯宗文妇科经验用方选辑》《中医妇科用药十讲》《女性免疫性不孕不育的中医诊治》四书，也是《中国百年百名中医临床家刘云鹏》一书的作者之一，均由中国中医药出版社出版。今又与我等弟子一道，继续将其所长，选其要者，较为系统地编著成《中医妇科诊治辑要》一书。

　　本书分上、中、下三篇。上篇医论医话，系冯老历年之部分讲稿、诊余随录、专题笔谈及诊治经验介绍共23部分。中篇专病证治，选择了冯老所擅长诊治之经、带、胎、产、杂病四十余种。根据其诊治经验在月经病中，将月经先期、月经过多、经期延长、经间期出血、经断复来以及崩漏共列于"异常出血性月经病"中，将月经量少、月经后期和部分月经先后无定期同列于"稀少性月经失调"中，由博返约。由于免疫性不孕已有专著出版，因而将其中部分证型放入内分泌失调性不孕中论述。书中所用多个经验方，体现出冯老师古而不泥古的学术思想。冯老说："今之病有古无者，虽有亦多变，应随时而进，识今病而创新法。"如异位妊娠、免疫性不孕、输卵管阻塞不孕、封闭抗体缺乏性反复自然流产、辅助生殖技术的辅治，以及现代医源性疾病之人工流产不全、宫腔粘连、卵巢过度刺激综合征、子宫瘢痕憩室等，均探索出一套独特有效的方法载于书中。下篇医案选辑，所列 42 案，反映出作者临证思路，灵活而有原则地遣方用药。书中辨病、辨证论治，理、法、方、药体现出冯老之学术专长、宝贵经验。

　　本书具有特色，颇为实用，对中医、中医妇科同道有其参考价值。

广东省妇幼保健院

广东省妇产医院

冯宗文学术经验传承工作室

2017 年 6 月 20 日

目 录

上篇 医论医话

中篇 专病证治

下篇　医案选辑

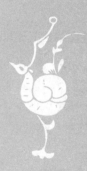

上篇

医论医话

从肝论治妇科疾病

一、肝的生理功能

（一）肝藏血，主疏泄，性喜条达而恶抑郁

肝藏血，即有储存血液，调节血量的作用；疏泄，即疏通透泄升发。肝主疏泄是指肝具有维持全身气机疏通畅达，不使郁滞的功能。条达即调畅、通达、舒展之意。抑郁即抑制、郁滞之意。肝之性喜条达、舒畅、伸展，不受压抑、郁遏。

（二）体阴而用阳

体，指肝之本体；用，指肝的功能和特性。肝之藏血，主疏泄之功能，和肝为风木之脏，其性属阳，有易动易热的物性，是体阴而用阳的体现。《黄绳武妇科经验集》谓："肝体阴而用阳，是说以阴血为体，而调节一身之气机为用。肝藏一身之血，阴血充足，则肝体得养，肝木畅茂。肝性喜柔恶刚，调节情志，条达气血，以尽疏泄之能事。"

肝之藏血，疏泄功能正常，则气血和顺，而身无恙。

二、肝的病理特点

肝之生理功能，藏血，主疏泄。其病理变化也主要表现在肝血失藏，疏泄失常等方面。《灵枢·五音五味》谓："妇人之生，有余于气，不足于血，以其数脱血也。"妇女一生，经、孕、产、乳易致机

体血常不足。阴血不足，肝体失养，则疏泄失常，而肝气郁结。女子善郁，常有不得隐曲，情志抑郁、多愁善感，特别是育龄期，家庭、工作、社会等压力过大，情志易于怫逆，均可致气机郁滞，而出现经、带、胎、产、杂病等。如朱丹溪所言："气血冲和，百病不生，一有怫逆，诸病生焉。"叶天士在《临证指南》中曾提出"妇人以肝为先天"，则说明肝与妇科关系比较密切、重要。

三、妇科常用肝病证治法

肝的病理变化为肝郁气滞，可郁而化火，而致郁久伤阴。其治法按疏肝解郁、疏肝清热、疏肝养阴三大类分述如下：

（一）疏肝解郁类

1. 养血疏肝解郁法

养血疏肝解郁法用于肝血不足，疏泄失常之肝郁血虚诸证。主要证候：两胁作痛，头痛目眩，食少神倦，或往来寒热，月经先后不定，量少不畅，经前乳胀腹痛。舌淡红，苔薄，脉弦软等。逍遥散为代表方剂。由柴胡、当归、白芍、白术、茯苓、甘草、煨姜、薄荷组成。

逍遥散出自《太平惠民和剂局方·妇人诸疾》，其后一直都是治疗妇科病的常用方，影响深远，由其演变出不少方剂。本方重在养血疏肝。《金匮要略·脏腑经络先后病脉证》："见肝之病，知肝传脾，当先实脾。"因木病可乘脾土，故而佐以健脾。师传方调经1号在此基础上，加入香附、郁金、川芎、益母草以加强疏肝理气调经作用，治疗经前乳胀等证。

余在逍遥散基础上加减成解郁种玉汤，即去甘草，加熟地黄、枸杞、菟丝子、山茱萸等以补肾益精，加香附、素馨花、玫瑰花以理气血调冲任。用于肝郁不孕，可收疏肝益肾，调经种玉之效。

经验方解郁定神汤即由逍遥散加龙骨、牡蛎、夜交藤、柏子仁之重镇安神；合欢皮以解郁定神而成。用于抑郁症，经前期紧张征，周期性精神病等。治肝郁之首选方是逍遥散。《医贯·郁病论》："予以一方治其木郁，而诸郁皆因而愈。一方者何？逍遥散是也。"

2. 养血止痛法

养血止痛法用于肝血不足，肝脉失养，兼有脾虚湿阻之妊娠腹痛和妇人杂病腹痛（慢性盆腔炎）。主要证候：小腹隐痛，面色萎黄，头晕目眩，或小便不利，下肢浮肿，或有腹胀。舌淡，苔白，脉弦细或弦软。《金匮要略》当归芍药散加减主之。方由当归、白术、白芍、川芎、茯苓、泽泻组成。

若妊娠腹痛，常加砂仁、枳壳、黄芩、甘草以增强理气、清热安胎之效。杂病腹痛，常加枳实、玄胡、丹参以加强理气活血止痛之功。

当归芍药散出自《金匮要略·妇人妊娠病脉证并治》，其谓："妇人怀妊，腹中疞痛，当归芍药散主之。""妇人腹中诸疾痛，当归芍药散主之。"临证多遵之。

（二）疏肝清热类

1. 疏肝清热调经法

疏肝清热调经法用于肝郁化热，冲任失调之月经失调诸证。主要证候：月经先期，经量时多时少，经期延长，色红。或经间期出血，经行吐衄。并有口苦而渴，心烦易怒，胁痛乳胀，或腹痛。舌红，苔薄黄，脉弦数。治以疏肝清热，固冲调经为法。代表方《校注妇人良方》丹栀逍遥散加减主之。方由逍遥散加丹皮、栀子组成。

本方即在逍遥散养血疏肝解郁的基础上加清热之栀子、凉血之丹皮而成。后世治肝郁化热诸病证，均以此方为基础，变化成方施治。如余之经验方：

（1）解郁调经汤，即丹栀逍遥散加地骨皮、生地黄、素馨花加强原方养阴凉血疏肝之功。治疗肝郁化热之月经病更全面而有效。

（2）加减平肝开郁止血汤，方由白芍、柴胡、当归、白术、生地黄、阿胶、炒栀子、丹皮、三七粉、荆芥炭、岗稔根、甘草组成。即在《傅青主女科》平肝开郁止血汤的基础上加栀子、阿胶、岗稔根以加强清郁热，固冲任之功。用于肝郁化热，冲任不固之崩漏，经期延长，经间期出血颇效。

（3）加减宣郁通经汤，方由柴胡、当归、白芍、黄芩、香附、丹皮、白芥子、益母草、郁金、延胡索、川楝子、生甘草组成。即在《傅青主女科》宣郁通经汤疏肝清热，解郁通经的基础上，去栀子之凉血防其滞血，加益母草、玄胡、川楝子以加强活血通经止痛之功。用于肝郁气滞化热之痛经。

（4）安胎逍遥饮，方由柴胡、当归炭、白芍、白术、甘草、黄芩、丹皮、炒栀子、苎麻根、生地黄、阿胶组成。在丹栀逍遥散疏肝清热的基础上去茯苓之利以免伤阴，加黄芩加强清热之力，苎麻根、生地黄、阿胶以养阴固冲任而安胎。用于肝郁化火，伤及冲任之胎漏出血证。用本方在疏肝的同时，重在泄郁火，而不用菟丝子、续断、桑寄生等保胎药，旨在火泻热清，血海得宁而血止，胎元自安。

2. 清肝引血下行法

清肝引血下行法用于肝郁化火，经期冲气夹肝火上逆，血随气逆，灼伤血络之经行吐、衄血证。主要证候：经行吐血、衄血，量多色红，月经先期量多或少。并有心烦易怒，口苦而干，两胁胀痛，溲黄便结。舌红，苔黄，脉弦数。治宜疏肝清热，引血下行为法。《中医妇科学》四版教材之清肝引经汤加减主之。方由当归、白芍、生地黄、丹皮、栀子、黄芩、川楝子、茜草、牛膝、白茅根、甘草组成。可随症选用大黄、桃仁、益母草等。

本方集清肝、平肝、柔肝、养血、凉血、活血于一方，使火得清，血得凉，则血循经而行，吐、衄止而经调。

3. 泻肝利湿法

泻肝利湿法用于肝郁化热，乘脾生湿，湿热下注；或虫毒下犯，损伤任带之带下病；或伤及冲任、胞脉之月经病证。主要证候：带下量多，色黄或黄绿色，或有泡沫，气腥秽臭，阴肿阴痒，或月经过多，赤带。并有头痛口苦，心烦易怒，胸胁或小腹作痛，小便短黄不利。舌红，苔黄腻，脉弦数。治以清肝泻火，利湿止带，止血为法。经验方加减龙胆泻肝汤主之。方由龙胆草、当归、生地黄、黄芩、黄柏、车前子、木通、泽泻、柴胡、甘草、椿根皮、蛇床子组成。可随症选用大黄、白芍、败酱草、土茯苓、地榆炭等。

（三）养阴疏肝类

1. 养阴疏郁法

养阴疏郁法用于绝经前后，肝郁心热，血虚阴伤诸证。主要证候：绝经前后，心烦不宁，口干咽燥，善太息，胁隐痛。或月经先后不定，量少。舌红，苔薄干，脉弦细或数。治宜疏肝解郁，养阴清心为法。经验方养阴疏郁汤加减主之。方由柴胡、当归、白芍、甘草、白术、玄参、麦冬、生地黄、素馨花、黄连、丹参组成。可随症选用栀子、夜交藤、合欢皮、酸枣仁、龙骨、山楂等。

一般肝阴不足多用一贯煎，该方重在滋养肝阴，疏肝郁之力弱。本方主要用于绝经前后由肝郁心热而伤及阴血，仍以疏肝解郁为主，兼以养阴。疏肝强于彼方，滋阴则较之弱，此二方之异同。

2. 柔肝止痛法

柔肝止痛法用于精血不足，经后血海空虚，冲任、胞脉失于荣濡，拘急作痛之经后腹痛证。主要证候：经期或经后小腹绵绵作痛，月经量少，色淡质薄，膝酸，头晕耳鸣。舌淡红，苔薄，脉弦细弱。治宜益水滋木，养血柔肝，缓急止痛为法。傅氏调肝汤加减主之。方由当归、白芍、山茱萸、山药、阿胶、巴戟天、甘草组成。女贞子、旱莲草、枸杞、麦冬、熟地黄、杜仲、菟丝子等可随症选用。

俾益水以滋木，养血以柔肝，肝木得滋得养得柔，则急缓痛止。《傅青主女科》云："以疏肝气为主，而益之以补肾之味，则水足而肝气安而逆气自顺，又何疼痛之有哉。"

3. 滋补肝肾法

滋补肝肾法用于肝肾阴虚，封藏失司，冲任失固，经血失约之崩漏证。主要证候：崩漏量多，色红，头晕耳鸣，失眠口干，腰痛。舌淡红，苔薄，脉细或虚细。治之之法宜滋补肝肾，固摄冲任，止崩调经。用师传调补肝肾方加减为治。方由熟地黄、地黄炭、白芍、枸杞、酸枣仁组成。可随症选加黄连、贯众炭、岗稔根、续断、桑寄生、山茱萸、阿胶、旱莲草等。

本方由魏玉横之"不补补之"之法去黄连加味而成。是用于治肝肾阴虚之崩漏之良方。俾肝之阴血得藏，肾之封藏得固而崩漏可止。亦用于老年绝经多年再行，排除肿瘤者，可获良效。

从脾论治妇科疾病

一、脾的生理功能

（一）脾主运化

运，即转运、输送；化，即消化、吸收。脾主运化是指脾具有对水谷消化、吸收，并将水谷精微转输至全身各脏腑的作用。脾主运化包括以下两方面：

1. 运化水谷精微

饮食进入人体，经过胃的受纳和腐熟，再由脾的运化输布，使水谷精微上送于心肺，散布滋养全身。《灵枢·营卫生会》云："中焦亦并胃中，出上焦之后，此所受气者，泌糟粕，蒸津液，化其精微，上注于肺脉，乃化为血，以奉生身，莫贵于此。"

2. 运化水液

脾通过对水液的吸收转输作用，与肺、胃、三焦、膀胱等脏腑共同作用下，一方面将水液吸收输布至全身，以滋润和濡养各组织器官；另一方面把多余的水液下输于膀胱，排出体外，以调节和维持人体水液代谢的平衡。如《素问·经脉别论》所言："饮入于胃，游溢精气，上输于脾，脾气散精，上归于肺，通调水道，下输膀胱，水精四布，五经并行。"

因此，脾胃为后天之本，血气生化之源。

（二）脾主升清

升，即上升和升举。脾主升概括为以下方面：

1. 升清

即脾有消化和吸收水谷精微上输至心、肺、头目，通过心肺的气化作用，化生气血以营养全身。脾的运化功能主要是靠脾气的升清作用。

2. 升举

即脾气的升举作用以维持人体内脏的位置相对恒定。

（三）脾主统血

脾统血，是脾气对血液的统摄作用，使血液循常道运行，不致溢出脉外。脾之健运，气血生化充足，脾气健旺，才能实现统血功能。

二、脾的病理特点

脾之主要生理功能是主运化、主统血和脾气主升之特性，因此其病理变化亦不外于此。

1. 健运失司

若脾不能正常运化水谷精微，则气血生化之源不足，以致气血虚少，血海不能如期满溢，则会出现月经量少，后期，稀发，闭经，胎萎不长，缺乳等；脾阳不振，又不能运化水湿，以致水湿内停，泛溢于机体则可见经行泄泻，经行浮肿，带下和妊娠浮肿等。水湿壅塞，聚液成痰，阻滞于冲任，以致胞脉、胞宫闭阻可出现肥胖，月经后期，闭经，不孕等。若痰瘀结聚冲任、胞中，可致癥瘕。

2. 脾失统摄

各种因素导致中气虚弱，统摄无权而冲任不固，可致月经先期，过多，经期延长，崩漏，胎漏等。

3. 脾虚气陷

脾气虚弱，升举无力则中气下陷，可致崩中，带下，阴挺下垂及流产滑胎等。

三、妇科常用脾病证治法

（一）补脾调经固冲类

1. 补脾养血法

补脾养血法用于脾虚，气血生化不足，或多种因素导致脾虚血少之妇科诸证。主要证候月经后期，量少，稀发，闭经等。并有面色萎黄，头晕心悸，倦怠纳少，失眠多梦。舌淡，苔薄白，脉细虚。治宜补脾益气，养血调经。经验方调经十全汤加减主之。方由人参、黄芪、白术、茯苓、炙甘草、熟地黄、当归、川芎、白芍、肉桂、香附、鸡血藤、益母草组成。

开始可不用香附、益母草，待服用一段时间后再用之以引经潮。

若经期延长等出血，伴心慌失眠，纳少便溏为主之心脾两虚证，则宜补脾养心，固冲调经为法，用经验方调经归脾汤加减为治。方由人参、黄芪、白术、茯神、炙甘草、当归、酸枣仁、龙眼肉、香附、阿胶、益母草组成。淫羊藿、巴戟天、紫河车、鹿角胶、砂仁、炒谷芽、鸡血藤等可随症选用于以上二方中。

2. 益气升陷法

益气升陷法用于脾气虚弱，升举无力，中气下陷所致妇科诸证。主要证候月经先期，量多，经期延长，崩漏，滑胎小产，阴挺下垂。并有面色无华，短气懒言，倦怠，小腹及二阴下坠。舌淡，苔薄白，脉弱。治宜补中益气，升阳举陷，固摄冲任为法。以经验方妇科补中益气汤加减为治。方由黄芪、人参、白术、当归、升麻、柴胡、枳壳、阿胶、姜炭、熟地黄、甘草组成。

出血量多，去当归。经期、产后汗出易感冒者，去阿胶、熟地黄，加防风。其他如仙鹤草、知母、杜仲、续断、菟丝子、砂仁、龙骨、牡蛎可随症选用。本法用之宜久，可望中气足，下陷升，而诸证愈。

3. 止崩固脱法

止崩固脱法用于各种原因引起的脾气损伤，血失统摄而冲任失固，不能制约经血之崩漏，或暴崩欲脱之证。主要证候经血非时而至，崩中大下，血色淡红、质薄，面色㿠白，气短神疲，纳差，甚至面目黑暗，昏晕在地，汗出，肢厥。舌淡，苔薄白，脉细弱。治以补气摄血，止崩防脱为法。经验方固本固冲汤加减主之。方由人参、黄芪、白术、熟地黄、姜炭、山茱萸、阿胶、煅龙骨、煅牡蛎、三七粉、岗稔根组成。

气阴两伤而口干者加麦冬、五味子以益阴。汗出肢冷，脉细微欲绝者，可加熟附子以回阳救逆。出血过多，大崩之际，最易气随血脱。如清·陈修园所说："有形之血不能速生，无形之气所当急固。"本法本方，堪当此任。

4. 健脾坚阴止崩法

健脾坚阴止崩法用于脾虚，不能统血，冲任失固，不能制约经血而发崩漏，下血日久而伤阴之脾虚阴伤证。主要证候崩漏下血，量多色红，口干不欲饮，纳差，四肢乏力。舌红干，苔薄黄，脉细数而软。治宜健脾坚阴，固冲止血为法。师传方健脾固冲汤主之。方由赤石脂、白术、生地黄、地黄炭、白芍、阿胶、黄芩、姜炭、甘草组成。可随症选用女贞子、旱莲草、棕榈炭、黄柏、续断、人参等。

本方是业师刘云鹏先生所传，其健脾而不温燥，养阴而不碍脾。用于老年崩漏颇效。

（二）健脾和胃降逆类

1. 健脾和胃法

健脾和胃法用于脾失健运，痰湿中阻，胃失和降之妊娠恶阻证。主要证候妊娠早期，恶心呕吐不食，甚至食入即吐，口淡，呕吐清涎，头晕体倦，胸脘痞满。舌淡，苔白腻，脉缓滑无力。治宜健脾和胃，化痰蠲饮，降逆止呕为法。用加减香砂六君子汤为治。方由党参、白术、茯苓、炙甘草、陈皮、法半夏、藿香、砂仁、姜汁组成。可随症加入桂枝、吴茱萸、黄连、生姜。

2. 养阴和胃法

养阴和胃法用于妊娠早期，冲气上逆，胃失和降，气阴两伤之妊娠恶阻证。主要证候恶心呕吐不止，饮食不进，头晕神倦，口渴咽干。舌红，苔少而干，脉细滑无力。治宜益气养阴，降逆止呕为法。用经验方加味麦门冬汤出入主之。方由麦冬、西洋参、法半夏、枇杷叶、陈皮、竹茹、甘草、粳米、大枣、姜汁组成。可随症选用玄参、生地黄、五味子、白芍等。若呕吐夹血者，加鲜藕节、鲜白茅根捣汁服。

（三）补脾化湿类

1. 补脾止带法

补脾止带法用于脾气虚弱，运化失司，湿浊内停，下注损伤任带，导致任脉不固，带脉失约而成带下证。主要证候带下量多，或日久不愈，色白或淡黄，质稀薄，无臭，面色㿠白，神疲乏力，纳少便溏。舌淡边有齿痕，苔白，脉缓弱。治宜健脾益气，升阳除湿而固任带。《傅青主女科》完带汤加减治之。方由土炒白术、炒山药、党参、白芍、炒苍术、车前子、炒荆芥、柴胡、陈皮、甘草组成。可随症选用白芷、芡实、黄芪、人参、续断、杜仲、黄柏、椿根皮等。

2. 健脾利水法

健脾利水法用于脾虚之体，脾阳不运，水气停聚之平时、经期以及妊娠水肿证。主要证候平时或在经期，或妊娠数月，面目四肢浮肿，按之凹不起，或遍及全身，面色㿠白无华，气短懒言，纳少便溏，小便不利。舌淡胖有齿痕，苔白，脉缓滑无力。治宜益气健脾，化气利水为法。经验方加味白术散出入主之。方由白术、茯苓、大腹皮、生姜皮、陈皮、黄芪、桂枝、砂仁组成。可随症选用附子、乌药、人参、猪苓、泽泻等。

从肾论治妇科疾病

肾在人体的生理、病理中占有极其重要的地位，有"先天之本""性命之根"之称。因此颇受历代医家重视。

一、肾的生理功能

（一）肾为先天之本，元气之根，藏精

《素问·六节藏象论》云："肾者主蛰，封藏之本，精之处也。"肾藏精含义有二，一为先天生殖之精，即《灵枢·经脉》所谓："人始生，先成精。"此精禀受于父母，是人体赖以生存的根本。一指后天之精，即《素问·上古天真论》所云："肾者主水，受五脏六腑之精而藏之。"此精来源于脏腑，是人体赖以生长、发育的物质基础。因此肾的主要生理功能是藏精。肾为先天之本，是人体活动之原动力。

（二）肾主生殖

《素问·上古天真论》谓："女子七岁，肾气盛，齿更发长。二七而天癸至，任脉通，太冲脉盛，月事以时下，故有子……七七，任脉虚，太冲脉衰少，天癸竭，地道不通，故形坏而无子也。"此一方面明白指出了女子生、长、发育、衰老的全过程。一方面明确了肾与天癸、冲任、胞宫形成的生殖轴的联系。

肾为"生殖之本""天癸之源""冲任之本""冲为血海，任主胞胎""命门系胞""胞络系于肾""肾为五脏阴阳之本""经本于肾"等说法，均与肾之生理功能相关联。肾精足，精气盛，则经、孕、

产、乳正常，反之则会出现经、带、胎、产和不孕等病理变化。

肾藏真阴、元阳，为水火之脏。真阴即肾精，滋养人体脏腑器官，为阴液之根，是生殖、生长、发育的物质基础；肾阳为元阳，人体各个脏腑依赖之温煦，才能发挥其功能活动，为阳气之源。阴液是阳气的物质基础，阳气是推动人体生理活动的动力，二者相对平衡，阴阳互根则生命活动正常。即"阴平阳秘，精神乃治"。若肾阴不足，或肾阳不足，或肾阳、肾阴不能化生肾气，则会发生肾的病理变化。

二、肾的病理特点

肾虚影响冲任通盛而不调、不充、不固，导致胞宫藏泻失常而发生妇女疾病。一般来说，"肾无实证"，肾病分为肾气虚、肾阴虚、肾阳虚。

1. 肾气虚

肾气乃肾精所化生之气，概指肾之功能活动。如先天肾气不足，或早婚、多产、房事不节等，耗伤肾气则导致肾气虚而往往引起冲任不调而发崩漏、带下、流产、不孕等。

2. 肾阴虚

肾阴乃肾所藏之精血，是肾的物质基础。肾藏之精血不足即肾阴虚，又称肾水不足。阴虚易生内热，冲任失养或失固而发月经先期、后期，月经量多或少，闭经，崩漏，绝经前后诸证，流产，先兆子痫，不孕等。

3. 肾阳虚

肾阳又称命门之火，肾阳虚指全身机能低下，阳气温煦、气化、推动作用减弱。命火不足，胞宫失于温煦和封藏失职以致冲任失养或不固而发子宫发育不良、宫寒不孕、胎萎不长、滑胎、崩漏、月经过少、性欲冷淡、闭经、带下清稀、妊娠水肿等。

元·刘元素在《素问·病机气宜保命集·妇人胎产论》中提出："妇人童幼天癸未行之间，皆属少阴；天癸既行，皆从厥阴论之；天癸已绝，乃属太阴经也。"从女子三个不同阶段提出生理、病理特点和一般治疗原则，成为后世于妇女疾病青春少女期着重在肾，青壮年生育期着重在肝，老年绝经期着重在脾的论治依据。实际上肾对各年龄段的发病都有重要的意义。如中年月经疾病虽有肝郁肝热等，若肾水能涵肝木则此类疾病能减少或不发生。绝经后肾气已衰，须补脾以生化气血阴精来滋养肾气，于补脾的同时补肾亦很重要。

三、妇科常见肾病证治法

由于肾之生理、病理的重要性，因而历代医家都非常重视补肾法，张仲景创肾气丸开补肾法之先河，对后世有很深影响。六味地黄丸、八味地黄丸、济生肾气丸都是由其演变、发展而来。唐·王冰提出"壮水之主以制阳光，益火之源以消阴翳"。明·张景岳根据阴阳互根之理论，提出："善补阳者，必于阴中补阳，则阳得阴助，而生化无穷；善补阴者，必于阳中求阴，则阴得阳升，而泉源不竭。"创制左归丸、右归丸，至今仍为常用效方。

根据其病理特点，常用补肾法分补肾阴、补肾阳、平补肾气三类和补肾疏肝、肾脾两补论治。

（一）补肾阴类

1. 滋补肾阴法

滋补肾阴法用于肾水不足之肾阴虚证，其病机是阴虚内热，冲任失养或失固，而发月经先期、后期、月经量多或少、闭经、崩漏，绝经前后诸证，流产，先兆子痫，不孕等。并伴有头晕耳鸣，五心烦热、口干咽燥、失眠盗汗，眼眶黧黑，舌红或有裂纹，少苔甚或光、剥，脉细数虚等。治宜滋阴补肾，填精益髓。代表方剂有左归丸（《景岳全书》），方由熟地黄、山药、枸杞、山茱萸、菟丝子、鹿角胶、龟板胶、牛膝组成。即"善补阴者，必于阳中求阴"之方。六味地黄丸（《小儿药证直诀》），方由熟地黄、山药、山茱萸、泽泻、茯苓、丹皮组成。即"壮水之主，以制阳光"之剂。女贞子、旱莲草、桑寄生、续断、玄参等可随症加入。肾阴足则能涵阳，诸病得消。"阴平阳秘，精神乃治"。

2. 补肾调经法

补肾调经法用于肾阴虚弱、肝血不足、冲任失养或失固之月经失调、闭经，或崩漏、不孕等证。主要证候月经后期、量少或渐至闭经，崩漏以及不孕。舌红，苔薄，脉虚细。治宜滋阴养血，调充冲任为法。以经验方补肾调经方加减主之。方由熟地黄、山药、菟丝子、枸杞、茯苓、当归、白芍、何首乌、女贞子、丹参组成。可随症酌用鸡血藤、阿胶、牛膝、旱莲草等。

3. 养阴固冲法

养阴固冲法用于阴虚内热、冲任失调之月经失调。主要证候月经先期、量少，经期延长，经间期出血，崩漏等。伴有口干、腰酸、手足心热。舌红，苔薄黄，脉细数。用养阴固冲法以养阴清热，调经止血。经验方养阴固冲汤加减主之。方由生地黄、白芍、女贞子、旱莲草、地骨皮、丹皮、黄柏、枸杞子、玄参、阿胶组成。可随症选用何首乌、麦冬、紫草根、岗稔根、苎麻根、蒲黄炭、续断等。已伤之阴难以速生，滋阴同时清热则见效较快。

4. 滋阴降火法

滋阴降火法用于肾水亏虚，君相火动之绝经前后诸证。主要证候烘热汗出，五心发热，失眠多梦，腰酸膝软，便结，阴中干。舌红，苔薄黄，脉细数。用代表方知柏地黄丸（《医方考》），方由熟地黄、山药、山茱萸、泽泻、茯苓、丹皮、知母、黄柏组成。加入龟板、生龙骨、生牡蛎、牛膝以滋阴降火，重镇安神。天麻、何首乌、枸杞、柏子仁、桑寄生、女贞子、旱莲草等可随症选用。

若属阴虚湿热，伤及任带之带下病。主要证候带下量多或少，黄色或兼赤白，阴痒，心烦，腰膝酸痛。舌红，苔黄，脉细数。用知柏地黄丸加金樱子、芡实、椿根皮以滋阴降火，固摄任带。可随症选用旱莲草、地榆炭、车前子、地肤子、玄参、桑寄生等。

5. 滋阴降火消抗法

滋阴降火消抗法用于肾阴不足，相火偏旺，毒邪乘虚入侵，与血相结于胞宫、冲任（女性抗精子抗体升高）损伤男精之不孕不育证。主要证候不孕，流产及滑胎。伴有月经先期，口干咽燥，或头晕耳鸣，腰酸，带下色黄。舌红，苔薄黄，脉细数。免疫学检查抗精子抗体升高。治之之法，滋阴降火，益气活血，消抗助孕。经验专方消抗助孕汤加减主之。方由熟地黄、山药、山茱萸、泽泻、丹皮、茯苓、知母、黄柏、丹参、黄芪、枸杞子、菟丝子、甘草组成。可随症选用女贞子、桃仁、红花、败酱草、金银花、连翘、徐长卿等。抗体非短时间可消退，必须坚持服药 45～90 剂。服至 45 剂后可复查一次抗体。若转正常即可妊娠，也可将本方制成丸剂吞服方便，宜于长期服用。

6. 补肾安胎法

补肾安胎法用于肾虚血少，冲任失固之胎动不安、胎漏下血证。

主要证候妊娠阴道出血，或小腹隐痛，头晕倦怠。舌淡红，脉滑无力。治宜补肾养血，安胎止血。经验方安胎固冲汤加减主之。方由熟地黄、生地炭、阿胶、白芍、艾叶炭、桑寄生、菟丝子、续断、苎麻根、山茱萸、甘草组成。可随症选用黄芩、黄连、白术、党参、黄芪、荆芥炭、墨旱莲、女贞子、麦冬等。肾气肝血得补，胎元得安，冲任得固，妊娠能安然无恙。

7. 补肾活血法

（1）用于肾虚胞胎失系，胞脉冲任瘀阻之滑胎、胎动不安（免疫性流产）证。主要证候2次以上流产史，妊娠后阴道少量下血（或无出血），口干咽燥，腰酸，或下腹隐痛。舌黯红，苔薄黄，脉滑细数（免疫学检查有抗心磷脂抗体或抗精子抗体、抗子宫内膜抗体阳性）。治宜补肾固胎，活血养胞。经验方消抗固冲汤加减主之。方由熟地黄、生地黄、山茱萸、山药、茯苓、丹皮、续断、桑寄生、阿胶、黄芪、黄芩、丹参、当归、甘草组成。可随症选用女贞子、墨旱莲、苎麻根、白芍、黄连等。

（2）用于肝肾不足、冲任损伤、血瘀胞宫胞络之不孕或2次以上流产史者。主要证候不孕，滑胎。头晕耳鸣，腰酸膝软，口干咽燥，月经量少，色黯有块，小腹疼痛。舌黯红或有瘀点，脉弦细。（免疫学检查抗心磷脂抗体阳性）治宜补益肝肾，活血化瘀。经验方消抗地黄汤加减主之。方由熟地黄、山茱萸、山药、泽泻、茯苓、丹皮、丹参、鸡血藤、当归、桃仁、黄芪、菟丝子组成。可随症加女贞子、墨旱莲、枸杞子、紫河车、黄芩、赤芍、红花。以上二方为免疫性流产和免疫性不孕不育而设，前者用于已孕保胎，服至3月后多可妊娠成功，后者用于未孕时调治，抗体转阴后可妊娠，妊娠后治如前者。

（二）补肾阳类

1. 温补肾阳法

温补肾阳法用于肾阳虚，命火不足，胞宫失于温煦和封藏失职，冲任不调或不固，而致宫寒不孕，胎萎不长，滑胎，崩漏，月经量少，闭经，月经前后诸证，妊娠水肿等。并见面黯无华，倦怠怕冷，四肢不温，腰膝冷痛，性欲冷淡，夜尿频多，带下清稀。舌淡，苔白，脉细弱或沉迟。其治以温补肾阳为法。右归丸（《景岳全书》）是其代表方剂。方由熟地黄、山药、枸杞子、山茱萸、杜仲、菟丝子、肉桂、附子、鹿角胶、当归组成。即"善补阳者，必于阴中求阳"之方。补骨脂、巴戟天、五味子、紫河车、紫石英、乌药、人参等可随症选用。脾肾阳足，脏腑、冲任、胞宫得以温养，以上诸证可愈。

2. 温阳种子法

温阳种子法用于命门火衰、脏腑、胞宫失于温煦之宫寒不孕。主要证候不孕，闭经，伴见腰酸畏寒，下部冰冷。舌淡，脉沉弱。治宜温补心肾之阳以暖宫种子。傅氏温胞饮主之。方由白术、巴戟天、人参、杜仲、炒山药、补骨脂、炒芡实、菟丝子、肉桂、制附子组成。可随症选用紫河车、紫石英、鹿茸、当归、熟地黄。《傅青主女科》云："夫冰寒之地，不生草木；重阴之渊，不长鱼龙，今胞胎既寒，何能受孕。"方中附子仅用三分，似嫌过轻。夫寒冰之地，若非离照当空，大地安能冰融回暖而草木生发？故而每将附子用至 6 ～ 10g 可冀春暖花开而结果实。

3. 益精和血种子法

益精和血种子法用于肾阳不足、精血不能温养冲任、胞宫之月经不调、不孕等。主要证候月经后期，量少，闭经，不孕，腰酸怕冷。舌淡红，苔白，脉弦细软。治以温肝肾，益精血，养冲任。经验方调经毓麟汤主之。方由益母草、丹参、熟地黄、当归、白芍、川芎、香附、紫河车、菟丝子、枸杞子、覆盆子、淫羊藿组成。可随症加用仙茅、附子、紫石英、巴戟天、五味子、车前子、白术、人参。本法一以温肾益精以充养生殖之本；一以养血和血以调养冲任、胞宫。如是则源足流畅，经调孕自成。

4. 温肾消抗法

温肾消抗法用于肾阳不足、气血亏虚、正气不足以抗邪之免疫性不孕不育。主要证候月经后期，量少，不孕，面色萎黄，眩晕，倦怠，腰酸肢冷。舌淡，苔白，脉细虚。治以温肾益精，补气血，扶正气。经验方河车毓麟汤加减主之。方由紫河车、黄芪、人参、白术、茯苓、熟地黄、当归、白芍、川芎、淫羊藿、菟丝子、杜仲、丹参、甘草组成。可随症选用仙茅、鹿茸、鹿角胶、鸡血藤、桃仁、马鞭草、防风等。本方可提高机体免疫功能，用于免疫功能低下的抗精子抗体、抗子宫内膜抗体、抗心磷脂抗体等所致之免疫性不孕症和封闭抗体缺乏之反复流产，但要辨证属肾阳不足、气血亏虚方能有效。本方还有调节内分泌性激素的作用。

5. 温肾化痰法

温肾化痰法用于肾阳不足，不能温煦脾阳，运化失司，聚湿成痰，阻滞冲任，壅滞胞脉而月经迟滞，闭经，癥瘕，不孕不育等疾。主要证候肥胖，月经量少，后期，经闭不潮，癥瘕，不孕，胸闷呕恶，畏冷腰酸。舌淡黯，苔白滑腻，脉滑。治宜温肾化痰，调理冲任。经验方温肾化痰汤加减主之。方由陈皮、半夏、茯苓、香附、胆南星、神曲、白芥子、当归、川芎、菟丝子、仙茅、淫羊藿、巴戟天组成。可随症选用白术、苍术、党参、桃仁、益母草、山楂、昆布、海藻等。肾阳复，脾运健，痰消血活则经调孕成。本法所治亦包括多囊卵巢综合征。

（三）平补肾气法

平补肾气法用于肾气不足，肝血虚少，冲任、胞宫失养，封藏失职，冲任不充之月经失调、闭经、崩漏、不孕等。主要证候月经后期，量少，渐至经闭不潮，头晕耳鸣，腰酸腿软。舌淡红，苔少，脉细弱。治宜平补肾气，养肝益冲为法。代表方归肾丸（《景岳全书》）加减主之，方由熟地黄、山药、山茱萸、茯苓、当归、枸杞子、杜仲、菟丝子组成。可随症选用续断、桑寄生、鸡血藤、牛膝、鹿角胶、党参、白芍、阿胶等。张景岳谓之为"左归、右归二丸之次者也。"不用桂、附之温阳，龟胶之滋阴，用药不寒不热，故为平补肾气之法，有调经助孕之效。

肾为水火之脏，内含元阴元阳，其病理以阴虚、阳虚为基础。然亦会阴阳两虚，于此临证多以补阴药与补阳药结合运用，在上述肾阳虚诸法中根据阴阳虚损孰之轻重，调整补阴药及补阳药物之适宜比例。

（四）补肾疏肝法

肾与肝的关系甚为密切。因"肝肾同源""乙癸同源""精血互生"，在补肾阴诸法中，也包含部分补肝肾在内。

补肾疏肝法用于肾水不足以涵木，肝失疏泄导致月经失调、不孕包括高泌乳素血症等证。主要证候经行或先或后，量少色淡，胸胁乳房胀痛，头晕耳鸣，或有溢乳，腰膝酸痛，久不受孕。舌淡红，脉弦细。其治宜补肾疏肝，养血调经。经验方加味定经汤化裁。方由菟丝子、枸杞子、山茱萸、熟地黄、山药、茯苓、当归、白芍、柴胡、炒荆芥、香附组成。可随症选用杜仲、巴戟天、郁金、素馨花、麦芽等。如傅青主所言："肝肾之气舒而精通，肝肾之精旺而水利。"

（五）肾脾两补法

肾为先天之本，脾为后天气血生化之源，先后二天，相互促进。《傅青主女科》谓："脾为后天，肾为先天。脾非先天之气不能化，肾非后天之气不能生。"病理上二者互相影响。肾脾两虚易发生滑胎，或月经病，带下病等。本法主要对滑胎而设。主要证候连续流产 2～3 次以上，或滑胎后难以受孕，月经后期而潮，量少，头晕耳鸣，腰膝酸软，神疲气短，纳少便溏，或夜尿频多，带下清稀，舌淡，脉细弱。其治以脾肾双补，培育固胎为法。经验方固本培育汤加减主之。方由黄芪、人参、白术、山药、炙甘草、熟地黄、山茱萸、枸杞子、杜仲、续断、白芍、当归、砂仁组成。

孕后去当归，加桑寄生。可随症选用淫羊藿、紫河车、黄芩、丹参、阿胶等。如《傅青主女科》所言："补先后天之脾与肾，正所以固胞胎之气与血。"本方在补益脾肾同时，施以养血补血之法，使胎有所固，胎有所摄，胎有所养。应坚持服用超过既往流产孕周半月，并通过相关检查属正常者，方可免滑胎之虞。

活血化瘀法在妇科疾病中的应用

瘀，为积血。凡血液运行不畅，凝滞于脉道之中，或体内离经之血未能吸收消散，均可形成瘀血。

若经期、产后或手术后失于调摄，以致血脉壅滞；内伤七情，气机郁滞；或脏腑功能失调，久病、气虚、阳虚、血虚、津亏，血运涩滞，痰浊壅滞；或因感受寒冷之邪，凝涩血脉；或热邪煎熬致血液浓稠黏聚等，均可导致气血功能失调而成为瘀血。瘀血既是疾病的病理产物，又可成为疾病的病因。

瘀血可阻碍血脉运行，脏腑缺血滋养，导致功能失调和血瘀冲任、胞宫而发生痛经、闭经、崩漏、月经过多、经期延长、异位妊娠、产后腹痛、恶露不绝、癥瘕、不孕等。

瘀血证以疼痛拒按，病处不移、肿块、局部青紫，舌紫黯有瘀点瘀斑，舌下脉络青紫等为辨证要点。也有瘀血征象不太明显，但病久或屡治无效者，也可从瘀论治，"久病入络""病久必瘀"故也。

常用活血化瘀药物有桃仁、红花、当归、川芎、赤芍、丹参、泽兰、益母草、五灵脂、蒲黄、乳香、没药、血竭、三棱、莪术、大黄、土鳖虫、水蛭、牛膝、鸡血藤等。

常用治法：

1. 理气活血，调经止痛法

理气活血、调经止痛法用于肝郁不疏，血行不畅，瘀阻冲任、胞宫之痛经，闭经，癥瘕，慢性盆腔炎等腹痛以及崩漏，不孕等证。

主要证候痛经、闭经、月经量少、经期延长或崩漏下血，并伴胸胁胀痛，平时或经期腹痛拒按，痛处不移，或癥瘕、经行头痛。舌黯或有瘀点瘀斑。治以疏肝理气，活血化瘀，调经止痛为法。

（1）疏肝理气，活血调经用代表方血府逐瘀汤（《医林改错》）加减：方由桃仁、红花、当归、生地黄、川芎、赤芍、牛膝、桔梗、柴胡、枳壳、甘草组成。

（2）理气活血止痛用膈下逐瘀汤（《医林改错》）加减：方由当归、川芎、赤芍、香附、桃仁、红花、乌药、五灵脂、枳壳、延胡索、丹皮、甘草组成。可随症选用香附、郁金、素馨花、川楝子、蒲黄、土鳖虫、三七、三棱、莪术、血竭、黄芩、蒲公英、败酱草、红藤、桂枝、黄芪、党参、白术等。

2. 温经活血，祛瘀止痛法

温经活血，祛瘀止痛法用于寒客冲任，与血相结，以致寒凝血瘀于胞宫而发生痛经、癥瘕。主要证候经期少腹疼痛而胀、拒按，得热敷则痛缓，经血有块，面色青白，肢厥畏冷，月经后期而潮。平时少腹发凉，不孕。舌黯，苔白，脉沉弦涩。其治以活血祛瘀，温经止痛为法。代表方少腹逐瘀汤（《医林改错》）加减主之：方由小茴香、干姜、延胡索、没药、当归、川芎、肉桂、赤芍、蒲黄、五灵脂组成。可随症加入附子、细辛、乌药、香附、吴茱萸、桃仁、红花、血竭、苍术、黄芪等。

3. 清热活血，化瘀止痛法

清热活血、化瘀止痛法用于肝郁气滞化热，或感受湿热邪毒，与血相结于冲任、胞宫之瘀热证。主要证候下腹疼痛拒按，或有发热，口苦而渴，心烦便结，尿黄，带下量多，色黄气臭，或黄赤相兼。或有月经先期，经期延长，经期腹痛加重。舌黯红，苔黄或腻，脉弦数或滑数。治宜清热解毒，疏肝活血，化瘀止痛为法。经验方逐瘀消痛汤加减主之：方由桃仁、红花、生地黄、当归、川芎、赤芍、甘草、白术、柴胡、枳壳、牛膝、三棱、莪术、丹参、延胡索组成。可随症选用黄芩、蒲公英、白花蛇舌草、红藤、黄芪、三七等，腹痛不甚去延胡索。

本方为治慢性盆腔炎迁延日久不愈，盆腔结缔组织和器官粘连，或炎症已消，后遗盆腔粘连，或阻碍盆腔血液循环形成盆腔瘀血综合征之经常腹痛。

4. 益气活血法

益气活血法用于崩漏日久不止，气血亏虚，离经之血，瘀积胞宫，形成气血虚弱，瘀血内留，血不循经之气虚血瘀证。主要证候崩漏日久不愈，阴道出血或多或少，色黯有血块。倦怠气短，腹痛，腰痛。舌淡黯，苔薄，脉弦细无力。其治宜益气养血，活血固冲为法。方用上海朱氏将军斩关汤加减：方由大黄炭、巴戟天、黄芪、白术、茯神、仙鹤草、炒当归、熟地黄、生地黄、三七末、蒲黄炒阿胶、焦谷芽、藏红花组成。可随症选用益母草、人参、枳壳、黄芩、栀子、丹皮、茜草、乌贼骨。

5. 活血化瘀，止血调经法

活血化瘀、止血调经法用于各种原因导致的瘀血阻于冲任、胞宫引起的血不循经而妄行和瘀血阻滞而致月经失调等证。主要证候崩漏，经期延长，经量或多或少，经色黯，有块，伴小腹疼痛或胀，或月经后期，经闭不潮。舌黯，脉弦细或涩。其治宜活血化瘀，止血调经为法。

（1）**崩漏、经期延长**用经验方加味桃红四物汤加减：方由当归、益母草、川芎、赤芍、生地黄、桃仁、红花、蒲黄炭、五灵脂、香附组成。可随症选用枳壳、三七、黄芩、栀子、丹皮、大黄炭、黄芪等。出血过多去红花。

（2）月经后期、闭经者可用经验方益母调经方加减：方由益母草、丹参、熟地黄、当归、白芍、川芎、香附、茺蔚子、白术、肉桂、牛膝组成。可随症加用仙茅、仙灵脾、乌药、桃仁、红花、鸡血藤、丹皮、党参等，有热者去肉桂。

6.化瘀消癥法

化瘀消癥法用于各种原因引起的痰浊瘀血积聚相结，成为癥瘕，包括子宫肌瘤、子宫内膜异位症、盆腔炎性包块等。主要证候月经量多，或经期延长，或痛经，也有月经无改变者，或腹痛，带下增多。舌黯，脉弦。妇科检查，B超可见子宫肌瘤或附件包块。其治宜活血化瘀，消癥散结为法。均可用师传经验方子宫肌瘤非经期方加减治之：方由当归、川芎、地黄、白芍、桃仁、红花、昆布、海藻、三棱、莪术、土鳖、丹参、刘寄奴、鳖甲组成。可随症选加桔核、荔枝核、香附、牛膝、黄芪、桂枝。

7.祛化残留胎物法

祛化残留胎物法用于引产、人工流产、药物流产或自然流产胎物残留者。主要证候术后或自然流产后，阴道出血淋漓不止，或小腹疼痛。舌黯，脉弦滑。B超提示宫内有混合回声者。治宜活血祛瘀，化胚净胞。用经验方净胞饮加减治之：方由益母草、当归、生山楂、川芎、桃仁、姜炭、三棱、莪术、蒲黄炭、牛膝、香附组成。可随症加入三七、五灵脂、赤芍、大黄、黄芩、蒲公英、党参等。

8.祛瘀消癥杀胚法

祛瘀消癥杀胚法用于异位妊娠早期未破损型和已破损不稳定

型。主要证候停经，下腹一侧隐痛，或阴道少量出血，舌黯，脉弦滑。妊娠试验阳性或血 β-HCG 升高，B 超提示异位妊娠者。治宜活血化瘀，杀胚消癥。用经验方异位妊娠甲方加减主之：方由丹参、赤芍、桃仁、蒲黄炭、五灵脂、三棱、莪术、天花粉、蜈蚣、川芎、当归组成。可随症选加三七、黄芩、大黄、厚朴、党参。阴道出血较多去当归、川芎。

9. 活血化瘀通管法

活血化瘀通管法用于不孕症之输卵管阻塞、通而不畅、积水等证。主要证候不孕、月经量少或伴腹痛或冷，胁痛或胀。舌黯，苔黄或白，脉沉弦。治宜疏肝活血、化瘀通络为法。

（1）属气滞血瘀者，用经验方疏肝活血通管汤加减治之：方由柴胡、枳实、当归、川芎、赤芍、生地黄、牛膝、桃仁、红花、路路通、炮穿山甲、穿破石、皂角刺组成。可随症选加黄芩、地龙、败酱草、桂枝、黄芪、党参、葶苈子、昆布、海藻。

（2）若属寒凝血瘀或伴痛经者，用经验方温经通管汤加减治之：方由小茴香、干姜、穿山甲、桃仁、当归、川芎、肉桂、赤芍、蒲黄、五灵脂、皂角刺、路路通、穿破石组成。乳香、没药、昆布、海藻、黄芪、党参等可随症选加。

10. 活血化瘀消抗法

活血化瘀消抗法用于免疫性不孕之抗子宫内膜抗体阳性者。主要证候不孕、痛经、滑胎，伴月经量少，或胁胀腹痛，舌黯或有瘀点，脉弦。检验血清抗子宫内膜抗体阳性。治宜活血化瘀，益肾消抗为法。经验方化瘀消抗汤加减主之：方由生地黄、当归、赤芍、川芎、桃仁、红花、柴胡、枳壳、牛膝、丹参、菟丝子、枸杞子、马鞭草、鸡血藤、甘草组成。可随症选加黄芪、党参、淫羊藿、肉桂、黄芩、三七、蒲黄炭、五灵脂等。

11. 安胎活血法

安胎活血法用于胎漏、胎动不安，离经之血积于孕囊之外的瘀血证。主要证候妊娠阴道少量出血，或有下腹隐痛，腰痛。B 超发现孕囊外有暗区，一般都在 15mm×10mm ～ 25mm×15mm，甚至有达 50mm 以上者。其治宜止血安胎为先。以经验方安胎固冲汤主之：方由熟地黄、生地炭、阿胶、白芍、艾叶炭、黄芩、桑寄生、续断、菟丝子、苎麻根、山茱萸、甘草组成。可随症选加黄连、当归炭、旱莲草、人参、五味子、麦冬、黄芪、白术。阴道血止后孕囊下暗区未增大时，在相应调治方中酌加当归、川芎或丹参等缓和之活血化瘀药味，即可使新积之瘀，缓缓消散而不伤胎。

活血化瘀治法和方药在妇科疾病的应用中确有很好效果，然而也须仔细辨证施用，适可而止。否则也会损伤气血，于病不利。

由瘀血所致的妇科疾病，是其十分重要的一大类，广泛发生于经、带、胎、产、杂病之中。其治法方药更是多种，所列种种，是具有代表性的活血化瘀方法，临床实际应用，远不仅于此。其他病证兼有瘀血者甚多，于清热、疏肝、补肾、健脾、补血、补气等方中辅以活血化瘀者更是难以胜数，散见于下篇各章之中。

清热泻火法在妇科疾病中的应用

　　火热同为阳邪，火为热之甚，仅程度上的区别。火热有外、内之分。外火是感受六淫化火而成，即所谓"六气化火"内火多因脏腑功能紊乱，阴阳气血失调，情志过极所致，即所谓"五志化火"。火热为阳盛所致。《素问·阴阳应象大论》曰："阳盛则热。"

　　火热又有实热、虚热、热毒之分。火热邪盛，正气未虚为实热；火热邪盛，伤津耗气，或素为阴虚之体，"阴虚生内热"称虚热；此外，还有一种热毒，乃邪热炽盛，蕴积体内，损坏血脉，化成脓毒，腐蚀器官，重伤正气的一种急重病证。

　　火热外邪致病，可出现发热、腹痛、下血、带下如脓等，如热入血室、产后发热、带下病等。

　　内热致病，多为热伤冲任，迫血妄行，而出现月经过多、崩漏、经行吐衄、经行发热、胎漏、胎动不安、恶露不绝等。

　　热毒致病，则可出现高热神昏、斑疹、腹痛、恶露不绝、五色带下等，如急性盆腔炎、妇科癌症等。

　　常用清热泻火药：石膏、知母、栀子、黄连、黄芩、黄柏、大黄、龙胆草等。

　　常用清热凉血药：生地黄、玄参、丹皮、地骨皮、赤芍、丹参、紫草、水牛角等。

　　常用清热解毒药：金银花、连翘、地丁、野菊花、白花蛇舌草、败酱草、红藤、半边莲、鱼腥草、板蓝根、贯众、山慈菇等。

常用清热凉血泻火治法：

一、清热泻火类

1.清热泻火解毒法

清热泻火解毒法用于火热炽盛，三焦火郁，迫血妄行之出血证。主要证候月经先期，量多，崩漏，或经行吐血、血衄，心胸烦热不安，口干咽燥，大便干结，小便短黄，口舌生疮，目赤而肿。舌红，苔黄腻，脉滑弦数。治之之法，应清热泻火解毒。代表方泻心汤（《金匮要略》）加味主之，方由大黄、黄连、黄芩组成。可随症加用栀子、丹皮、茵陈等。本方可单用，或与其他方药合用。

2.泻火涤痰法

泻火涤痰法用于痰火上扰，心神不宁之经行情志失常证。主要证候经行狂躁不安，语无伦次，甚或詈骂，神志不清，面红目赤，心胸烦闷，不思饮食，头痛便结，夜卧不宁，或呕吐呃逆，或癫痫发作。舌红，苔黄腻，脉弦滑数。治应泻火化痰，安神定志。经验方黄连大黄温胆汤加减主之，方由黄连、茯苓、法半夏、甘草、陈皮、枳实、竹茹、胆南星、郁金、石菖蒲、大黄、竹沥1汤匙组成。可随症加用龙胆草、生铁落、玄明粉、麦冬或礞石滚痰丸。

二、清热凉血类

1.清热凉血调经法

清热凉血调经法用于阳盛血热，热扰血海，冲任失调之月经先期，经间期出血证。主要证候月经先期，量多，色红质稠，经间期出血，伴有面红口渴，大便干结，小便短黄。舌红，苔黄，脉数。治宜清热凉血，养阴调经为法。方用清经散（《傅青主女科》）加减，方由熟地黄、地骨皮、丹皮、白芍、黄柏、茯苓、青蒿组成。可随症选加栀子、地榆炭、岗稔根、蒲黄炭、大黄、党参等。

2. 清热凉血，固冲止血法

清热凉血、固冲止血法用于热扰血海，迫血妄行，冲任失固之月经过多，经期延长，崩漏，胎漏等证。主要证候月经过多，崩漏；胎漏，胎动不安。伴有心烦口渴，尿黄便干。舌红，苔黄，脉细滑数。治应滋阴清热，凉血止血为法。经验方清热养阴止血煎加减主之，方由生地黄、熟地黄、白芍、黄芩、黄柏、山药、甘草、丹皮、岗稔根、茜草炭、蒲黄炭组成。可随症选加栀子、阿胶、人参、麦冬、五味子。胎漏、胎动不安出血去茜草炭、蒲黄炭，加阿胶、苎麻根、续断。

若热扰血海，热与瘀合而阴未伤、冲任失固之月经过多，经期延长，崩漏等，伴有口渴口苦，或腹痛便结。舌黯红，苔黄，脉弦数。则治应清热凉血，化瘀止血。经验方清热固冲汤加减主之，方由黄连、黄芩、生地炭、白芍、大黄炭、蒲黄炭、丹皮组成。可随症选加侧柏炭、地榆炭、益母草、三七、当归、五灵脂、败酱草、红藤等。

3. 清肝凉血，固冲止血法

清肝凉血、固冲止血法用于肝经郁火，下扰血海，冲任不固之出血病证。主要证候经期延长，崩漏，经间期出血。伴喜叹息，口干吞酸，胁痛或胸乳胀痛，少腹痛。舌红，苔薄或黄，脉弦。治之之法，应平肝开郁，清热凉血。经验方加减平肝开郁止血汤主之，方由白芍、柴胡、当归、白术、生地黄、阿胶（烊化，兑）、炒栀子、丹皮、三七粉、荆芥炭、岗稔根、甘草组成。可随症选加黄连、吴茱萸、益母草、蒲黄炭、女贞子、墨旱莲、香附。

《傅青主女科》云："若徒开其郁，不知平肝则肝气大升，肝火更炽，而血亦不能止矣。"可知其病机系肝郁化火，血失所藏。

三、清利湿热类

1.清热利湿，固冲止血法

清热利湿、固冲止血法用于湿热蕴结，冲任不固之月经过多，经期延长，崩漏，癥瘕，人工流产，药物流产，放节育环后，产后恶露不绝等出血。伴腹痛，小便短黄不利。舌红，苔黄腻，脉数。治宜清热利湿，固冲止血为法。经验方清利固冲汤加减主之，方由黄连、黄芩、当归、白芍、白茅根、通草、滑石、蒲黄炭、大黄炭、地榆炭、益母草组成。可随症选加柴胡、荆芥、三七、五灵脂、厚朴等。

《素问·离合真邪论》云："天暑地热，则经水沸溢。"夏季暑热之令，心属火而应之。盛夏季节，天暑下迫，地湿上蒸，故暑热又每夹湿邪。正如叶天士所云："长夏湿令，暑必夹湿。"因此，感受暑热，易于引动心火，下迫血海而经血妄行。其次是脏腑功能失调或手术金刃损伤，以致湿热邪气，蕴结血海，损伤冲任、胞宫亦可发妇科血证。

2.清热除湿，和胃固冲法

清热除湿、和胃固冲法用于湿热痰阻中焦，升降失司之发热腹痛，胸痞呕吐，月经量多，经期延长，崩漏以及恶露不绝等。舌红，苔黄腻，脉弦滑数。治应清热除湿，理气化痰，和胃固冲为法。师传经验方半夏芩连枳实汤加减主之，方由半夏、黄芩、黄连、枳实、厚朴、郁金、陈皮、杏仁组成。可随症加用柴胡、荆芥、防风、姜汁、竹茹、川楝子、延胡索、茵陈、益母草、大黄、蒲黄炭、白花蛇舌草、椿根皮等。腹不胀去厚朴，便溏去杏仁。

本方可用于功能失调性子宫出血、盆腔炎、子宫内膜炎之阴道出血，放环后出血，妊娠恶阻，产后、经期发热，以及肝炎、胆囊炎、胃炎等内科疾病属湿热中阻者。本方适应证辨证三要点：胸闷呕恶，舌红苔黄腻，脉弦滑数。临床只要具备此三者就可以本方为主，随症加减，用之得当，甚效。

中焦为一身气机升降之枢纽。若湿热痰邪阻滞中焦，升降失司，气机郁阻，胃失和降，则胸闷痞满，恶心呕吐。气机之调畅与肝之疏泄密切相关。若肝气郁结，也易于横犯脾土而加重中焦气机不利，出现腹胀胁痛，黄疸；湿热之邪，下犯冲任，则发月经过多、经期延长、崩漏和腹痛；湿热郁阻少阳三焦，枢机不利则经期、产后发热等。

本方是针对湿热郁阻中焦，气机升降失司而制定，旨在辛开苦降，理气化湿，以复中焦之升降，而收清热化湿，降逆止呕止血之效。

本方与清利固冲汤均有下血，同用黄连、黄芩。然后者所治属湿热蕴结，冲任不固之湿热，有小便不利。方中用滑石、通草、茅根、益母草等以利小便；前者属湿热中阻，下犯冲任。以伴胸闷、呕恶为主症，方中理气化湿降逆之药为多，此二者之异同。

3. 清肝泻火，除湿止带法

见从肝论治妇科疾病篇之泻肝利湿法，从略。

4. 清热解毒，利湿止带法

湿热带下一证，临床颇为多见，内因脏腑功能失调，肝热胃火犯脾，脾湿不化；外因湿热虫毒所染。以上均可伤及任带，下注胞宫而发为带下、阴痒。主要证候带下量多，色黄或赤白相兼，质稠气臭，或如豆腐渣，阴部灼热瘙痒，小便短黄，或少腹疼痛。舌红，苔黄腻，脉濡数。治宜清热利湿，解毒止带为法。方用经验方加味止带汤主之，方由猪苓、茯苓、茵陈、赤芍、车前子、牛膝、山栀子、丹皮、泽泻、黄柏、地肤子、白藓皮、椿根皮、败酱草组成。可随症加用金银花、连翘、土茯苓、蛇床子、苦参等。

本方主要用于滴虫性、霉菌性、细菌性、支原体、衣原体感染等阴道炎、宫颈炎、盆腔炎以及性传播疾病属湿热湿毒之带下阴痒。

本方与加味龙胆泻肝汤均为湿热带下阴痒证。本方属湿热下注或虫毒下犯，其证多有阴痒，小便短黄。清利湿热同时合以解毒杀虫；后方为肝经湿热下流，或感受虫毒。其证伴有心烦易怒，胸胁、小腹作痛。以清肝泻火，除湿止带，兼以解毒杀虫为治。也适用于肝胆实火之妇、内、外、五官等科杂证，此二者之异同。

四、清热解毒类

1.清热解毒，化瘀散结法

清热解毒、化瘀散结法用于湿热毒邪，积于冲任、胞宫，与血相瘀结之急性、慢性盆腔炎。主要证候下腹疼痛急作，拒按，口苦口渴，尿黄，便结，或发热寒战，带下量多色黄气臭。舌红，苔黄腻，脉滑数。治宜清热解毒，化瘀散结为法。经验方加味大黄牡丹汤主之，方由大黄、丹皮、桃仁、冬瓜仁、玄明粉、地丁、金银花、连翘、败酱草、红藤组成。可随症选加椿根皮、黄柏、蒲黄、五灵脂、赤芍、延胡索、枳实等。

大黄牡丹汤是《金匮要略》中治疗肠痈急症的主方。在其基础上加入金银花、连翘等清热解毒之药而成本方，用以治急性盆腔炎，验证临床有佳效。此亦"异病同治"。

2.清热解毒，活血通脉法

清热解毒、活血通脉法用于血虚之体，湿热毒邪损伤胞脉，心气不能下通之闭经。主要证候闭经，月经后期，心悸失眠，周身发热，日晒后身如针刺，烦躁胸闷，或小便短少。舌黯，苔黄或腻，脉细数或涩。宜清热解毒，活血通脉为法。经验方解毒调经汤加减主之，方由黄连、金银花、通草、柏子仁、泽兰、卷柏、熟地黄、当归、川芎、牛膝、香附、益母草组成。可随症加用党参、鸡血藤、黄芩、连翘、大黄、薏苡仁、通草、桃仁、红花等。

《素问·评热病论》云："月事不来者，胞脉闭也。胞脉者，属心而络于胞中，今气上迫肺，心气不得下通，故月事不来也。"心为君主之官，主血脉，藏神。过于劳心伤神之人，心血不足，营阴暗耗，心火偏亢。如果感受毒邪，化热生湿，更伤心与胞脉，胞脉阻滞，心气心血不能下通胞中，而致闭经。此种情况常见于产棉农村，长期服食黑棉籽油而致棉酚中毒，而出现上述诸证候，称之为烧热病，余针对此拟订本方，用于该病颇效。

五、清虚热类

有养阴固冲法、滋阴降火法，均见于从肾论治妇科疾病篇之补肾阴类。从略。

清热泻火治法与方药，在妇科疾病的应用中确有很好的效果。然而亦须仔细辨证施用，中病即止，火减量减。过重、过用可损伤阳气，气血，伤胃，致瘀，遗留后患。

属热性的妇科疾病，是其十分重要的一大类，广泛发生于经、带、胎、产、杂病之中。其治法方药更是多种，所列方法，乃具有代表性者，临床实际应用，远不仅于此。各类病证兼有热者甚多，于活血化瘀、补肾养肝、益气、补血、健脾、化湿方中辅以清热泻火者，更是难以胜数，散见于下篇各章之中。

仲圣方药在妇科中的应用

医圣张仲景著《伤寒杂病论》，其杂病部分即今之《金匮要略》，其中专列妇人三篇，包括经、带、胎、产、杂病之治，理、法、方、药详具，集方三十余首，其中多首为现代所常用。除此之外，余于临床亦将《伤寒论》《金匮要略》中部分外感、杂病方用于妇科，仅择常用者概述之。

一、外感、杂病营卫不和均用桂枝汤

妇女经期、产后及病后，正气不足，腠理不密，卫外不固而易感受风寒，症见发热头痛，汗出恶风，鼻塞干呕。舌苔薄白，脉浮缓。

亦有并非外感风寒者，阴阳气血失调而现"营卫不和"证，但寒热不重，仅乍寒乍热，自汗出，脉缓不浮。

妊娠冲气上逆犯胃，胃失和降之呕吐，不能食，苔白，脉缓滑者。均宜用桂枝汤解肌祛风，调和营卫，和胃止呕。方由桂枝、白芍、炙甘草、大枣、生姜组成。可随症选加人参、黄芪、杏仁、葛根、半夏、陈皮等。

《金匮要略论注》谓："桂枝汤，外证得之，解肌和营卫；内证得之，化气调阴阳。"

辨证经验是桂枝汤证之四主症：发热（不高），恶风（寒），自汗出，脉浮缓。或伴头痛鼻塞，为外感风寒证；若仅乍寒乍热，自汗出，脉缓而不浮为内证杂病。但见一、二症即是，不必悉具，以桂枝汤随症加减有效。

一患者，37岁，子宫肌瘤手术后一月余常乍热乍冷，时而汗出，倦怠乏力，曾就医诊为"自主神经功能紊乱"，服谷维素、八珍汤等未见明显效果。余诊时症如前述，舌淡红，苔薄白，脉缓。此属内证杂病，阴阳气血失调，营卫不和，即予桂枝汤加人参10g，2剂。3天后复诊寒热未作，汗止，唯仍倦怠气短，舌脉如前，处以人参养荣汤6剂，药后渐愈。

二、外感、杂病往来寒热均用小柴胡汤

妇人或有肝胆疾病者，经期、产后、手术后正气不足，外邪乘虚入侵，邪犯少阳，或少阳直接受邪，徘徊于半表半里之间，枢机不利，或热入血室。症见往来寒热，或胸胁满痛，心烦喜呕，默默不欲饮食，或口苦、咽干、目眩，或有经血、恶露。舌红，苔薄白，脉弦。治宜和解少阳，小柴胡主之。方由柴胡、黄芩、半夏、党参、甘草、生姜、大枣组成。可随症选用桂枝、金银花、连翘、赤白芍、当归、郁金、玄胡、丹参、桃仁、红花、香附、益母草、蒲黄炭、五灵脂等。

《医宗金鉴》论本方："在半表者，是客邪为病也，在半里者，是主气受病也。邪正在两界之间，各无进退而相持，故立和解一法，即以柴胡解少阳在经之表寒，黄芩解少阳腑之里热，犹恐在里之太阴正气一虚，在经之少阳邪气乘之，故以姜、枣、人参和中而予壮里气，使里不受邪而和、还表以作解也。"

本方被称为和剂之祖。数十年来，余常用之于妇女经期、产后、手术后以及平时外感发热，热入血室，子宫内膜异位症、盆腔炎、肝胆疾病，以及泌尿系感染等病之发热属少阳半表半里者，少有不效者。经验是着眼于往来寒热这一主要证候。某些疾病出现小柴胡汤证，用本方1～2剂寒热除即愈，如外感，热入血室，产后发热

和手术后发热等。然而有些疾病，出现小柴胡汤证时用该方1～3剂寒热退后仍须辨治本病，如子宫内膜异位症、盆腔炎，以及泌尿系、胆系感染等，否则可再发热。

张仲景著《伤寒杂病论》至今将近2000年。时代变迁，天时、地理、人情均有较大变化。然而该书主要方剂之一的小柴胡汤一直被沿用、发展而且功效确切。近代药理研究印证了其科学性，不失为永恒经典。

一患者40岁，经前发热1年余，曾诊查出慢性胆囊炎。月经提前4～5天，每于经前2～3天即发热。诊时正值经前2～3天，往来寒热发作，右胁下轻度疼痛，按之明显，心烦恶心，口苦，大便不畅。舌红，苔薄黄，脉弦软。此属正气不足，邪犯少阳，半表半里，由经传腑，流连不解，每逢经前，经气不利，引动肝胆郁热，直犯少阳使然。治宜和解少阳，解郁清热。方用小柴胡汤加郁金、香附、左金丸，2剂即寒热除，经来畅利。复诊用逍遥散加味调治。嘱平时就诊肝胆专科以治本。于下次经前1周再诊，防经行发热复作。

三、盆腔炎少阳阳明合病主以大柴胡汤

妇女经期，产后，人工流产等手术后，摄身不慎，邪毒乘虚侵袭胞宫，滞于冲任。冲脉属肝，隶于阳明，肝胆相表里，邪毒侵犯肝胆少阳，阳明胃腑，正邪交争而发急性盆腔炎。症见寒热往来，呕恶心烦，腹痛拒按，大便秘结。舌红，苔黄，脉弦数有力。其治应和解少阳，通腑泄热。主以大柴胡汤。方由柴胡、黄芩、白芍、半夏、枳实、大黄、生姜、大枣组成。发热盛者加金银花、连翘；腹痛剧者酌加川楝子、玄胡、丹参。其他如竹茹、玄明粉、天花粉、败酱草、红藤等可随症加入。

《伤寒论》第 136 条："伤寒十余日，热结在里，复往来寒热者，与大柴胡汤。"《金匮要略·腹满寒疝宿食病脉证论治》有论及大柴胡汤证如"按之心下满痛者，此为实也，当下之，宜大柴胡汤。"虽未言往来寒热，然所指与《伤寒论》之意同。

《医宗金鉴》谓此方："柴胡证在，又复有里，故应少阳两解法也。以小柴胡汤加枳实、芍药者，化解其外以和其内也；去参、草者，以里不虚；少加大黄，以泻热结；倍生姜者，因呕不止也。斯方也，柴胡得生姜之倍，解半表之功捷，枳实得大黄之少，攻半里之效徐，虽云下之，亦下中之和剂也。"

一患者因高热腹痛而住院，诊断为急性盆腔炎。患者素有盆腔炎史，于 4 天前月经未净即同房，第二天晚腹痛加重，发热，月经复增多。诊时体温 39℃，发热虽高，但属往来寒热，伴心烦口苦，腹痛拒按，大便两天未行，阴道出血量中等。舌红，苔黄，脉弦数。血象白细胞总数和中性粒细胞增高。在西药抗感染的同时，处以大柴胡汤加金银花 20g、连翘 20g、蒲黄炭 10g 以和解少阳，通腑泄热止血为治。服 2 剂寒热退，血止，大便通，腹痛等诸证减轻。改清热解毒，活血之剂 10 剂。

复查血象恢复正常，妇科检查：外阴、阴道未见异常，宫颈中度糜烂，子宫后位，稍大，欠活动，触痛（＋），右附件增厚，压痛（±），左附件（－）。

即带药出院，嘱其继续诊治，冀获痊愈。

四、大黄牡丹汤治下焦湿热之盆腔炎

经行产后，余血未净，或宫腔手术所伤等，湿热邪气，乘虚入侵，与血相搏，滞结于少腹，则下腹疼痛急作而拒按，口苦，尿黄便结，或发热寒战，带下量多，色黄气臭。舌红，苔黄腻，脉滑数。

查血象，可见白细胞总数和中性粒细胞升高。妇科检查有盆腔炎征。其治应清热解毒，利湿化瘀。大黄牡丹汤主之。方由大黄、丹皮、桃仁、冬瓜仁、玄明粉组成。可随症选加金银花、连翘、地丁、败酱草、红藤、椿根皮、蒲黄、五灵脂、枳壳、地榆炭等。

大黄牡丹汤是《金匮要略》中治疗肠痈急症之主方，余用之治疗急性盆腔炎，常获良效。其与肠痈病位虽不同，彼在肠中，此在盆腔，但二者均为湿热毒邪，与血蕴结下焦而成。故借之治此病，效果亦佳，"异病同治"之谓也。然而盆腔炎，热瘀相结，病位较广，非仅泻下而湿热毒邪可尽去，故应加入金银花、连翘、败酱草等清热解毒、除湿活血之品以提高疗效。

一患者，25岁，已婚。右下腹疼痛2天，疑为阑尾炎，就诊外科，已排除，转来妇科。诊时右下腹疼痛转甚，按之明显，两天未解大便。T：38.4℃。舌红，苔黄腻，脉弦滑数。

妇科检查：外阴已产型，阴道内黄色分泌物较多，宫颈充血，子宫后位，稍大，不活动，无压痛，右附件区增厚，触痛明显，左附件稍增粗，轻压痛。

证属湿热瘀结下焦之急性盆腔炎。方用大黄牡丹汤加金银花25g、连翘25g、败酱草25g、红藤25g、丹参20g、薏苡仁15g、赤芍15g。

5剂，水煎服，服3剂发热退，大便通，5剂后腹痛减轻。守前方去玄明粉，7剂，大便1日1次，腹痛明显减轻，再进5剂，腹痛已不明显。妇科检查：阴道内分泌物已不多，右附件稍增厚，触痛较轻，左附件（-）。

即改用养血活血，清热健脾之剂治疗15天，妇科检查：双附件（-）。

五、妇科血证，冲任虚损胶艾汤主之

冲为血海，任主胞胎，房劳多产，流产，人工流产，妇科手术，或情志所伤，肝血不足等，均可致肝肾不足，冲任虚损不固而发生崩漏下血，胎漏，胎动不安，妊娠腹痛等。临床症见阴道出血，小腹隐痛，或腰酸，头晕眼花。舌淡红，脉弦细无力等。

《金匮要略·妇人妊娠病脉证并治》谓："师曰：妇人有漏下者，有半产后因续下血都不绝者，有妊娠下血者，假令妊娠腹中痛，为胞阻，胶艾汤主之。"故上述诸病证可用胶艾汤获效。方由干地黄、当归、白芍、艾叶、阿胶、川芎、甘草组成。

余根据临床所见，以此方为基础，去辛温走窜之川芎，活血之当归，并益以清热之黄芩，凉血止血之生地炭，补益肝肾、涩血止血之山茱萸，名为固冲汤。用于多种妇科血证，如功能失调性子宫出血，放环及口服避孕药后出血，产后恶露不绝，人工流产，药物流产后出血以及炎症出血等。并可随症选加赤石脂、岗稔根、地榆炭、苎麻根、旱莲草、女贞子、益母草、三七、续断、巴戟天、当归、白术、党参、黄芪等。无热可去黄芩。

患者李某，25 岁，产后恶露 2 月余未尽，量少，小腹有时隐痛，喜按，腰酸，头昏倦怠。舌淡黯，苔白，脉弦细无力。曾服过生化颗粒，中药生化汤及止血药未效。B 超检查，子宫稍大，宫腔内未见异常回声。证属产后气血未复，冲任虚损不固。处以固冲汤加益母草 30g，黄芪 30g，党参 15g，当归 10g。3 剂。4 天后复诊，药完血止。改用八珍汤加黄芪 30g、阿胶 10g、续断 15g。7 剂告愈。

六、妇人腹中诸疾痛，当归芍药散主之

《金匮要略·妇人妊娠病脉证并治》谓："妇人怀妊，腹中疗痛，当归芍药散主之。"《金匮要略·妇人杂病脉证并治》又言："妇人腹中诸疾痛，当归芍药散主之。"提示该方不仅治妊娠腹痛，也可用于

妇科杂病腹痛，盖该方有养血止痛，健脾利湿之功效。病机属肝血虚，经脉失养；脾气虚，水湿内停之肝脾不和腹痛等证，可用当归芍药散为治。方由当归、芍药、川芎、白术、茯苓、泽泻组成。

余遵经旨将本方常用于先兆流产、妊娠水肿、羊水过多症、慢性盆腔炎和炎性包块、输卵管炎和积液、痛经、盆腔瘀血综合征以及盆腔积血等病属肝脾不和，血虚水停者。辨证要点是小腹隐痛，或下腹浮肿。舌淡红，苔白，脉弦软。即使无水肿，亦用之。"见肝之病，知肝传脾，当先实脾"也。往往随症加入桂枝、黄芪、猪苓、昆布、海藻、丹参、桃仁、玄胡、蒲公英、蛇舌草、红藤、柴胡、枳壳、甘草等。

患者金某，35岁，患右下腹疼痛月余，B超检查右侧附件见一32mm×25mm囊性包块而住院。入院后予抗感染治疗，余诊时右下腹压痛，无反跳痛，腹肌不紧张，伴头昏倦怠，纳差便溏，经前乳胀，月经量多，已经净5天。舌淡红，苔白，脉弦软。妇科检查：子宫略大，欠活动，压痛（-），右附件区增厚，可触及一约30mm×25mm囊性包块，压痛（++），左附件（-）。

证属肝郁脾虚，瘀血痰湿互结之癥瘕（附件炎包块）。治宜养肝健脾，化痰消癥为法。方用当归芍药散加味：当归12g，川芎10g，赤芍12g，白芍15g，白术12g，茯苓12g，泽泻10g，桂枝10g，丹参15g，昆布15g，海藻15g，桃仁10g，黄芪30g。6剂。水煎服，每日1剂。

复诊：腹痛减轻，余如前。守服上方共18剂，腹痛已不明显，精神好转，B超复查右附件包块消失。妇科检查：右附件区略厚，未触及包块，压痛（±），余未见明显异常。原方去昆布、海藻，带10剂出院。

七、麦门冬汤治气阴两虚之恶阻

妊娠恶阻属气阴两伤者临床并非罕见。若肺胃阴虚之体，妊娠之后，呕吐久久不止，甚至饮食不进，汤药难下，不但重伤胃阴，元气亦耗而出现头昏神疲，咽干口渴，入水即吐。舌红干，少苔，脉细滑无力。此属妊娠恶阻重症，治应益气养阴，和胃止呕。用金匮麦门冬汤加减可逐渐获效。方由麦冬、人参、半夏、甘草、粳米、大枣组成。

《金匮要略·肺痿肺痈咳嗽上气病脉并治》："大（火）逆上气，咽喉不利，止逆下气者，麦门冬汤主之。"本为用麦门冬汤治虚热肺痿、气火上逆之证。余根据条中"止逆下气者麦门冬汤主之"，将该方用以治上述之妊娠恶阻，每获良效。符合《素问·阴阳应象大论》："形不足者，温之以气；精不足者，补之以味。"亦属"异病同治"。并且常以西洋参易人参，随症加入枇杷叶、竹茹、姜汁、陈皮、玄参、生地黄、五味子、白芍和鲜藕节、鲜茅根捣汁饮服，以加强其益气养阴，和胃降逆，止呕止血之功。

患者王某，24 岁，孕 7+ 周，因妊娠恶阻而住院。给以补液，纠酸，补充能量 3 天，有所减轻。诊时恶心呕吐一周余，逐渐加重至饮食不进，水入即吐，口干咽燥，烦躁不安，尿少便干。舌红干，少苔，脉细滑数无力。证属气阴两伤之妊娠恶阻，处以麦门冬汤用西洋参 15g 易人参，并加生地黄 15g、玄参 15g、五味子 10g、竹茹 12g、枇杷叶 10g，浓煎少量频服，每次服药时先以数滴姜汁滴于舌尖上。如此中西结合治疗 10 天，呕吐逐渐减轻，已能进流质饮食，精神好转。带上方 6 剂出院。

八、己椒苈黄丸加味治囊肿、积液

己椒苈黄丸为攻坚决壅，分消水饮之方。主治痰饮，水热互结肠间的腹满症。《金匮要略·痰饮咳嗽病脉证并治》："腹满，口舌干燥，此肠间有水气，己椒苈黄丸主之。"方由防己、椒目、葶苈子、大黄组成。余常将其配合其他方药以治妇科盆腔积液、囊肿。如在业师刘云鹏经验方桂枝茯苓丸合己椒苈黄丸的基础上，用桂枝茯苓丸温化水饮，活血消癥，更加入化瘀通络之力较强的穿山甲、皂角刺、路路通和化饮利水消癥之功较强之昆布、海藻，名为温阳利水通管汤。治疗输卵管积水，阻塞不通，或附件积水，囊肿等。

又如与四逆散相合，加入大黄、三棱、莪术、土鳖虫、丹参、桃仁，名为柴己合方。具疏肝清热，化痰逐水，化瘀消癥之功。为治疗盆腔炎包块，积液，输卵管积液，粘连不通，卵巢囊肿等。可随症选用败酱草、白花蛇舌草、红藤、玄胡、川楝子、昆布、海藻等。

温阳利水通管汤之性偏温，柴己合方其性偏凉，均可用于输卵管粘连，积液不通，盆腔炎性囊肿。然一温一凉，所治之证应有寒湿、湿热之分，辨证准确，可获良效。

一患者，28岁，继发不孕2年。曾有2次人工流产史。月经5/35天，妇科检查未见明显异常。本月经净后行子宫输卵管造影，结果为子宫未见异常，双输卵管积水不通，精神饮食尚可，白带如水，舌淡黯，苔白，脉沉弦。证属寒湿痰饮与瘀相结成癥，阻滞冲任、胞脉之不孕。治应温阳利水，化瘀通络，处以温阳利水通管汤配合外敷（方药见下篇相关章节）。服药两月共40剂，之后造影复查，积水消，双输卵管较通畅。3月后妊娠。

经方在妇科之应用，不仅以上所列举数种，如温经汤治痛经、崩漏；桂枝茯苓丸治癥瘕；当归四逆汤、吴茱萸汤治痛经；橘皮竹茹汤、半夏泻心汤治妊娠恶阻；黄土汤治崩漏；厚朴三物汤治手术后腹胀；五苓散、黄芪防己汤、肾气丸治经行、妊娠水肿；甘麦大枣汤治脏躁；乌梅丸治痛经、崩漏等，均为常用有效之方。尚有红兰花酒、下瘀血汤治产后腹痛、恶露不绝；当归生姜羊肉汤、当归建中汤、枳实芍药散治产后及杂病腹痛；桃核承气汤治闭经；泻心汤治经行吐衄；白头翁加甘草汤治产后下痢；酸枣仁汤治经行、手术后、绝经前后失眠等。总之在妇科疾病治疗方药中，经方是重要组成部分。

温病方法在妇科中的应用

余早年通过阅读《叶天士温热论》、吴鞠通《温病条辨》等文献对温病有了一定的认识。后来又经《温病学》教学以及业师刘云鹏先生的影响，对温病学做了一些临床研究，兹将温病方法在妇科中的应用概述如下：

一、妊娠上感，邪在肺卫汗之可

妇女妊娠，正气易虚，肺卫失固，感受风热邪气而出现微恶风寒，发热头痛，鼻塞流清涕，口微渴或不渴而咳。舌边尖红，苔薄白，脉浮数。治宜辛凉解表，疏风解毒。代表方银翘散主之。方由金银花、连翘、竹叶、牛蒡子、薄荷、荆芥、淡豆豉、桔梗、芦根、甘草组成。藿香、郁金、玄参、黄芩、板蓝根、杏仁、栀子、茅根、香薷可随症选用。

银翘散出自《温病条辨》，是吴瑭论治温病所创第一方。为温病初起，邪在上焦所设。本方疏风透表，清热解毒，为"辛凉平剂"。

叶天士在《温病条辨》中指出："在卫汗之可也。"临床所见，温病初起，邪在卫分，多数有发热微恶风寒。银翘散中荆芥、豆豉正是辛温佐以发汗之用。余用防风易豆豉以加强宣散透表之功。验之临床，药后通身漐漐汗出，热退，恶风寒罢，脉静身凉。

外感风热，邪在上焦，男妇均同。本方轻宣透表，不犯中下，不动血犯胎。故用于妇人妊娠、经产，有效无碍。

本方法亦适用于妇女经期、产后感冒、流行性感冒、扁桃体炎、急性上呼吸道感染等，属风热表证者。

若咳嗽或有发热但不甚，舌尖红，脉浮数等。宜疏风清热、宣肺止咳，以桑菊饮治之。方由桑叶、菊花、桔梗、薄荷、连翘、杏仁、甘草、芦根组成。可随症加用荆芥、前胡、黄芩、贝母、麦冬等，亦属本法，仅受邪轻重而异。

二、清热解毒，孕期高热咽肿急

妊娠期间，感受风热时毒不解，郁于肺卫，出现壮热口渴，烦躁不安，咽喉肿疼，或耳前耳后、面颊肿痛。舌红，苔黄，脉数。治宜清热解毒，疏风消肿。《温病条辨》普济消毒饮主之。方由金银花、连翘、黄连、黄芩、板蓝根、玄参、薄荷、马勃、荆芥、僵蚕、桔梗、甘草、牛蒡子组成。

《温病条辨》第十八条："温毒咽痛喉肿，耳前耳后肿，颊肿，面正赤……普济消毒饮去柴胡、升麻主之。初起一、二日再去芩、连，三四日加之佳。"其解曰："其方之妙，妙在以凉膈散为主，而加化清气之马勃、僵蚕、银花，得轻可去实之妙；再加元参、牛蒡、板蓝根败毒而利肺气，补肾水以上济邪火；去柴胡、升麻者，以升腾飞跃太过之病，不当再用升也……去黄芩、黄连者，芩连里药也，病初起未至中焦，不得先用里药，故犯中焦也。"壮热口渴，不恶寒，已是气分里热证。《温热论》云："到气才可清气。"应加芩、连以清气分里热，故其曰："三四日加之佳。"

一妊妇，孕3月，初起发热恶寒、鼻塞，自服"银翘解毒片""小柴胡冲剂"2日未效，反而高热（T：39.6℃），咽喉疼痛（扁桃体化脓）不恶寒，头痛、口渴、便结。舌红，苔黄厚，脉滑数。予上方去荆芥加大黄10g（便通即去）服3剂热退，咽喉肿痛除，胎孕安然。用大黄急泻热毒，"有故无殒，亦无殒也"。

　　一般而言，妊娠之后，应予顾护胎元。上二法所治均为妊妇，病在上而急，应祛邪为先，以防邪留生变伤胎。祛邪即所以护胎，若加以安胎护胎之味，反会留邪伤胎。妇女经期、平时患流行性感冒、流行性腮腺炎、急性上呼吸道感染、化脓性扁桃体炎等出现以上证候者，亦适用本方法。

三、湿热中阻，辛开苦降泻心法

　　妊娠之后，冲脉气盛，若湿热痰浊阻滞中焦，升降失司，阳明之气随冲气上逆，胃失和降，则出现胸闷痞满、恶心呕吐之恶阻证。若肝胆疏泄不利而犯中焦，湿邪阻于脾胃，与肝胆热邪相和而出现妊娠黄疸证；湿热之邪郁阻少阳三焦，经气不利，可致经期、产后发热；非妊娠妇女中焦湿热，下犯冲任，不能制约经血而发月经过多、经期延长、甚至崩漏下血；湿热痰浊郁阻气血，气血不和，可致腹痛等。凡此种种，临床必伴有胸闷呕恶，舌红苔黄腻，脉弦滑数。此三者可为湿热中阻之辨证要点。

　　《温病条辨》中焦篇第三十九条"阳明暑温，脉滑数。不食不饥不便，浊痰凝聚，心下痞者，半夏泻心汤去人参、干姜、大枣、甘草加枳实、杏仁主之。"方由半夏、黄连、黄芩、枳实、杏仁组成。其注释云："不饥不便，而有痰浊，心下痞满，湿热互结而阻中焦气分，故以半夏、枳实开气分之湿结；黄连、黄芩开气分之热结；杏仁开肺与大肠之气痹。"

　　业师刘云鹏先生在该方基础上，益入郁金、厚朴、陈皮，以辛开气分湿郁，苦降脾胃热邪，而调理脾胃，复其升降。其名为半夏芩连枳实汤，属泻心汤之变法。用于治疗上述之妊娠恶阻、妊娠黄疸、经期产后发热、妇科血证、腹痛（盆腔炎）等。属湿热中阻者，颇效。如腹不胀去厚朴、郁金。便溏去杏仁。此外，柴胡、荆芥、竹茹、黄芩、姜汁、茵陈、栀子可随症加用。非妊娠出血证，可选加益母草、大黄炭、贯众炭等，腹痛可加败酱草、红藤、赤芍、丹参、玄胡、川楝等。

一患者，产后 3 周发热 2 天，T：36.8℃，胸闷呕恶，胀满不食，恶露增多。舌红苔黄腻，脉软滑数。诊属长夏之季，感受时令之气，湿热郁阻三焦。感于上焦，肺气不宣则发热；郁阻中焦，升降失司，胃失和降则呕恶、胀满不食；伤于下焦冲任胞脉则恶露增多。治宜辛开苦降，清利湿热，以宣肺、和中、固冲任。方用半夏芩连枳实汤加荆芥 10g、藿香 10g、益母草 20g。3 剂，水煎服。药尽热退，呕止，恶露尽，渐能进食，告愈。

四、热入血室，和解活血柴胡法

妇女适逢月经期或其他热血妄行之出血证，如产后恶露不绝、人工流产以及妇科手术后出血等，感受温邪，温邪乘虚内陷而成热入血室证。症见经血或恶露量多或淋漓不净，或骤止，血红有块。伴有往来寒热、胸胁胀满，或小腹疼痛。舌黯红，苔薄黄，脉弦数。治应和解少阳、凉血活血为法。小柴胡汤加减主之。方由柴胡、黄芩、半夏、党参、甘草、生姜、大枣组成。

《温热论》第 37 条提出："如经水适来适断，邪将陷血室，少阳伤寒言之详悉，不必多赘。但数动与正伤寒不同，仲景立小柴胡汤提出所陷热邪，参、枣以扶胃气，因冲脉隶属阳明也，此惟虚者为合治。若热邪陷入，与血相结者，当宗陶氏小柴胡汤去参、枣、加生地黄、桃仁、楂肉、丹皮或犀角等……重者小柴胡汤去甘药加延胡、归尾、桃仁，夹寒加肉桂心，气滞者加香附、陈皮、枳壳等。"叶氏温病热入血室两种药物治法，一是热邪陷入，与血相结不甚，当用陶氏法，小柴胡汤去参、枣，加凉血活血之味，属和解少阳，凉血活血之治，使血不与热相搏而解。一为素有宿瘀，与热相结，属重者，用小柴胡汤去参、枣、草等甘味药，加活血散瘀，或散寒、理气之品，属和解少阳、活血散瘀之治，使血活瘀散，解其瘀结而瘥。

余于临床因热迫血行属热入血室证，无明显腹痛，用前法多效；然而素有宿瘀（如子宫内膜异位症、慢性炎症等），于经行之际，内伏瘀热因冲脉气盛而动，出现往来寒热、腹痛等，多用后法，可收退热之效。热退之后必须继续活血化瘀清热，以除宿瘀，方免再发，治病求本也。

例如一中年患者，2 年前因子宫内膜异位症重度痛经行腹腔镜手术，去除左侧巧克力囊肿，并电灼盆腔其他异位灶，术后痛经未作。近数月于经期第一天复现腹痛，但较轻。经前 2 天出现往来寒热。B 超发现右附件有一 30mm×24mm 大小囊肿。诊时寒热复作，小腹疼痛。舌黯，苔白，脉弦软。予小柴胡去党参，加丹参、桃仁、赤芍、玄胡等，2 剂热退，继以温经活血之剂为治。平时用温养气血、化瘀消癥之方常服。如此历时 3 月，发热、痛经未作。

五、热邪入营，犹可透热转气

妇女感受温邪，失治或误治，邪气未向外解，而里传入营，或气营两燔。亦有经期、产后、流产以及宫腔手术后，热邪乘虚入侵，直入营血者。症见身热夜甚、烦躁少寐，时有谵语、口不甚渴，或斑疹隐隐。舌绛，脉细数。治宜清营解毒，透热养阴。清营汤主之。方药组成：犀角（水牛角代）、生地黄、玄参、竹叶心、麦冬、丹参、黄连、金银花、连翘（连心用）。

《温热论》对热入营分，未明确提出临床证候，仅有"再论其热传营，舌色必绛。绛，深红色也。"此以舌辨热传入营，并提出了

"乍入营分，犹可透热，仍转气分而解"的治疗原则。吴鞠通则给出了具体证候和方药。《温病条辨》上焦篇第三十条："脉虚，夜寐不安，烦渴舌赤，时有谵语，目常开不闭，或喜闭不开，暑入厥阴也。手厥阴暑温，清营汤主之；舌白滑者，不可与也。"清营汤以犀角之咸寒，清灵透发，清营凉血，解毒散瘀为君。生地黄、玄参、麦冬之甘寒合咸寒，清营凉血，清热解毒，滋阴生津以助君药之力而为臣。金银花、连翘、竹叶清热解毒，清宣透邪，使初入营分邪热转出气分而解。黄连清心泻火解毒；竹叶心清心除烦；丹参凉血活血散瘀，以防热与血结，共为佐使。清营凉血，解毒养阴与清气解毒透邪合为一方，正合"入营犹可透营转气"原则。是治邪热初入营分，气分未尽，透热转气之代表方剂。若神昏谵语较重者，可辨证加入"温病三宝"，即安宫牛黄丸、紫雪丹、至宝丹。

一患者，38岁。自然流产后恶露20天未尽，B超检查提示：宫内有残留组织而清宫，术后两天即发高热39.8℃而入院。查血象，白细胞及中性粒细胞升高。诊断急性盆腔炎，经用西药抗感染治疗3天，阴道血净，腹痛减轻，仍继续抗感染。诊时体温波动在38.5～39.0℃之间，夜间发热较高，烦躁、口渴、昏睡。舌绛，苔薄黄干，脉细数。证属热邪乘虚入侵，气热尚未全罢，初传入营。宗叶氏法，用清营汤加石膏30g，以清营养阴，解毒清气。2剂热退神清。原方去石膏、水牛角，加赤芍、蒲公英等5剂，血象恢复正常，妇科检查：子宫轻触痛。带清热解毒，活血养阴之剂10剂出院调治。

此例身热夜甚，烦躁昏睡，舌绛，营分证已明。然而口渴，舌中心有黄苔而干，此为气热未尽。用营气两清法结合西药抗感染获效。急性盆腔炎和妇女某些急性传染病，失治误治，可见到此证型，均可参照本法随症增损治之。

六、血热崩中，凉血散血犀地汤

阳盛血热或阴虚内热之体，或七情内伤，肝郁化热。或感受温邪、热病之中。或产后、流产、手术、金刃损伤，温热毒邪乘虚入侵，均可导致血海沸溢、迫血妄行，冲任不固，经血失约而崩中出血。如《素问·阴阳别论》所云："阴虚阳搏谓为之崩。"症见经来量多不净，或非时而下，量多势急，血色鲜红，面红烦热，口干便结，或有发热腹痛。舌红绛，苔少，脉弦数。此为血热崩中。若是感受温邪之热病，可见谵语发斑、吐衄、便血等热伤血络证。

叶天士在《温热论》中指出："入血就恐耗血动血，直须凉血散血。""若舌绛而干者，火邪劫营，凉血清火为要。"为我们指出了热入血分出血证的治则。宜宗吴氏法，犀角地黄主之，以清热凉血、止血散瘀。方由犀角、生地黄、芍药、丹皮组成。可随症选用栀子、大黄、黄连、紫草、赤芍、三七、丹参。犀角常用水牛角代之。

此类证候可见于崩漏（功能失调性子宫出血、急性子宫内膜炎、某些急性传染性疾病的某些阶段）。均宜辨证应用本方法施治。

曾治一患者，崩漏约一月，经中西药治疗出血将止未净，同房后第 2 天复出血增多。第 4 天住入院，予以西药抗感染，但不愿诊刮，诊时崩中大下，色红有小血块，腹痛不堪，烦躁不安，口渴而苦。舌黯红略紫，苔黄，脉弦细数。此为热扰血海，迫血妄行，冲任损伤不固之血热崩中证。宗叶氏法，直须凉血散血，用犀角地黄加味：水牛角 30g，生地黄 20g，白芍 12g，丹皮 10g，黄连 10g，大黄炭 6g，蒲黄炭 10g，三七粉 6g（吞服）。5 剂崩止腹痛消。再以原方去蒲黄炭，加丹参 15g，5 剂。后以滋阴补肾、清热活血之剂复旧月余获愈。

七、湿热滞肠，四苓芩芍已自利

平素脾运不良，妊娠之后，不慎饮食，易滞胃肠，或湿热之邪入侵，损伤胃肠，郁阻气机，传导失司而发腹泻之病。症见泄泻如水，或滞而不爽，腹痛肠鸣，脘闷纳少，小便短黄。舌红，苔黄厚腻，脉濡数等。其治以和胃利湿，清热止泻为法。《温病条辨》四苓芩芍汤主之。方由苍术、茯苓、猪苓、泽泻、白芍、黄芩、陈皮、厚朴、木香组成。可随症选用黄连、甘草、藿香、半夏、神曲、炒麦芽、炒谷芽。

《素问·至真要大论》："暴注下迫，皆属于热。"《温病条辨》中焦篇八十七条曰："自利不爽，欲作滞下，腹中拘急，小便短者，四苓合芩芍汤主之。"其注："盖湿中藏热，气为湿热郁伤，而不得畅遂本性，故滞……小便短者，湿注大肠，阑门不分水，膀胱不渗湿也。故以四苓散分阑门，通膀胱，开支河，使邪不直注大肠；合芩芍法宣气分，清积滞，予夺其滞下之路也。"其组方与证合；其论述理意明。在利小便以实大便之同时清热理气。与《景岳全书·泄泻》所言："泄泻之病，多见小水不利，水谷分则泻自止，故曰：治泻不利小水，非其治也。"意同。

40年前，一友人患腹泻急而重，就诊于一名医，服其药一剂即止。观其方，即《温病条辨》之四苓芩芍汤。此后余治泻不论湿、热、寒证以此一方随症加减，1～2剂即效。此方用于妊娠腹泻，安全效佳，然仅对泄泻初起实证，久泻久利不宜。

八、热伏阴分，青蒿鳖甲暮热已

妇人温病后期余邪未尽，肝胆疾病，结核性疾病（盆腔炎），妇科肿瘤等手术、化疗后，阴血损伤，而出现夜热早凉，发热不甚，热退无汗，消瘦。舌红，少苔，脉细数等证候。属热邪伤阴，邪伏阴分之虚热证，临床并不鲜见。其治以养阴透热为法。代表方为青蒿鳖甲汤（《温病条辨》）。方药组成：青蒿、鳖甲、细生地黄、知母、丹皮。可随症选用沙参、西洋参、麦冬、女贞子、旱莲草、银柴胡、地骨皮等。

《温病条辨》下焦篇第十二条谓："夜热早凉，热退无汗，热自阴来者，青蒿鳖甲汤主之。"其注曰："夜行阴分而热，日行阳分而凉，邪气深伏阴分可知；热退无汗，邪不出表而仍归阴分，更可知矣。故曰热自阴分而来，非上中焦之阳热也。邪气深伏阴分，混处气血之中，不能纯用养阴，又非壮火，更不得任用苦燥，故以鳖甲蠕动之物，入肝经至阴之分，既能养阴，又能入络搜邪；以青蒿芳香透络，从少阳领邪外出；细生地黄清阴络之热；丹皮泻血中之伏火；知母者，知病之母也（苦寒而润，滋阴降火），佐鳖甲、青蒿而成搜剔之功焉。再此方有先入后出之妙，青蒿不能直入阴分，有鳖甲领之入也；鳖甲不能独出阳分，有青蒿领之出也。"吴氏解析详尽透彻，极尽其妙。

余初临床应诊不久，见一老中医交流经验，言青蒿鳖甲汤治血吸虫病用锑剂治疗出现低热不退颇效。因而对本方印象深刻。此后遇见夜热早凉，热退无汗，舌红少苔，脉弦细数之虚热证，以此方加味治之多效。

卫气营血辨证与三焦辨证是温病的重要辨证施治方法。三焦辨证所示的病证部位，不能超越卫气营血辨证所示的病变层次。两者既相互联系而又有区别，应有机地结合，灵活运用。本文所论之八方面，即是如此。

调经种子分期辨治法

月经不调以肝肾不足、肝郁气滞所致的冲任失调较多见，而月经不调又与不孕密切相关。因而调补肝肾，补益气血，补肾活血，疏肝活血，疏肝理气，活血祛瘀等是调经种子的常用治法。临床根据月经周期各阶段的生理变化和病理表现常分经期、经后期、经间期、经前期四个阶段辨证施用，属内治法范畴。

一、经期宜养血活血为主

肝主疏泄，司血海。藏血，疏泄正常，气顺血和，冲脉通利，胞宫藏泻功能则正常，若经行畅利、无所苦，则不必用药。肝失疏泄者，易气滞血瘀，冲任不利。肝肾不足者，经期血海不充，胞宫不盈，反而易滞。此二者均可导致胞宫藏泻失司而发生月经病、不孕不育。因此经期宜活血为主，因势利导，以助其泻而畅通，以利其再藏而生新，若此则经可调而孕能成。方用益母调经汤（方见中篇稀少月经失调）、益母生化汤加减，助其藏，顺其泻，旨在祛瘀生新。以免血滞成瘀为害。

二、经后期（卵泡期）宜补益肝肾或调养气血为法

经后期由于经血下泻，血海空虚，机体处于阴精气血不足生理状态。临床或有倦怠头昏，或有小腹隐痛喜按，或有腰酸膝软，脉细弦软等证，或无明显证候。此时宜补肾益肝、养血益气为治，以复"天癸"生殖之机，而资冲任经血之源（促进卵泡发育、子宫内

膜生长）。此期若属肾虚、肾虚肝郁（测性激素属于卵巢功能不佳），补肾调经汤、河车疏麟汤、温阳毓麟汤、温胞饮、养阴培育汤、调经毓鳞汤、十全调经方（方见稀少性月经失调）、解郁种玉汤宜辨证施用。

三、经间期（排卵期）以补肾活血或疏肝活血为治

经间期乃"氤氲"之期（卵泡成熟）、"的候"（排卵）之时的生理阶段。此时阴阳二气相接之际，阴极生阳，阴精充盛，又有肝之疏泄以利阳气内动。若无疾病，此时合阴阳则易受孕。若肾虚肝郁、肾气不足者，临床表现为无卵泡发育或卵泡发育不佳，子宫内膜厚度 $\leq 6 \sim 7mm$，此期宜补肾以激发"氤氲"而助卵泡、子宫内膜生长；活血以助成"的候"促使排卵，方用调经毓鳞汤或补肾调经汤加减。若肝郁不疏者，虽然阴精充盛，肝之疏泄不应，气血壅滞，亦难有"的候"之时。临床常见患者神情紧张，或乳胀或痛，或少腹一侧疼痛，舌黯，脉弦，卵泡大而不排。此时即宜疏肝活血决其壅滞，以利排卵。方用血府逐瘀汤加穿山甲、皂角刺、鹿角、牡蛎、三棱、莪术等 $1 \sim 3$ 剂。不论肾虚、肝郁，此期均可辅以针刺，多效。

四、经前期（黄体期）宜疏肝理气或补肾养血为主

肝之藏血、疏泄正常，则气顺血和。"经水出诸肾"，精化血，精血充则血海盈，经血有源，如此（排卵后则黄体功能正常），经调而能孕育。若肾虚或肾虚肝郁者，BBT 单相或黄体期曲线不良，卵泡期诸方仍可选用，未孕可调经，已孕可保胎。临行经前，阴血渐盛，下注血海，为行经作准备。若肝郁之体，疏泄失常，气机不利，冲气滞于血海则易出现月经失调，以经前乳房胀痛为特征或胁下少

腹胀痛，脉弦。治宜疏肝理气，兼以养血，肝气舒则经血畅。方用解郁种玉汤或调经 1 号方（方见中篇稀少性月经失调）加减。从乳胀之日开始，服至经潮。若 BBT 见黄体曲线上升不稳，则用补肾调经汤加减。若已受孕，也不碍胎。

　　上述四期之数，因人因病而有差异。如有人经期 5 天，有人 7 天，若经期延长者可超过 7 天。其他三期亦如此，因此，不能绝对划分，应因人因病而异。

　　以上所列方药，除有注者外，均见中篇内分泌失调性不孕。

妇科心理疏导亦重要

《灵枢·五音五味》云："妇人之生，有余于气，不足于血，以其数脱血也。"妇女经、孕、产、乳屡耗阴血。其以血为本，体阴而用阳，多虑、善郁。如育龄期，家庭、工作、社会压力过大，隐曲不遂，情志易于怫逆。郁则肝气不舒，疏泄失常而气血失和，则可致经、带、胎、产、杂病诸疾。如朱丹溪所言："气血冲和，百病不生，一有怫郁，诸病生焉。"这些疾病日久反过来又加重其郁，导致心理障碍而致抑郁悲观、焦虑、急躁紧张、情绪易于波动。因此医者应进行疏导、解释，使病人和家属了解所患疾病的病情、治疗、护理及预后。但必须有耐心细致、诚恳和蔼、认真负责的态度方能取得病人的信任，得以解除思想顾虑，用正确的心态对待疾病，建立信心，配合治疗，有利于尽快痊愈康复，这在妇科亦很重要。《灵枢·师传》所说之"告之以其败，语之以其善，导之以其便，开之以其苦，虽有无道之人，恶有不听者乎？"就是解释疏导、取得病人和其家属信任配合的重要方法。

例如 30 余年前治一女，23 岁，诉婚后 1 年余未孕。诊时抑郁叹息，月经先后不定，有时两月余一潮，时而一月数至，乳胀胁痛，舌红苔薄白，脉弦。相关检查未见明显异常。处以逍遥散加香附、郁金等 6 剂。嘱其药完即来复诊。1 月后患者才至，问其因何未及时来续诊？答曰婆婆不给钱，言罢潸然泪下，抽泣难止。即好言慰之，细问得知异地远嫁，婆婆威严守旧，患者性格内向，常心怀畏惧，抑郁不疏，渐渐月经不调，未能妊娠，其婆更是不悦，丈夫也不体贴。余告之：病不难治愈，但须情怀舒畅，主动改善婆媳关系。处方后嘱下次要求丈夫同来复诊。半月后，其夫、婆同至。余告之病情，家人须体谅患者，以减轻压力，如此才可经调孕育。病家听后心情较好，带药而回。1 年后全家抱婴儿来谢，云：诊后家人各遵医嘱，3 月即孕。现在宝宝健康可爱，婆婆舔犊弄孙，尽享天伦，不亦乐乎！

师生诊余谈"宫寒"

某次余与二位弟子等人旅游度假，弟子们提出有关"宫寒"与"宫寒不孕"等问题，余作了相应解答，整理如下：

弟子甲：我们在跟师临床工作中，经常遇到患者提出"我是宫寒吗？""我是宫寒不孕"，见老师对多数作了否认，请老师给我们讲讲何谓"宫寒"和"宫寒不孕"。

余答：宫寒是引起部分妇科疾病的原因之一。数十年前和旧时中国，广大劳苦民众，尤其是贫困落后地区，偏远农村山区，妇女多有宫寒之体，可引发一些妇女疾病。有些患者受老辈认识的影响，误认为自己的疾病和不孕不育与之有关。然而临床所见宫寒者也不是很多，可能由于近代经济发展，人民生活水平大大提高，体质有了很大变化，加之气候、环境等因素的影响和地区差异有关。

宫者，胞宫也。中医认为胞宫包涵了子宫、冲任和督脉，也包括了解剖学上的子宫、卵巢、输卵管等内生殖器官，"宫寒"即胞宫处于寒凉的病理状态；"宫寒不孕"是由于胞宫寒凉，影响了冲任、督脉和子宫的功能引起的不孕。宫寒不孕最早见于《神农本草经·紫石英》云："女子风寒在子宫，绝孕十年无子。"和《素问·骨空论》谓："督脉……此生病……其女子不孕。"

弟子乙："宫寒"是如何形成的？

余答："宫寒"有虚实之分：虚寒多系肾阳不足，命门火衰，寒从内生，不能温煦心、脾、胞宫，天癸迟至，冲任不盛，发育欠佳，生化失期。如《景岳全书·妇人规》所言："凡血寒者，经必后期而至。然血何以为寒？亦惟阳气不足，则寒从内生而生化失期。"实寒多由外因风寒湿邪，侵入冲任子宫，影响气血运行，寒凝血瘀而致宫寒诸疾发生。如《妇人大全良方》所云："妇人月经不调者……风冷之气乘之也。风冷之气客于胞内，伤于冲任之脉。"

弟子乙：胞寒之虚实如何辨别？请老师教之。

余答：胞宫受肾气主宰，心脾气血充养。其主要功能是主司月经、生殖。宫寒最主要的病证为月经后期、闭经、痛经、不孕以及反复流产。宫寒仅是这些疾病的一个证型。

胞宫虚寒　经色淡红，痛经喜温喜按，或伴有面色苍白，头晕耳鸣，畏寒肢冷，腰膝酸软，下部不温，性冷带清，尿频失禁，大便溏泄，舌淡苔薄白，脉虚细等。

胞宫实寒　经色色黯有块，痛经较剧，拒按，热敷则暂缓解。或伴有面色青黯，畏冷肢厥，小腹冷痛，舌黯苔白，脉沉或迟等。

以上伴发证候，不必悉具，有2～3项即能判定。

弟子甲：请老师谈谈您对宫寒的治法方药经验。

师曰：虚寒之证，应补益肾阳，暖宫散寒。代表方如右归丸、温经汤、温胞饮等。实寒则应以散寒温经，活血化瘀为治。代表方如少腹逐瘀汤、当归四逆汤、艾附暖宫丸等。所举之方均应辨证灵活运用。常用温阳暖宫中药有：附子、肉桂、桂枝、干姜、吴茱萸、小茴香、艾叶、鹿茸、紫河车、紫石英、巴戟天、肉苁蓉、仙茅、仙灵脾、花椒、蛇床子、当归等。可根据证情选用。

针灸也可用于此类病证，尤其艾灸简便有效。穴位可选气海、关元、子宫、神阙、足三里、三阴交等。

同时应注意饮食，忌食寒凉冷饮，加强运动，衣着应保暖，不露腰脐，避免受寒等。

二弟子：老师所说，使我们加深了对宫寒的认识，进一步掌握了其治法方药的应用。相对而论，既有宫寒，亦应有宫热，然而宫热一般少有提及，请老师指导。

师曰：提得很好。临床实际宫热远多于宫寒，其较广泛见于经、带、胎、产、杂病，病机较为复杂。如阴虚内热，肝郁化热，湿热蕴结，冲任血热之月经先期，经期延长，崩漏，胎漏，胎动不安等；胞宫瘀热，痰热蕴结之闭经，盆腔炎，癥瘕等；冲任瘀阻化热，不能摄精成孕，阴虚邪热等损伤胞宫、男精之免疫性不孕不育等。若此种种，以宫热概之，则过于笼统。如上述根据病症之病因病机的提法，则较为具体明确，便于辨证施治，上篇清热泻火法在妇科疾病中的应用，可参照之。

调经、种子、安胎、解郁之良方逍遥散

　　逍遥散出自《太平惠民和剂局方·妇人诸疾》，由"柴胡去苗、当归去苗、锉、微炒，白茯苓去皮、白芍药、白术各一两，甘草微炙赤半两，为粗末，每服二钱，水一大盏，加烧姜一块，切破，薄荷少许，同煎至七分，去渣热服，不拘时候。"具有疏肝解郁，健脾养血之功效。用散剂，取其轻而宣散之意。用于治疗妇女多种疾病。对后世影响深远，发展出较多名方如：丹栀逍遥散、黑逍遥散、傅氏宣郁通经汤、平肝开郁止血汤等。

　　肝藏血，主疏泄，性喜条达而恶抑郁。肝之功能正常，肝气条畅则气顺血和。若藏血失司，疏泄失常，郁而不舒，气血失和，则诸疾发生。如隐曲不遂、肝气不舒、郁而成疾。朱丹溪曰："气血冲和，百病不生，一有怫郁，诸病生焉。"故治郁须养肝血，疏肝气，顺其条达舒畅之性，以伸其郁，开其结。而逍遥散是治肝郁之首选方。《医贯·郁病论》："予以一方治其木郁，而诸郁皆因而愈。一方者何？逍遥散是也。"该方有疏达之功，木郁达之而诸症皆解，心情舒畅，自在无忧，故名逍遥散。

　　逍遥散源于《伤寒论》之四逆散，该方为调和肝脾祖方。又遵照仲景之"见肝之病，知肝传脾，当先实脾。"原则，用柴胡疏肝解郁，使肝条达；当归、芍药养血柔肝；用白术、茯苓、甘草、炮姜而健脾生血以养肝，并防木郁克土；薄荷助柴胡疏肝以顺其畅达之性。因此凡属于肝郁血虚、肝脾不和之各种疾病，均可以之调治。

其辨证依据是：抑郁不舒，两胁及少腹疼痛，神疲，食少，便溏，月经不调。舌淡红，脉弦无力等基本证候。

一、调经

肝之疏泄失常，藏血易于失司，冲任亦易失调而出现月经不期而至和逾期而潮，经量多或量少，崩漏，经行不畅，痛经，经前乳胀，经行头痛，经行吐衄等。

1.月经先期、月经量多，经行衄血属肝郁化火者，出现以上证候的同时见口渴心烦。舌红，苔黄，脉弦数。治宜疏肝解郁，清热调经为法。经验方解郁调经汤加减主之。即丹栀逍遥散加地骨皮、生地黄、素馨花。也可随症选用黄芩、香附、茜草、益母草、蒲黄炭、岗稔根、大黄炭等。郁解火清，血海得宁，冲任得固，则经血如期循经而行。

2.月经后期、量少不畅、闭经，经行头痛，经行乳胀而伴有上述之基本证候，属肝郁不舒，气血失和者。治宜养血疏肝，理气调经为法。师传调经1号方加减主之。其由逍遥散去白术、茯苓，加香附、郁金、川芎、益母草组成，闭经可合四物汤。白术、茯苓、乌药、牛膝、熟地黄、鸡血藤、桃仁等可随症选用。肝郁得疏，气血和顺，冲任调畅，则上述诸证可除。

3.经期延长、崩漏属肝郁化火，热扰血海，藏血失司，冲任失固，不能制约经血所致经血非时而下，逾期不止等证。临床表现为经期延长不净，崩漏不止，经血色红、时多时少、有小血块，并有前述基本证候的同时，尚伴口渴，心烦。舌红，苔薄黄，脉弦数等。治之之法，宜平肝开郁，清热凉血以固冲任。用经验方加味平肝开郁止血汤化裁主之。方药见从肝论治妇科疾病节。随症可选用黄连、吴茱萸、益母草、蒲黄炭、香附、女贞子、旱莲草等。

本方系由《傅青主女科》之平肝开郁止血汤加味而成。余用之数十年多效。俾郁开则火降，血凉则血止，冲任调畅而无下血之虞。

4.痛经，属肝郁气滞，化火灼血成块，冲任不利，经行不畅者，伴经行腹痛，量多色紫成块，口苦心烦，胸胁及乳房胀痛。舌红，苔黄，脉弦数。治宜疏肝清热，解郁通经。经验方加减宣郁通经汤主之。方药见从肝论治妇科疾病节。可随症加入吴茱萸、黄连、蒲黄、五灵脂、丹参、桃仁等。

本方由《傅青主女科》宣郁通经汤加减，用之肝气得舒，郁火得平，气血调畅，通则不痛。

二、种子

素体肝血不足，情怀不畅，忧思郁怒，或盼子心切，烦躁焦虑，导致肝气郁结，疏泄失常，气血失和，冲任不调，胞宫不能摄精成孕。正如《景岳全书·妇人规》所云："产育由于气血，气血由于情怀，情怀不畅则冲任不充，冲任不充则胎孕不受。"

1.肝郁血虚不孕

临床表现为婚久不孕，月经先后不定，或量少腹痛，情志抑郁急躁，胁痛乳胀，食少，大便不调。舌黯红，脉弦或弦软。治之之法，宜疏肝解郁，养血调经种子。经验方解郁种玉汤加减主之。方由柴胡、当归、白芍、白术、茯苓、熟地黄、枸杞子、菟丝子、山茱萸、香附、素馨花、玫瑰花组成。可随症选用郁金、鸡血藤、丹参、寄生、杜仲、党参、仙茅、淫羊藿、丹皮、栀子等。肝气舒，气血和，肾精充则任通冲盛而有子。本方即由逍遥散加减而成。

2.肝郁不疏，排卵障碍

月经中期，称"氤氲"之期（卵泡成熟），"的候"（排卵）之时的生理阶段，此时肝之疏泄起着重要作用。若肝气不舒者，虽然阴精充盛，肝之疏泄不应，气血壅滞，亦难排卵。临床表现为患者神情紧张，乳胀或痛，或少腹一侧疼痛。舌黯，脉弦。B超见卵泡成熟但不能排出。此时即以疏肝活血决其壅滞，以利排卵。方用调经1号方去白术、甘草，加素馨花、桃仁、红花、皂角刺、炮山甲等。

三、安胎

肝主疏泄，恶抑郁，具有藏血之功能，冲脉属肝而为血海。素性抑郁或生活、工作压力过大，盼子心切。或有肝胆疾病，妇科炎症等。此类患者多有肝气郁结，易发妊娠腹痛、胎漏、胎动不安。

1.妊娠腹痛

妊娠之后阴血相对不足，肝失所养而加重疏泄失常，血行受阻，胞脉不畅，而致妊娠腹痛。临床表现为妊娠后小腹疼痛而胀，或胸胁胀痛，烦躁易怒。苔薄黄，脉弦滑。治之之法，宜疏肝养血，止痛安胎。方用逍遥散加砂仁10g，重用白芍至30g。可随症加用黄芩、苏梗等。

妊娠腹痛属西医学先兆流产的症状之一，若不治愈，可发展至流产。《金匮要略·妇人妊娠病脉证并治》："妇人怀妊，腹中疒痛，当归芍药散主之。"本方健脾养血与当归芍药散相同，然尚具疏肝理气之功，用于本证更为合适。

2.胎漏、胎动不安

肝郁化火，郁火下扰血海，冲任失固而血外溢。临床表现为妊娠下血，色红，情怀抑郁，精神紧张，口苦胁痛。舌红，苔黄，脉弦滑数。B超探测为活胎，血HCG和黄体酮稍低。治法宜疏肝清热，止血安胎。经验方安胎逍遥饮加减主之。方药见从肝论治妇科疾病节。可随症选用岗稔根、旱莲草、黄连、吴茱萸、砂仁、首乌等。

本方在疏肝的同时，重在泻郁火，而不用菟丝子、续断、桑寄生等保胎药，旨在火泻热清，血海得宁而血止，胎元自安。

四、解郁

肝性喜条达而恶抑郁，妇人善郁，郁则疏泄失常。阴血不足，肝心失养，则情志郁结不舒，神志不宁而发郁证。

1. 经行情志异常

其发于经行前后或正值经期，临床表现为情绪不宁，抑郁惊恐，甚至烦躁易怒，悲伤啼哭，失眠多梦，喜太息，纳呆胁痛。经期加重，或月经不调。也可能发于产后。舌淡红，苔薄，脉弦。治之之法，疏肝解郁，养血安神。经验方解郁定神汤加减主之。方由柴胡、当归、白芍、白术、茯苓、甘草、生龙骨、生牡蛎、夜交藤、合欢皮、柏子仁、薄荷组成。可随症选用郁金、丹皮、栀子、大黄、麦冬、百合、生地黄、益母草、小麦、大枣等。

2. 绝经前后诸证

肝郁之人，精神抑郁，疏泄不利，伤及脾气。绝经前后阴阳失调，或精神负担过重，或见绝经，自悲老之将至，因此心肝失养，日久君相火动，伤及肾阴，而出现肝郁脾弱，心肾阴虚之心烦不宁，喜太息，胁隐痛，失眠，便干。舌红，苔薄，脉弦细或数等。宜用经验方养阴疏郁汤加减为治。方药见从肝论治妇科疾病节。以疏肝健脾，养阴清心。酸枣仁、夜交藤、生龙骨、生牡蛎、首乌、党参、郁金、焦山楂、炒谷芽可随症选用。肝郁舒，阴血足，心火宁，心神安则诸证得平。

3.肝郁经行发热证

素体抑郁，或情志内伤，或慢性肝胆疾病者，以致肝气郁结，郁久化火，经前经期，阴血下注，郁火愈盛而发热。以致经前经期低热，热势常随情绪波动而起伏，伴精神抑郁，心烦易怒，胁痛腹痛，乳房胀痛，喜叹息，口苦而干，月经先期量多。舌红苔黄，脉弦数。宜用丹栀逍遥散加味以疏肝解郁，健脾养血，清泄郁火。黄芩、生地黄、香附、郁金可随症加用。肝气调畅，郁解火清，热自不发。

上述数种证型，均属肝失疏泄，肝郁脾虚为主，以一个"郁"字概括了主要病因病机。如朱丹溪所言"一有怫郁，诸病生焉。"而逍遥散为治郁之要方。以上诸经验方均以逍遥散为基础，变化而出。为免混淆，故不用逍遥散加减之名，另用他名，以便区别，见其名而知其用。

乌梅丸古方今用举隅

乌梅丸出自《伤寒论》《金匮要略》，在二书中其主治蛔厥和久利，无治妇科病记载。肝为风木之脏，内寄相火，下连肾水，上接心火。寒邪入侵，情志失调，或虫积于内而生毒，均能化火，可致脏腑功能失调，寒热错杂而发生诸多妇科疾病，略分述于下。

一、崩漏

如上所述，寒热错杂，虫毒内扰，君相火下扰血海，损伤冲任则月经量多，崩漏作焉。症见月经过多，崩漏下血，畏寒肢厥，唇干口苦，或腹痛吐蛔下虫。舌黯红，苔白或黄。宜以调理寒热，安蛔固冲为法，乌梅丸加减主之。方由乌梅、附片、细辛、干姜炭、当归、黄连、黄柏、川椒、白芍、川楝子、蒲黄炭组成。可随症选用党参、益母草、桂枝、椿根皮等。余于此类崩漏血证，应用本方颇效。

一女学生，患崩漏2月未止，量多腹痛，曾服胶艾汤合失笑散加味等方未效。诊时腹痛阵发性加剧，拒按，阴道出血甚多，色淡红有血块。头昏心慌，巩膜有蓝斑，面部白斑。舌淡红有齿痕，苔黄，脉弦数软。此属寒热错杂，气血亏虚，虫扰不宁，冲任不固之崩漏。用上方加苦楝根皮10g，2剂。大便排出蛔虫一条，腹痛减轻，下血减少。原方去苦楝根皮，3剂，腹痛、崩漏均止。以原方去川楝子、蒲黄，加党参、白术等调治数天。半年后患者告知崩漏、腹痛未再作。

二、痛经

肝肾同居下焦，肾阳虚，寒自内生，或由外入，肝之经脉失于温煦。心火上阻，不能下通胞脉，经行之际，胞脉胞宫失温，则收引拘急而发寒热错杂之痛经。症见月经来迟，量少，腹痛喜温，面色青白，口苦口渴，恶心呕吐，甚至肢冷汗出昏厥。舌黯红，苔白或黄，脉弦。治之之法，调理寒热，养血止痛。用乌梅丸加减。方由乌梅、桂枝、附片、细辛、干姜、黄连、黄柏、白芍、熟地黄、川芎、炙甘草组成。寒象偏重者加川椒、艾叶；热偏重者，黄连用10g，加川楝子12g；酌减桂枝、附片、细辛之量或去之；脉虚加党参；痛剧去熟地黄，酌加蒲黄、五灵脂、延胡索；经量少者减少乌梅用量，加桃仁、红花；经量多者去桂枝、川芎、干姜改用姜炭。于痛经时服，1日1剂，痛止停服。

一女，17岁，月经周期40～60天，近年来痛经逐渐加重。诊时经量多，色黯，腹痛难忍且胀，甚至有时昏厥，畏寒肢冷，面色青白，唇干口渴。舌红，苔白，脉弦。用上方去熟地黄、川芎、干姜，加姜炭6g、蒲黄10g、五灵脂15g、香附12g，3剂痛止。次月月经34天来潮，腹痛减轻，守方3剂，并平时以原方加减调理半月而经调痛除。

三、肠痉挛

阳虚之体，寒自内生，心之阳气不能下通，肝之经脉失于温煦；或饮食不节；或突然感寒，肝脉收引，均能影响肠胃拘急痉挛则腹痛或泻。《素问·举痛论》云："寒气客于厥阴之脉……则血泣脉急，故少腹与胁肋引痛也。"或寒热错杂之身，突然情绪失常，肝之疏泄失调，横犯胃肠，亦可导致肠胃拘急痉挛而发腹痛。即"肝苦急"之谓。症见突然腹痛拘急难忍，按之稍缓，口苦口渴，面色青白，畏寒肢冷，或有腹泄，痛止泻停。舌红苔白或黄，脉弦。治之之法，调理寒热，缓急止痛。方用乌梅丸加白芍、炙甘草。伴腹泻者去当归、黄柏，加防风、白术、陈皮。因疏泄失常而发者，去桂枝、附子、党参，加柴胡、香附。此类病证，本属内科，但妇女患者是为常见，故纳入论之。

一患者，25 岁，已婚，经净 5 天，突发腹痛，剧而难忍，按之稍缓，面色青白，畏寒肢冷，口干。舌红，苔白，脉弦。妇科检查、B 超探查和查血常规和血 β -HCG，已排除盆腔炎、急性阑尾炎、宫外孕、卵巢囊肿蒂扭转等。患者告知曾发过两次类似腹痛，均诊断为肠痉挛。此属上热下寒之腹痛。处以乌梅丸去黄柏、川椒，加白芍 30g、炙甘草 15g，服用 3 剂后，复诊时得知服一剂即痛止，再用 5 剂，其肠痉挛未再发。

四、妊娠胆道蛔虫症

感染蛔虫，虫积于内，生毒化热，扰乱脏腑功能，形成下寒上热，因下寒虫难安而上窜胆道，则发胆道蛔虫症。症见突然上腹剑突下疼痛难忍，阵发顶痛，恶心呕吐，或吐出蛔虫，口苦而渴。舌红，苔黄，脉弦数。其治急以安蛔下虫为法。方用乌梅丸去附子、党参、黄柏，加黄芩、川楝子、延胡索。其他如大黄、金钱草、柴胡、白芍、甘草可随症酌情选用。

本病之治应急安蛔以止痛，下虫以防变症，如胆道感染，妊娠伤胎流产等。

一农妇，妊娠 5 月，突发上腹疼痛，阵发顶痛，时痛时止，口苦而渴，呕吐蛔虫一条。舌红，苔黄，脉弦数。处以乌梅丸去附子、党参、黄柏，加黄芩 12g、白芍 30g、川楝子 6g，2 剂，服完痛止。再服 2 剂后下蛔数条而安。

宫瘤汤之异病同治同中有异

宫瘤汤系业师刘云鹏先生用于治疗子宫肌瘤非经期之经验专方。多年来余于临床将其用治不同疾病，亦取得满意效果，兹分述之：

一、子宫肌瘤

子宫肌瘤属中医癥瘕范畴，古称"石瘕"。多由寒热、痰饮与气血相搏，瘀结于胞中而形成。如《灵枢·水胀》所云："石瘕生于胞中，寒气客于子门，子门闭塞，气不得通，恶血当泻不泻，衃以留止，日以益大，状如杯子，月事不以时下，皆生于女子，可导而下。"其临床多表现为月经淋漓不净，或经血量多，或有腹痛，甚至不孕、流产。30年前，由刘师主持的妇科研究病房收治了一批该病患者，于非经期多数用宫瘤汤主治，经量不多者，经期仍用之，对瘤体小于35mm疗效较好。曾总结42例发表，总有效率为78%。该方有活血化瘀，消癥散结之功。由当归10g，川芎10g，地黄10g，白芍10g，桃仁10g，红花10g，三棱10g，莪术10g，昆布15g，海藻15g，土鳖虫10g，丹参15g，刘寄奴15g组成。随症可加用香附、荔枝核、桂枝、茯苓、黄芪、党参等。方中四物汤养血活血。桃仁、红花、丹参活血化瘀。三棱、莪术、土鳖虫、刘寄奴化瘀消癥。昆布、海藻、鳖甲化痰软坚散结。本方祛瘀之中寓养血之意，加减适当，可持续服用，或为丸缓图。临床尚未发现有明显副反应。

二、子宫内膜异位症和子宫腺肌病

子宫内膜异位症和子宫腺肌病，临床常可二者并存。属中医"痛经""癥瘕"等病。病机为血瘀成癥，阻留胞宫、冲任。如《校注妇人良方》所曰："妇人腹中瘀血者，由月经闭积，或产后余血未尽，或风寒滞瘀，久而不消，则为积聚癥瘕矣。"临床以痛经为主，多发于经前 1 ～ 2 天至经净，甚至剧痛而昏厥。可伴月经量多、有块，经期延长，腹中癥瘕，性交痛，不孕等。B 超可发现子宫增大，或伴腺肌瘤、卵巢囊肿等。其治以活血化瘀，消癥调经为法。用经验方化瘀消癥汤为治，即宫瘤汤去昆布、海藻、刘寄奴，加水蛭10g、鸡内金 10g、血竭 10g。水蛭破血消癥《本草纲目》谓之"主恶血、瘀血"。配鸡内金之化积，则消癥散结之力增强。血竭散瘀止痛，又能止血，以治痛经并减少经量。可随症加用黄芪、党参、黄芩、马鞭草、桂枝、三七等。本方主要用于非经期，也可为丸服用，经期以化瘀止痛为急，参照痛经治之。

三、人工流产不全

计划生育手术后遗症，最常见的是人工流产（包括药物流产）不全，或引产后胎物组织残留于宫腔，部分患者残留胎物较大，B 超探查在 25mm 以上，粘连较重，或胎盘植入，清宫甚至宫腔镜钳刮也难以清除。此在中医属"死胎不下""恶露不绝"。病因病机并不复杂，为金刃损伤，胎瘀残留胞中。发病为生瓜强摘，断蒂残留，属有形残胎，实与恶露不绝不同。其治疗较后者难。应以消癥散结，祛化胎瘀为急务。余用经验方消癥净宫汤为治，常获佳效。本方即宫瘤汤去昆布、海藻、刘寄奴，加益母草 40g、生山楂 30g、川牛膝12g。益母草祛瘀生新，被称为"经产良药"。山楂善入血分为化瘀要药,《本草纲目》谓其能"消肉积、癥瘕"。川牛膝活血祛瘀,性善下行,引药下达病所,《医林改错》用以治胞衣不下。亦可随症加入黄芪、党参、桂枝、黄芩、蒲公英等味。

四、陈旧性宫外孕

异位妊娠是中西通用病名,乃妇科常见疾病,以输卵管妊娠为多。如果输卵管妊娠破损时间较久,胚胎死亡,与腹腔血液相结,机化变硬,并与周围组织粘连而形成包块,药物保守治疗后亦可形成相同癥块,称为陈旧性宫外孕。病机为孕育胞外,胀破脉络,胚胎与血外溢,而致少腹癥瘕。B超即可探见。治疗应活血化瘀,消癥散结。余用经验方陈旧性宫外孕方治之,效果颇佳。方由宫瘤汤去昆布、海藻、刘寄奴,加山楂30g、水蛭10g而成。用山楂、水蛭破化胎瘀以增消癥散结之功。加减与以上数病大致相同。2009年用本方治疗该病症22例并发表,包块消失率88%,输卵管畅通率72%。

上述四病均以桃红四物汤,三棱、莪术、丹参、土鳖虫、鳖甲为基础养血活血,消癥散结为治。子宫肌瘤成因较为复杂,为寒热、痰饮与瘀血相结,积久成癥。故加用昆布、海藻,化痰软坚,并用刘寄奴以增活血散瘀之功。子宫内膜异位症和子宫腺肌病,系寒热瘀血积结之血癥,以痛经、经血量多有块为重。故不用昆布、海藻之化痰,刘寄奴易水蛭、鸡内金、血竭以增消癥止痛,减少经量之效。人工流产不全,乃残胎组织与瘀血内留胞中。因而加用益母草、生山楂、川牛膝,加强子宫收缩,促使胎瘀尽快排出,以免出血过多而变生重症。陈旧性宫外孕亦系胎瘀相结成癥,但在少腹,若不尽快消散,则可影响输卵管之通畅,有再次宫外孕之可能,甚至不孕。其属新瘀，辨治适当，收效较快。故加入水蛭、山楂急消胎瘀，以免遗患。

病机相同，虽不同疾病，亦可用相同方法为治，即中医之"异病同治"。因而以上四病证均以宫瘤汤加减治之。然而根据各病不同特点形成了后三方，又是同中之异，"运用之妙，存乎一心"！

蓝田种玉话五子

　　30 年前，一次与原湖北省中医药研究院副院长史世勤研究员相聚时，其介绍五子衍宗丸（成药）种子颇效，然只是某厂出品效果好，其他厂所产效差。此后余即对该方药作了一些探索研究。

　　考五子衍宗丸首见于唐代《摄生众妙方》卷十一。由菟丝子、枸杞子、覆盆子、五味子、车前子组成，有补肾、壮阳、生精之功。用于男子肾精亏虚，肾阳不足之阳痿、遗精、不育等证。近代对其研究很多，都能充分证明该方药补肾壮阳生精之药效。

　　肾藏精，主生殖。《素问·六节藏象论》："肾者主蛰，封藏之本，精之处也。"《素问·上古天真论》："丈夫八岁，肾气实，发长齿更；二八肾气盛，天癸至，精气溢泻，阴阳和，故能有子……""女子七岁肾气盛，齿更发长；二七而天癸至，任脉通，太冲脉盛，月事以时下，故有子。"肾精男女皆有，肾精化气而成生殖之本。如女子肾精不足以化气，肾气自虚，任脉乏养，冲脉不盛，月事不以时下，则难有子。

　　五子衍宗丸功能补肾生精，精血充足，任通冲盛，月事以时下，故能有子。王肯堂之《妇科准绳》云："为繁衍宗嗣种子第一方。"由此可见，该方一样可用于女性种子。从刘奉五老先生所创四二五合方治席汉氏综合征，可见其补肾生精之功。业师刘云鹏先生所创益五合方治女性不孕之效方，更进一步证实五子衍宗丸用于女性种子之功效。余之经验方五子归肾汤，由五子衍宗丸合归肾丸加白芍等组成。用于闭经，月经稀发，月经量少，女性不孕之排卵障碍、卵泡发育不良、黄体功能不健等，以该方加减治之有良效。养阴培育汤系左归丸及五子衍宗丸等组成，为辅助生殖技术常用效方。对于水不涵木、肾虚肝郁、冲任失调之不孕。用五子衍宗丸合逍遥散出入变化，亦常收蓝田种玉之功。但余于五子衍宗丸多为配合其他辨证相应方应用，极少单用其成药，虑其用料不齐，品质不一。

现代药理等研究：多是针对男性生殖方面，归纳起来有雄性激素样作用。缩短大鼠阴茎勃起潜伏期。提高小鼠活动能力。提高精子数及活动功能。并有调节下丘脑 - 垂体 - 性腺轴功能和抗疲劳、抗衰老、抗氧自由基以及增强免疫功能等。对女性生殖方面仅有临床报道，鲜见实验、药理研究。根据《中药学》及蔡永敏所著《最新中药药理与临床》参考该方组成之五味中药单独的现代药理研究：其中菟丝子可促进动物小鼠阴道上皮细胞角化。大鼠灌胃提示有雌激素样作用，并可使垂体前叶、卵巢、子宫重量增加，大鼠卵巢 HCG/LH 受体数目增加。本品可增加下丘脑 - 垂体 - 卵巢促黄体功能，提高垂体 LRH 及卵巢对 LH 的反应性。枸杞子有增强免疫功能，具有促进性腺作用，促进生长和造血、明目等作用。五味子有强壮作用，对子宫平滑肌有兴奋作用，加强节律性收缩，但不引起痉挛。覆盆子有补肾、抗菌及雌激素样作用。车前子有利尿抗菌作用。

通过参考上述现代研究，五子衍宗丸中菟丝子对女性生殖内分泌系统有重要作用；而枸杞子、覆盆子、五味子亦有不同程度的作用；车前子有利尿抗菌作用，可起到补而不滞，相辅相成等协同作用。这些对女性不孕的治疗效应提供了一定的药理基础。

人参之用古今谈

　　人参自古即为补益佳品。早在公元 1 世纪前后成书，也就我国最早的本草专著《神农本草经》，就将人参列为上品，云其"补五脏，安精神，定魂魄，止惊悸，除邪气，明目开心益智。久服轻身延年。"之后历代本草专著均有记载。如梁陶弘景之《本草经集注》，唐《新修本草》等。明代李时珍《本草纲目》较详细记载了人参性味、主治等。尤其在主治上，集诸家对人参性味、功效的阐述和应用于其中。而时珍所言，较为全面，其云："治男妇一切虚证，发热自汗，眩晕头痛，反胃吐食，痎疟，滑泻久痢，小便频数淋沥，劳倦内伤，中风中暑，痿痹吐血嗽血下血，血淋血崩，胎前产后诸病。"对后世颇具影响。近代《中华人民共和国药典》《中药大辞典》、高等教育教材《中药学》等，对人参功用均有较详记载。现代对人参的化学、药理学等都进行了较系统的研究，取得了很大成就。

　　早在汉代张仲景所著的《伤寒论》中人参就已较广泛应用，如小柴胡汤、泻心汤、白虎加人参汤、竹叶石膏汤、理中丸、吴茱萸汤、炙甘草汤、大建中汤、乌梅丸等。

　　后世历代都较普遍地用于治病的方剂之中，如四君子汤、参苓白术散、独参汤、生脉散、参附汤、补中益气汤、归脾汤、固本止崩汤等。以上所举，均为临床常用之方剂。人参在其中起重要作用。

　　西洋参传入我国有 300 年历史，多作滋补、保健使用，少有配方用于治病者，仅清《温热经纬》一书有用，如清暑益气汤，之后就逐渐普及，应用于治疗疾病。

一、人参的品种和产地

人参，为五加科植物人参之根，品种较多，性味亦稍有别。野生者名"野山参"。人工种植者名"园参"，其以栽培 6 ~ 7 年为佳。鲜参洗净后干燥者称"生晒参"。蒸制后干燥者称"红参"。其细根称"参须"。

我国人参产于吉林、辽东为佳。野山参生长于长白山海拔1500 ~ 2000m 的森林中，性平和无温无燥，大补元气，为参中之上品，物稀价昂。生晒参性较平和，微温不燥，红参性温热。

高丽参即朝鲜人参，亦称"别直参"，以朝鲜半岛所产最佳。韩国亦有数处种植，均由正官庄统一加工购销。同样分野山参、白参（生晒参）、红参。也是野山参功效性味最佳，其次是白参、红参。然而韩国高丽参产量不太多，市场上伪品较多，应注意辨识。

西洋参亦属五加科植物人参的根，主产于加拿大、美国，以美国威斯康星州种植者为佳，名花旗参，干燥后生用。现今亦有国产西洋参，功效远不如加、美所产。

二、人参的性味和功效

国产人参，微苦，性微温，归肺、脾、心经。

高丽人参，味甘，性平，微温。

均能大补元气，复脉固脱，补肺、脾、心，肾气虚，生津止渴，安神益智。主治气虚欲脱，肢冷汗出，脉微（包括多种休克），也用于脾气虚之食少倦怠、崩漏；肺气虚之咳喘气促；心气虚之惊悸失眠、心力衰竭；肾阳虚之腰酸、尿频、阳痿宫冷、不孕流产以及多种出血证。

二者性味、功用大致相同，但高丽参质优，性不温燥，补气之功强于国产人参。

西洋参，味甘，微苦，性凉，归肺、心、肾、脾经。

功能补气养阴，清热生津。亦能大补元气，但弱于人参。也能补肺气、心气、益脾气，而用于上述诸病证，并能养肺、脾、心之阴，为气阴两补药。其性凉故兼能清火养阴生津。而用于热病或大汗、大泻、失血耗伤元气、阴津和热伤肺气之神疲乏力、气短、自汗、心烦口渴、尿少和咳嗽痰少、痰中带血等，以及阴虚不固之血证。

人参与西洋参均有补益元气之功，均可用于气虚欲脱，也能补脾、肺、心、肾之气，但人参益气固脱之力较强，也可用治阳痿宫冷诸虚证。西洋参性凉，兼能清热补阴，益气之力稍逊，较常用于热病之后和气阴两虚体质者。此是二者之异同。

三、现代对人参的研究

人参和西洋参都以人参皂苷为主要成分，只是人参皂苷的种类和比例不一样。人参含人参皂苷约有 30 种，西洋参含人参皂苷 5% ～ 11%，单体皂苷 19 种，西洋参所含人参皂苷种类和含量比人参低。其他如多糖、挥发油、氨基酸、微量元素以及维生素类大同小异。

药理作用：

1. 人参

（1）提高内分泌功能，对垂体 - 肾上腺皮质功能有促进作用，对性腺功能有提高作用，能增加子宫和卵巢重量。还可促进胰岛素的分泌。

（2）提高免疫功能。

（3）促进造血功能。

（4）对心血管的作用：增强心肌收缩力，降低心肌耗氧量，减慢心率，增强心输出量和冠脉流量。并能抗心律失常，扩张血管，抗凝血，抗血栓形成。

（5）降血糖。

（6）促进核酸和蛋白质合成。

（7）抗肿瘤。

（8）对中枢神经系统能加强大脑皮质的兴奋与抑制过程，增强学习和记忆能力。

（9）抗衰老、抗氧化和抗应激作用。

2. 西洋参

除无人参促进造血系统，提高性腺功能，增强子宫和卵巢重量外，其他药理与人参大致相同，但有强有弱。西洋参的皂苷以二醇苷 rb1 为多，在镇静健脑，改善心肌缺血缺氧，抗衰老等方面作用较突出，但其他活性成分三醇苷和人参果酸皂苷含量较少，因此在调节中枢神经兴奋和抑制过程，强心和保护心肌，提高肾上腺皮质功能和性腺功能，降血糖，抗疲劳，抗缺氧，抗休克，增强 sod 活性抗衰老等方面效果不及人参。

四、人参的使用

人参对人体的作用是全面的。自古以来就是有病治病（多入复方中使用），无病保健。其主要功能是大补元气。

元气藏于肾，命门为元气之根，赖三焦以通达全身。周身脏腑、器官、组织得到元气的激发和推动，才能发挥各自的生理功能。脏腑之气的产生有赖元气的资助，元气为人体生命活动的原动力。五脏之阴液非此不能滋，五脏之阳气非此不能发。元气充足，脏腑功能强健，精力充沛；若元气虚弱，则脏腑功能低下，精神委顿，易生疾病。人参大补元气之虚，使之充盛，则脏腑功能强健。用于治病与保健方面，但必须辨证和辨体质。

五、人参的适应证

人参可广泛用于妇科经、带、胎、产、杂病，为妇科重要的补虚药物。和心血管系统、呼吸系统、消化系统、内分泌系统、血液系统、泌尿生殖系统、精神神经系统部分疾病的治疗，中老年保健，大病后、手术后、出血后以及肿瘤放、化疗后的调理。然而必须辨证属气血两虚和心、脾、肾气虚者，如面色萎黄、㿠白无华、畏寒肢冷、倦怠气短、心悸失眠、食少便溏、腰酸膝软、气急喘促、阳痿滑精等。舌淡红，脉细虚。如口燥咽干，舌红，脉细虚或虚数者，宜用西洋参，以益气阴。

六、人参的禁忌证

肝火湿热和便秘体质，感冒及感染发热，肝胆疾病、肝功能损害、转氨酶和胆红素升高、黄疸等，高血压属肝阳、肝火者，以及体表局部红、肿、热、痛者和儿童等属禁忌证。人参反黎芦，畏五灵脂，恶皂荚，不宜与白萝卜同服。五灵脂不是禁用，《本草纲目》称人参与五灵脂同用为"畏而不畏"，余临床也常二者同用，未见不良反应。

七、人参的用法和用量

复方中煎服一般 3 ～ 10g，救急固脱 20 ～ 30g 炖服。养生保健长期服用宜研末冲服，每天 1.5～3g，早晨服，既方便，又节约。西洋参用法用量亦同。长期使用应间歇、小量服食，或者人参、西洋参交替使用。若用人参一段时间，感口干生热者，应停服一段时间，或改用西洋参。《医学衷中参西录》谓西洋参"其性凉而补，凡欲用人参而不受人参之温补者，皆可以此代之。"如今人参、西洋参制剂较多，如冲剂、片、胶囊、茶等。余认为不如直接用参打粉，可避免伪劣之品伤害。

八、人参应用举例

1981 年，见某名老中医诊一 27 岁滑精欲脱者。患者近月连连梦淫遗精，以致不敢入睡。医生给服安定片和金锁固精丸无效。诊时患者精神萎靡，表情淡漠，面色㿠白无华，动则颤抖。舌淡，脉细虚。老中医处红参 60g，分两天炖水服，同时处以金锁固精丸加味 6 剂。复诊时患者精神转好，已无颤抖，诉服人参后即未再梦淫滑精。继续原方加红参 10g，调理半月而愈。人参确实可固精脱和补五脏，安精神，定魂魄。

前几年，一亲戚，40 岁，欲参加某大型考试，数月前即开始复习备考，余授之以人参，每天上午 8 时许服 2～3g。精神倍增，不觉疲劳。然本法不宜于青年学生。成人体虚者，用之确有效果。若有口干，用西洋参。

一友人，60 余岁，于紧张、劳累时则出现左侧胸痛。专科医师疑为心绞痛，查血脂偏高，要求做心脏 B 超检查，患者未接受。经常服复方丹参片，速效救心丸等，未见明显效果。适逢余回乡探亲请为诊治。观其舌黯而淡，苔白，脉弦无力。疏以血府逐瘀汤加黄芪、桂枝，10 剂。并用红参、田三七（打粉）各 60g，每日 2 次，每次 3g 吞服。嘱其调节情志，适寒温，禁食肥甘。半年后患者电话告知，服完 10 剂水药后，即一直坚持服参七粉，仅小发 2 次。近期复查血脂转为正常，心脏 B 超未见明显异常。如果确系冠心病、心绞痛，于正规治疗的同时，也可用参七粉辅助治之。

　　一患者 60 余岁，患口腔溃疡数月，此起彼伏，发无间隔，痛苦不堪，大便秘结，舌红，苔薄黄，脉滑。问其饮食习惯，为常规饮食，偶尔饮少量白酒。患者问是否与长期服人参有关？其于几年前在报上见香港某大亨，数十年服用人参，已 90 多岁，身健仍然主持董事会工作。于是就开始每天服红参 2～3g，一直坚持不间断。余谓此乃长期服人参之副作用。气盛生火，积热于脾胃，故口疮不断，大便秘结。处以甘露饮加黄连、金银花、莱菔子共 8 剂而愈。嘱其暂停服人参 3 个月，以后可改为西洋参，每 2～3 天服 1 次，每次 1～1.5g。此后偶有口糜，亦轻，见有口糜时停服参 1 个月。人参虽然保健滋补，延年益寿，然要用之如法，应间断使用，用之不当，亦有副作用。

血病良药数三七

三七，首见于《本草纲目》，其中记载："三七，生广西南丹诸州番峒深山中。""根气味甘，微苦，温，无毒。主治：止血散血定痛。金刃箭伤跌仆杖疮出血不止者，嚼烂涂，或为末掺之，其血即止。亦主吐血衄血，下血血痢，崩中经水不止，产后恶血不下，血运血痛，赤目痈肿，虎咬蛇伤诸病。""此药近时始出，南人军中用为金疮要药，云有奇功"等。后世医家在应用中对三七的认识逐步加深，并有发挥和补充。如赵学敏在《本草纲目拾遗》中将三七的功效作了补充，云："人参补气第一，三七补血第一，味同而功亦等，故称人参三七，为中药中之最珍贵者。"《本草新编》强调了三七的止血功效，谓："止血之神药。"叶天士在《临证指南医案》中高度概括了三七的治疗范围，曰："血病五脏六腑皆有，三七治一切血症。"《医学衷中参西录》中张锡纯提出了三七止血不留瘀，化瘀而不伤新血的特性，谓："善化瘀血，又善止血妄行，为吐衄要药。病愈后不至血瘀留于经络，证变虚劳……其善化瘀血，故又治女子癥瘕，月经不调，化瘀而不伤新血，实为理血妙品。"《傅青主女科》称"三七根乃止血圣药"而用妇科。现代对三七的认识更加深入，从其化学成分，病理实验进行研究，进一步扩大了三七的治疗范围，如《中药大辞典》《现代中药大辞典》《中药药理与临床运用》等文献均有详细的记载。

一、三七的品种和产地

三七，为五加科人参属植物三七的根。又名田三七，滇三七，人参三七，山漆，金不换等。主产于云南文山州和广西田州等地。产于田州者称田三七。

二、三七的性味和功效

1. 性味　甘，微苦，温，无毒，归肝、胃、心、肺、大肠经。

2. 功效　止血，化瘀，定痛，补虚。

3. 主治　人体内外各种出血证，如吐、衄，二便下血，多种妇科血证，外伤出血等，心腹疼痛，妇科痛证，癥瘕痛肿，跌仆损伤以及体虚等。

4. 用法和用量　用于止血，止痛，活血化瘀宜生用，研粉吞服，每日 3～5g，分 2 次服。用于补虚宜熟用，煮熟后其中三七氨酸、三七皂苷、挥发油类等受到破坏，止血散瘀功效减弱，人参皂苷补益作用增强。其制剂三七注射液、胶囊、片剂等按其规定方法与剂量使用。三七粉外用根据外伤范围适量用之。

三、现代对三七的研究

三七的化学成分主要含人参皂苷类、三七皂苷类、三七氨酸类、三七多糖类等活性成分，包含黄酮类、挥发油类和微量元素铁、铜、锌、氟、锰等。

三七的药理作用概括有：

1. 止血和溶血作用

（1）三七氨酸具有明显的止血作用，能增加血小板数量和缩短出、凝血时间。临床用以治疗各种出血，包括消化道溃疡出血、支气管扩张、肺结核出血、眼内出血、鼻出血、颅内出血以及外伤出血等。

（2）三七总皂苷能抑制血小板聚集和抑制血栓形成，起到溶栓作用。

2. 对心脑血管的作用

（1）*扩张冠状动脉*　三七总皂苷和黄酮能扩张冠脉，增加冠脉血流量，能降低血压，减慢心率，对各种药物诱发的心律失常均有保护作用。

（2）*扩张脑血管*　三七总皂苷能扩张脑血管，增加脑血管流量，对脑缺血有保护作用。三七和其活性成分提取物制剂，可用以治疗或辅助治疗心脑血管疾病，如冠心病，心肌缺血，心律失常和脑缺血，脑血管硬化，脑震荡后遗症等。

3. 镇痛作用

三七总皂苷有显著的中枢性镇痛作用，临床可用于多种疼痛，如心绞痛，内外伤，跌打损伤。

4. 造血作用

实验证明三七能够促进多功能造血干细胞的增殖，具有造血作用，可用以辅助治疗贫血。

5. 其他

抗炎作用，可用于治疗骨关节炎，膝关节积液。还有调节血糖，降血脂，抗氧化，抗衰老，保肝，防肿瘤等作用。

四、三七在妇科的应用

1. 止血

由于三七有很好的止血作用，而且止血而不留瘀，因而较广泛地应用于多种妇科血证。如月经过多，经期延长，崩漏，癥瘕肿瘤出血，产后，人工、药物流产不全出血，宫颈物理治疗后出血和外伤出血等。上述诸血证不论寒证、热证、虚证、实证，有瘀无瘀，均可单用，或配入辨证方中应用。寒证出血用之，正合"寒者温之"之治，方如益母生化汤、固冲汤、子宫肌瘤经期方等；热证配入三七，不会因其温性而增热，也不会因寒凉之剂而血止瘀留，方如清热固冲汤、加减平肝止血汤等；虚证配用之，可增摄血止血之效，且不滞血留瘀，方如止崩汤、将军斩关汤、妇科归脾汤等；实证出血配入三七，既能止血，并可化瘀止痛，方如异位妊娠诸方、人工流产不全诸方等。正如《本草新编》所言："三七根，止血之神药，无论上中下出血，凡有外越者，一味独用，亦效，加入补血补气药中更神。盖止药得补而无沸腾之患，补药得止而有安静之休也。"

　　10 年前，某医诊治一崩漏患者，出血淋沥不止月余，辨证为心脾两虚，冲任不固。方用归脾汤加碳类止血药 7 剂未效，请教于余，诊其病，观其方后，令去止血药，加入三七粉 5g 吞服，3 剂血止。

　　两年前，一熟人在上海来电话，言其月经来潮 30 天未止，量少，有时小腹痛，已服中药 10 余剂未效，求治于余。因不知所服何方，不详脉证，只令其试服生三七粉，每天 6g，分 2 次吞服，3 天血止痛除。

2. 化瘀镇痛

　　由于三七有较好的镇痛作用，故用于多种妇科痛证。如痛经（包括子宫内膜异位症之痛经），盆腔炎，盆腔瘀血综合征，宫腔、盆腔粘连所致之腹痛。上述痛证均为瘀血所致，多为实证。正如《本草求真》所云："三七，世人仅知功能止血住痛，殊不知病因血瘀则作痛。"然而其镇痛逊于玄胡，化瘀不如桃仁、红花，若与之合用，则相得益彰。故于辨证相应方中，如少腹逐瘀汤、膈下逐瘀汤、温经汤、冯氏异位方异位妊娠诸方、益母生化汤、加减归芍汤、宣郁通经汤等均加用生三七粉吞服，可获活血化瘀、镇痛效果。

例如一患者，37岁，患慢性盆腔炎3年，经常腹痛，经期加重，并有头昏倦怠，心慌纳差，舌淡黯，脉弦虚。曾断续服用中西药1年余，仍时腹痛。余用当归芍药散加黄芪、丹参、桃仁、生三七粉（吞服）。经期加香附、益母草等，共服15剂腹痛除，妇科检查，盆腔炎症已不明显。

3.补血益气

由于三七含类似人参的成分（人参皂苷），有一定的补益作用，实验研究表明有造血作用。然而其补益气血之力逊于参、芪、胶、归等。除单用其合鸡、肉等煲汤作辅助补血之用外，临床对气血亏虚兼血滞者（气血亏虚日久，多有血脉滞涩），多于相应方中加三七煎服，以补气血，行滞，防瘀。

三七以止血效果为佳，其次是化瘀镇痛，补益气血。三七临床应用未见明显的毒副作用，但妊娠忌服。

以上所举方剂，均见于专病证治相应疾病篇中。

论妇科用附子

附子入药治病，由来已久，早在东汉之初成书的《神农本草经》就将其列为治病攻邪，具有毒性，不可久服之下品。《名医别录》谓之："温暖脾胃，除脾湿肾寒，补下焦之阳虚。"《本草纲目》言其"辛温有大毒""主治风寒咳逆邪气，寒湿踒躄，拘挛膝痛，不能行步，破癥坚积聚血瘕，金疮。"《本草正义》云："附子，本是大辛大热，其性善走，故可通十二经纯阳之要药，外则达皮毛而除表寒，里则达下元而温痼冷……果有真寒，无不可治。"现代《中药学》将其归结为：性味"辛、甘、大热，有毒。归心、肾、脾经。"有"回阳救逆，补心助阳、散寒止痛"功效。用量3～15g。《中国药典》用量为10g。虽然附子有上述功效，然而在妇科却非广泛、多用之药。《金匮要略》妇人三篇中用附子仅有三病三方，即妊娠腹痛用附子汤，产后中风发热用竹叶汤，转胞用肾气丸。用量1枚（约9g）。《傅青主女科》全书仅四处用制附子，即下部冰冷不孕用温胞饮，妊娠吐泻腹痛用援土固胎汤，难产之转天汤，产后血崩之救败求生汤，用量仅1～5分。《中医妇科学》全书60余病，用附子者不过9、10病，仅7～8方。近贤黄绳武先生在《黄绳武妇科经验集》中曰："驱寒不宜过于辛热。例如附子辛温大热，气雄不守。"补肾阳多用温而不燥之仙灵脾、仙茅，而少用附子。先师刘云鹏先生亦如此。

古今医家于妇科用附子，因何如此谨慎？以妇女经、孕、产、乳，屡耗阴血，形成"妇人之生，有余于气，不足于血，以其数脱血也。"(《灵枢·五音五味》) 妇人以血为本，体阴用阳，多虑善郁的生理特质。郁则易生热，气有余则化火。因而妇科疾病之医治用药，应处处、时时照顾精血，附子辛温大热有毒之药，应特别慎用。李时珍云："乌附毒药，非危病不用。"附子功在回阳，弊在伤阴，此其故也。

　　数年前，余某徒之友来诊，自然流产后1年余未孕。当地一医生诊治之后，月经突然量多如崩，头晕不支，竟晕倒于洗手间马桶上。诊时月经淋漓半月未净，头晕心悸，心烦口渴，舌红苔黄而干，脉弦数。观所用之方，乃一派辛热刚燥之味，附子用量大于30g，桂枝、干姜亦有20g之多！余即处以保阴煎去续断、黄柏、熟地黄加大黄、丹皮、玄参、岗稔根等7剂，嘱其饮服绿豆汤以清热解毒，养阴固冲。之后由该徒用滋阴补肾，调经种子之剂理治数月而获妊娠。此例即可说明妇女过用附子等辛热药品之弊。临床因用附子等而致出血，或因血证用附子等温热药而加重者，并不鲜见，应慎之！

　　然而确系亡阳欲脱，命门火衰，沉寒痼冷，如汗出厥脱，脉微欲绝；胃脘冷痛，呕吐泄泻，腰膝冷痛，畏寒肢冷，尿少浮肿，痛经闭经，月经稀发，崩漏，下部冰冷不孕等，而舌淡黯苔白滑，脉沉细者，即应用之。余临床一般用5～10g。也应遵《素问·五常政大论》"大毒治病十去其六"之训，不宜久用，中病即止，病减减量，或更用其他温而不燥之味，如仙灵脾等。

　　40余年前《中医杂志》有篇报道，云贵某地某医常用乌头附子1两至2两治病，效好而未见毒副反应。一同事效仿之，治2例男性痹证，于方中用制附子八钱至一两，5～8剂后均见心烦心悸，口渴口臭，舌苔黄而干。一例并见头晕舌麻中毒现象，与余讨论之。余曰："文中已说该处山高谷深，森林茂密，常年雾露。其民经常于山野篝火露宿，感受寒湿较重。何况有食用附子习惯，故而大量使用有效无害；我地处中原城市，气候温暖，居民嗜食膏粱厚味，体质多热，故附子不宜大量使用。余以为用附子应因时、因地、因人制宜。"

再则附子于妇科之用，应适宜配伍，不宜单用，用制熟者。已故妇科名医罗元恺先生之促排汤即附子 9g、熟地黄 20g 相配伍（见《百年百名医妇科临床家——罗元恺》）。余用治痛经闭经，崩漏，不孕等病均遵"善补阳者，必于阴中求阳，则阳得阴助而生化无穷"原则。适当配以补肾养肝，温润滋阴之味，如熟地黄、白芍、山药、当归、肉苁蓉、枸杞、菟丝子、龟、鹿胶，人参等补阳以配阴。如常用之右归丸、肾气丸、温胞饮，经验方调经毓麟汤、温阳毓麟汤、补肾调经汤等，用之常获良效。附子宜先煎半小时至一小时，令所含之乌头碱挥发破坏，以减轻毒性。

孕妇及阴虚阳亢者禁用。不宜与半夏、瓜蒌、贝母、白蔹、白及、犀角同用。

附子配伍运用适当，则有阳回阴升，春风化雨，氤氲化物之妙！附子如此，其他温热药亦然，理同。

妇科手术后常见证候辨治

妇科疾病腹腔镜或剖腹手术后，一般都会逐渐恢复。但也有部分患者出现这样、那样病证和不适，需要调治，仅就常见证候之辨证施治分述之。

一、和解少阳退寒热

有的患者术后 1～2 天出现发热，最常见的是邪入少阳半表半里证。素有肝胆疾病或某些慢性炎症者，术后外邪入侵，正气未复，不能抗邪而邪入半表半里；或身体素虚，术后气血甚弱，营卫失调；或本病瘀血，术后余瘀未净，壅阻气血等均可出现少阳半表半里证。临床以往来寒热为主证。有的患者只觉发热，仔细问诊后才知先有恶寒、但不甚，寒罢始觉发热。或见胸胁苦满，心烦喜呕，默默不欲饮食，倦怠口苦。舌淡黯，苔薄黄，脉弦无力。治宜和解少阳，方用小柴胡汤（《伤寒论》）加减。方由柴胡、黄芩、半夏、党参、甘草、生姜、大枣组成。咽痛脉数者去党参，加金银花、连翘、板蓝根以清热解毒。兼恶风寒，苔白者去党参，加桂枝或防风以疏散风寒。

二、感冒咳嗽宣散愈

感冒和咳嗽系术后常见证。若不即治，可能出现合并症，或能传染同病室病人。咳嗽可引起创口疼痛。

术后气血损伤，正气虚弱，稍有不慎，外邪即可侵犯肺卫。《素问·太阴阳明论》："伤于风者，上先受之。"邪束肌表则恶寒发热，无汗；肺气不宣则鼻塞流涕，咳嗽。最常见的是风热犯表和风寒束表。其治法宗《素问·阴阳应象大论》："其在皮者，汗而发之。"

1. 风热犯表证

症见发热，微恶风寒，汗出不畅，头痛，鼻塞流涕，咽痛，口渴。舌红，苔薄白微黄，脉浮数。治宜辛凉解表为法。方用银翘散（《温病条辨》）加减。方由金银花、连翘、竹叶、荆芥、牛蒡子、桔梗、芦根、甘草、薄荷、防风组成。夹湿浊苔腻、胸满膈闷者加藿香、郁金以芳香化湿，辟秽祛浊。咽喉肿痛者去荆芥，选加马勃、玄参、黄芩、板蓝根以清热解毒，利咽消肿。反复咳嗽加杏仁、川贝降肃肺气以止咳。伴鼻衄者去荆芥、防风，加栀子、茅根兼以凉血止衄。夏季恶风寒无汗者，去防风加香薷10g，以发汗祛暑。夏季夹暑湿，小便短黄者，加滑石30g、苡仁15g以利暑湿。口渴加花粉15g，以生津止渴。

若仅见鼻塞流涕，头痛，咽痒，咳嗽，无发热恶风寒，属风热袭肺轻证。治宜疏风清热，宣肺止咳。方用桑菊饮（《温病条辨》）加减。方由桑叶、菊花、桔梗、杏仁、连翘、芦根、甘草、薄荷、前胡、荆芥组成。

2. 风寒束表证

症见恶寒，或微发热，头痛无汗，鼻塞声重，流清涕，咳嗽痰稀，不渴。舌苔薄白，脉浮或浮紧。治宜疏散风寒，宣肺止咳。方用止嗽散（《医学心悟》）加减。方由紫菀、百部、桔梗、白前、橘红、荆芥、甘草组成。风寒表证较重，见头痛鼻塞，恶寒发热者，加防风、苏叶以散寒解表。痰多清稀者加半夏、茯苓以除湿化痰。干咳少痰者选加贝母、瓜蒌、麦冬、知母以润燥化痰。痰黄而稠，苔黄，脉数者，选加黄芩、鱼腥草、浙贝、桑白皮以清热化痰。

　　术后感冒、咳嗽者，多属轻证。因术后患者不会处在室外直接受外邪侵袭。多因气血受损，正气未复，卫外不固，或病房紧闭，空调冷暖不适，或病人互染而致。往往感冒咳嗽同现，其属外感，故多为解表散邪，宣肺止咳同治。宜轻宣透表，止咳，不宜重剂。风热多宜桑菊饮，风寒仅用止嗽散加减为治，而不用参苏饮等。《医学心悟》有云："肺为娇脏，攻击之剂既不任受。而外主皮毛，最易受邪，不行表散则邪气流连而不解。经云：微寒微咳，寒之感也，若小寇然，启门逐之即去。"

三、清热通淋小便畅

　　术后往往有人出现小便频数，淋涩疼痛。多因留置导尿管导致邪毒乘虚侵入，形成湿热上行下注，气化不利而病淋痛。临床以小便频数，淋沥涩痛为主症，或有口渴心烦，舌红，苔黄，脉滑数。其治宜清热利湿，化气通淋为法。用经验方加味五淋散加减主之。方由茯苓、鱼腥草、山栀子、白芍、当归、乌药、车前子、甘草组成。淋涩较重者加滑石、牛膝以增强利水通淋之功。小便带血加生地黄、小蓟、白茅根以凉血止血。伴发热者加柴胡、黄芩、金银花、连翘以解毒退热。

　　《景岳全书》："若小便涩滞，或补而益甚者，乃膀胱湿热也，用五淋散。"手术后淋证，多因气血损伤，抗邪力弱，由于留置导尿管，邪气较易由下侵入，或上行蕴结膀胱，气化不利而发。属虚实相兼，不同于一般湿热下注之实热证，故用加味五淋散以清热利湿，化气通淋为主，兼以养血敛阴，缓急止痛。临床随症加减，常获良效。

四、理气行滞胀满消

　　手术后一般于 24 小时前后即得矢气，亦有少数 48 小时仍无矢气，腹胀满痛者。平素脾胃虚弱者，术后运化未复，肠胃气机难转。若不慎饮食，往往食积气滞，腑气壅塞。临床以腹满胀痛，无矢气，大便不通为主证。舌苔较厚，脉沉。治之之法宜行气泄满，去积通便。《金匮要略》厚朴三物汤主之。方由厚朴、枳实、大黄组成。新伤于食者加莱菔子以消食导滞。兼往来寒热者加柴胡、黄芩以和解少阳。

《金匮要略·腹满寒疝宿食病脉证治》曰："痛而闭者，厚朴三物汤主之。"是论述胀重于积的胀满证治。方中厚朴八两、大黄四两、枳实五枚。临床可根据病情，参考其用量比例，灵活运用。然厚朴用量一定是大于后二者，否则就不是厚朴三物汤。

本方与小承气汤药物相同。然而小承气汤以大黄为君，用量倍大于后二者，以泄实为主，主治阳明腑实较轻者之大便不通，脘腹痞满，潮热谵语，舌红，苔黄，脉滑数等。而厚朴三物汤为治胃肠积滞，腑气壅塞，虽有大便不通，然以痞满为重，故而以下气除满为主。如《金匮要略心典》所言："厚朴三物汤与小承气同。但承气意在荡实，故君大黄；三物意在行气，故君厚朴。"

五、养阴补血睡眠安

术后心烦失眠属常见。因素体阴血不足或失血之人，手术阴血益伤，气血亏虚，而出现失眠、睡不安神等证。多见于子宫肌瘤，子宫腺肌症，异位妊娠破裂，或其他疾病、年龄偏大、体弱等术后者，临床多为虚证。

1. 阴虚血少证

肾藏精，心藏神，肾精充足，水火互济，才能神志安宁。素为阴虚之体，手术阴血更伤，心气亦损，导致心失所养而神志不安。如

《景岳全书·不寐》所言"真阴精血不足，阴阳不交，而神有不安其室耳。"临床以失眠为主证，或伴心烦心悸，汗出神疲，口干咽燥。舌红苔少，脉细或细数。治宜滋阴益气，清心安神为法。经验方加减补心丹主之。方由生地黄、天冬、麦冬、玄参、人参、丹参、当归、酸枣仁、远志、柏子仁、茯苓、五味子、桔梗、黄连、龙骨、牡蛎、甘草组成。多梦者加合欢花悦心安神。腰痛者加杜仲以止腰痛。

2.心脾两虚证

素体脾虚，气血生化不足，或为因病失血如子宫肌瘤，月经过多，宫外孕破裂等。手术气血耗伤，脾虚气血难复，心血不足，心神失养而出现失眠心悸等。如《景岳全书·不寐》所言："劳倦思虑太过者，必致血液耗亡，神魂无主，所以不寐。"临床以失眠心慌为主证。并伴有面色萎黄、头晕目眩、倦怠气短、食少便溏。舌淡，苔薄，脉细弱。治宜补益气血，养心安神为法。方用归脾汤（《济生方》）加减。方由人参、黄芪、白术、茯神、炙甘草、当归、酸枣仁、远志、木香、龙眼肉、阿胶（烊化）、夜交藤、生龙骨、生牡蛎组成。失眠较甚加五味子、柏子仁以加强安神之效。

六、益气滋阴化疗宁

葡萄胎、妇科恶性肿瘤手术后需要配合化疗。部分患者化疗后会出现诸多不适。术前因病，因毒耗气伤阴，术后加化疗，重伤阴血正气，而出现气阴两虚，毒伤心胃之证候。症见倦怠懒言，恶心纳差，口干咽燥，甚至口舌糜烂，心烦不宁。舌红，苔少，脉细或细数。治之之法宜益气滋阴，养胃清毒。方用经验方加味麦门冬汤合生脉散化裁。方由麦冬、西洋参、法半夏、粳米、枇杷叶、陈皮、大枣、竹茹、甘草、姜汁（服时滴入）组成。阴伤甚心烦，尿少便秘者加玄参、生地黄、五味子以养阴增液。胃脘灼热而痛者加白芍以缓急止痛。呕吐夹血者加鲜藕节、鲜白茅根捣汁饮服以清热凉血止血。无呕恶者去半夏、竹茹，加石斛以养胃阴。失眠多梦者加夜交藤、合欢皮以安神。口舌糜烂者加黄连、金银花以清心胃热并解毒。

七、宫外孕术残胚除

异位妊娠手术后，少数患者血 HCG 停留在一定水平而不下降至正常。可能系手术取胚不彻底之故。临床或有少量阴道出血，倦怠。舌黯红，苔黄，脉弦滑。治宜活血化瘀，清除残胚。经验方异位妊娠甲方加减主之（方药见下篇异位妊娠）。

八、活血化瘀防复发

子宫内膜异位症、多囊卵巢综合征、输卵管阻塞及积水、卵巢囊肿、异位妊娠等病手术后均可发生盆腔粘连，输卵管再度粘堵、积水。术后应有针对性调治，防其再发。一般临床无明显证候。均应以活血化瘀为法，用血府逐瘀汤（《医林改错》）加减主之。方由桃仁、红花、当归、生地黄、川芎、赤芍、牛膝、桔梗、柴胡、枳壳、甘草组成。气滞较重，胸胁腹部胀闷者选加川楝子、香附以理气止痛。盆腔粘连较重者去桔梗，加三棱、莪术或土鳖虫以加强活血化瘀之功。口苦苔黄者加黄芩、白花蛇舌草以清热解毒。苔白肢冷者去生地黄、桔梗，加桂枝、吴茱萸以温经活血。气虚倦怠者加黄芪、党参、白术以益气扶正。多囊卵巢打孔者选加半夏、白芥子、浙贝母以化痰软坚。输卵管阻塞、积水术后者加皂角刺、路路通以化瘀通络。

女性性欲低下的中医调治

女性性欲低下指女子对性活动缺乏主观愿望，无性欲。也包括性高潮、性快感缺乏。属性功能失调之一种。在中医学属"女子阴痿""阴冷"。性是以生殖物质为基础的一种生理功能。这种生殖基础物质即肾所藏先天父母之精。《灵枢·本神》谓："人始生，先成精。"也是人体生长、发育各种生理功能的物质基础，是肾气所主导，体现于生命起源，出生后生、长、壮、老、已的整个过程。《素问·上古天真论》云："女子七岁，肾气盛，齿更发长；二七而天癸至，任脉通，太冲脉盛，月事以时下，故有子……四七筋骨坚，发长极，身体盛壮……七七任脉虚，太冲脉衰少，天癸竭，地道不通，故形坏而无子也。"

1. 发病因素

（1）年龄、体质因素　如年龄偏大，身体虚弱，大病、长期慢性病。

（2）精神心理因素　如宗教影响，对性生活无正确认识，或有身心伤害，过早性史，或夫妻关系不和，生活压力，工作负担过重等。其他如药物、环境等。

2. 增强性欲药物

用于治疗性欲低下的常用药物：

（1）温补类　人参、鹿茸、鹿角胶、紫河车、淫羊藿、仙茅、蛇床子、肉苁蓉、巴戟天、覆盆子等。

（2）**滋补类** 枸杞子、菟丝子、熟地黄、龟甲胶、冬虫草、何首乌、石斛、女贞子、雪蛤等。

（3）**疏肝补血类** 柴胡、香附、合欢花、玫瑰花、当归、白芍等。

（4）**活血化瘀类** 丹参、川芎、鸡血藤、牛膝、桃仁、红花等。

3. 辨证施治

（1）**肾气虚弱证** 禀赋不足，肾阳虚弱，或房劳多产耗伤肾阴，肾阳不能蒸腾肾阴而成肾气不足，生殖功能低下，不能"作强"。

主症见性欲淡漠，腰酸倦怠，月经不调。若兼见畏寒腹冷，舌淡苔白，脉沉细者，为肾阳虚；兼有头晕耳鸣，手足心热，口干咽燥，舌红苔少，脉细或细数者，为肾阴虚。肾阳虚证治宜温阳补肾为法，方用右归丸加减：熟地黄20g，山茱萸12g，山药10g，菟丝子30g，枸杞子15g，鹿角胶10g，当归10g，杜仲15g，肉桂5g，附子5～10g，蛇床子10g，肉苁蓉12g。服用日久去肉桂、附子，加淫羊藿、仙茅；阳虚甚者，加鹿茸3～5g，人参5-10g，紫河车10～15g以增温督脉，益肾精之功。肾阴虚证治宜滋肾益精为治，方用左归丸加减：熟地黄20g，山茱萸12g，山药10g，龟甲胶10g，鹿角胶10g，枸杞子15g，菟丝子30g，牛膝10g，制何首乌12g，女贞子15g，杜仲15g，当归10g。日久效微，酌加紫河车10～15g，人参5g，丹参15～20g，红花10g，以增补精气，化瘀血之效。

（2）**心脾两虚证** 思虑过度伤脾，劳心过度伤神，或大病久病，气血亏虚，身心不支而难有性欲。

主症见情欲不振，倦怠乏力，心悸失眠。兼见面黄无华，食少便溏，月经过多或崩漏，舌淡苔白，脉虚。治宜补脾益气，补血养心为法，方用归脾汤加减：人参5～10g，黄芪30g，炒白术12g，炙甘草6g，当归10g，茯神10g，酸枣仁15～20g，远志10g，龙眼肉 15g，熟地黄 12g，合欢皮 10g，陈皮 12g。淫羊藿、菟丝子、紫河车可随症加用，以增补益精血之功。

（3）*肝郁血瘀证*　素性抑郁，精神情志所伤，情怀不畅，肝气郁结，不能疏泄，日久则气滞血瘀，或受伤金刃损伤，瘀血阻滞而致心情抑郁，无心情欲，或厌恶房事。

主症见精神抑郁，烦躁易怒，不思情欲。若伴有胸胁胀痛，喜太息，月经不调为肝郁气滞证。治宜疏肝解郁，理气和血为法。方用逍遥散加味：柴胡 10g，当归 10g，白芍 12g，白术 10g，茯苓 10g，甘草 6g，香附 12g，郁金 10g，素馨花 6g，合欢花 5g，玫瑰花 3g，薄荷 3g。有热加栀子 10g 以清郁热。经期加益母草 15 ～ 30g 以活血调经，还须辅以心理疏导。

主证兼腹痛癥瘕、痛经、性交痛，舌黯有瘀点瘀斑，为肝郁血瘀证。治宜疏肝理气，活血化瘀，方用血府逐瘀汤加减：柴胡 10g，当归 12g，生地黄 10g，川芎 10g，赤芍 10g，枳壳 10g，香附 10g，桃仁 10g，红花 10g，川牛膝 10g，甘草 6g。

若血瘀寒凝者，宜以少腹逐瘀汤加减为治：小茴香 10g，干姜 6g，肉桂 6g，当归 10g，川芎 10g，赤芍 15g，蒲黄 10g，五灵脂 15g，淫羊藿 15g，蛇床子 10g。经期腹痛剧者加乳香 15g，没药 15g，玄胡 15g 以化瘀止痛。伴有癥瘕（包括血府逐瘀汤）加三棱 12g，莪术 12g，土鳖虫 10g 以化瘀消癥。

此外，尚有感染湿热毒邪者，只需清热除湿，解毒活血为法，较易复常。上述肾虚证，切忌一味"壮阳"，以免阳亢阴竭之祸，应遵"善补阳者，必于阴中求阳，则阳得阴助而生化无穷；善补阴者，必于阳中求阴，阴得阳升而泉源不绝"。

心脾两虚者，在补益气血之同时，一定要避免过度劳心，调节饮食营养，适当运动，以助气血生化。肝郁者，须辅以心理疏导，解除压力。血瘀者，亦应健身锻炼，以改善气血运行。若此，肾阳能蒸腾肾阴以化成肾气，脾气运化得复，气血生化有源，精力充沛，心情舒畅，病痛得除，则性欲自然恢复正常。

封闭抗体缺乏性复发性自然流产之治疗

连续自然流产 2 次或 2 次以上称为复发性自然流产。复发性自然流产（RSA）病因有遗传、内分泌、感染、子宫解剖异常等因素，有 40%～80% 的患者原因不明，可能与免疫因素有关，而免疫因素中封闭抗体（BA）缺乏是重要因素之一。

1976 年 Rocklin 首次提出血清中封闭抗体缺乏与复发性流产有联系。其经过多年研究，确认此种 BA 存在于正常孕产妇的血清中，从妊娠初期开始产生，至妊娠头 3 个月水平最高，以后逐渐下降，分娩时又增高。正常孕妇血清中 BA 均为阳性，有正常分娩史者 77%BA 为阳性，而 RSA 患者 88% 为阴性。

一、BA 的作用机理

多数学者认为正常孕妇血清中存在一种抗配偶淋巴细胞的特异性 IgG 抗体 - 封闭抗体（BA），可抑制混合淋巴细胞反应，封闭母体淋巴细胞对滋养层的细胞毒作用，以阻止母亲免疫系统对胚胎的攻击。余江等《封闭抗体在反复自然流产中的作用》（中华妇产科杂志 2000 年 4 月第 35 卷第 4 期）一文中谓 BA "可通过与胎儿胎盘滋养叶抗原结合或母体淋巴细胞结合而防止胚胎父系抗原被母体免疫系统识别和杀伤。"

如果妊娠时人体缺乏 BA，就不能封闭母体淋巴细胞对滋养层细胞毒作用，可能引起母体对胎儿排斥的免疫反应而导致流产。

二、BA 缺乏性复发性流产的诊断

复发性自然流产 2 次以上，夫妻双方染色体无异常，无感染因素，抗心磷脂抗体、抗子宫内膜抗体、抗精子抗体阴性，女性生殖器官无器质性病变，内分泌方面无异常以及男方精液检查无明显异常。血清封闭抗体检测阴性，即可诊断为 BA 缺乏性复发性自然流产。

三、BA 缺乏性复发性自然流产的治疗

反复流产属中医滑胎范畴，中医治疗滑胎有千余年历史。早在隋代《诸病源候论》最初提出"妊娠数堕胎专论"。历代医家如明张介宾之《景岳全书·妇人规》；清叶桂之《叶氏女科证治·安胎·滑胎》；近代张锡纯之《医学衷中参西录》等，对滑胎的病因病机、辨证论治等有较全面地论述，创立了很多有效方剂，如胎元饮、泰山磐石散、寿胎丸等。现代也有很多中医名家对滑胎有很好的治疗经验。

病机及辨证：余之经验，流产 2～3 次者，一般以肾虚为主，其病因病机多为肾气亏虚，孕后肾气未充，致胎元不实，系胎无力，胎元不固而致滑胎。如《女科经纶·引女科集略》言："女子肾脉系于胎，是母之真气，子之所赖也。若肾气亏损，便不能固摄胎元。"临床多有腰痛膝软，头晕耳鸣，夜尿频多，脉细等证候。屡孕屡堕 3 次以上者，多在肾气虚的基础上，进一步伤及脾气肝血，而成肾气虚不能系胎，脾气虚不能摄胎，肝血虚不足以养胎之肾脾亏虚，肝血不足证。如《景岳全书·妇人规》所言："凡妊娠之数见堕胎者，必以气脉亏而然，而亏损之由，有禀赋之素弱者……有忧怒劳苦而困其精力者，有色欲不慎而盗损其生气者。"《万氏妇人科·胎动不

安》亦云："脾胃虚弱不能管束其胎，气血虚弱不能滋养其胎。"临床多有头晕眼花，耳鸣心悸，腰酸膝软，小便夜多，倦怠肢软，纳少便溏，舌淡，脉细等。

治法方药：治宜分孕前孕后，然孕前调治更为重要，"上工治未病"也。

（1）肾虚证：未孕之前，宜以补肝肾，养精血为法。宜用经验方补肾调经汤加减。孕后宜以补益肝肾，固冲安胎为法。用经验方安胎固冲汤加减。无出血流产先兆者，本方去止血药。

（2）肾脾亏虚，肝血不足证：孕前治宜补益脾肾，益气养血为法。宜用经验方河车毓麟汤加减。孕后若有阴道出血，腰酸疼痛者，治宜补益脾肾，固冲安胎为法。用安胎固冲汤加减。若无出血，则宜脾肾双补，培育固胎为法。用经验方固本培育汤加减为治。

临证具体辨证及上述方药组成和加减，见下篇滑胎。

近20多年来，余对此类滑胎用中医药治疗，愈者亦多。效果满意，兹举例如下：

患者王某，36岁，经商。2011年4月15日初诊。

连续自然流产5次，每次均在妊娠50天左右经西医保胎无效而流产。于第2次流产后做不良生育史相关诸项检查，排除了染色体内分泌、感染因素、子宫器质性病变、男方因素。免疫方面ACA、AsAb、EmAb均阴性，BA检测阴性，行免疫治疗4次，BA转阳后即第三次妊娠，如期复堕。第4.5次依然进行免疫治疗及妊娠后加强治疗，同时西医保胎未效。第5次流产在半年前。

此次患者不愿检测BA和行免疫治疗，要求中医诊治。诊时患者略感倦怠，常有腰膝酸软，夜尿频多，纳可但便溏，肢冷，心慌，月经3/35～46天，量少。舌淡边有齿痕，苔白，脉细无力。妇科检查未见明显异常。诊断为封闭抗体缺乏性反复性自然流产（滑胎）非妊娠期。证属脾肾亏虚，肝血不足。即处河车毓麟汤加减以补益脾肾，养血固本：紫河车 15g，黄芪 30g，党参 15g，白术 12g，茯苓 10g，熟地黄 15g，当归 10g，白芍 10g，川芎 10g，菟丝子 30g，杜仲 15g，淫羊藿 10g，甘草 6g。10 剂，水煎服，每日 1 剂。

　　二诊时精神好转，腰痛见减。月经于第 33 天来潮，量少。守服前方，10 剂。

　　上方出入调治两月，月经正常，精神佳，腰痛、肢冷、心慌等已不明显，二便已调。B 超监测，有排卵，子宫内膜厚度 8 ～ 9mm，BBT 双相，黄体期在 36.7 ～ 36.8°C 之间。患者要求妊娠。于当年 7 月受孕。自发现受孕起即监测血清黄体酮和 HCG，并和以往一样用西药预防性保胎。就诊于余时已孕 40 天，略显倦怠，腰酸，无腹痛和阴道出血，舌淡红，苔薄黄，脉软滑。即用安胎固冲汤加减补脾肾，固冲任以防其冲任不固而出血。熟地黄 10g，生地炭 10g，阿胶 12g，白芍 15g，艾叶炭 10g，黄芩 10g，桑寄生 15g，续断 15g，菟丝子 30g，山茱萸 15g，甘草 6g，人参 10g，白术 12g。6 剂，水煎服，每日 1 剂。

　　2011 年 9 月 1 日复诊：上药共服 12 剂，未见阴道出血，腰痛减轻，精神尚可，大便调，舌淡红，苔薄，脉细滑无力。复查血黄体酮：40nmol/L，HCG：8200IU/L，患者不愿 B 超。改用固本培育汤加减以培本固胎：人参 10g，白术 20g，山药 30g，炙甘草 6g，熟地黄 20g，山茱萸 15g，菟丝子 30g，枸杞子 15g，杜仲 15g，续断 15g，白芍 12g，砂仁 10g，桑寄生 15g。10 剂，水煎服，每日 1 剂。

　　2011 年 9 月 22 日复诊：已过以往流产期 10 余天，B 超提示宫内妊娠 8 周大小，可见心管搏动。患者心情大好，但有呕恶，腰酸，倦怠，纳少，舌红，苔薄白，脉细滑。

　　守前方去白芍、枸杞，加陈皮 10g、法半夏 10g。10 剂。

　　此后患者要求继续服用一段时间，仍以本方出入化裁为治。服至孕 20 周才肯停药。产科检查未见明显异常，之后健康妊娠一胎。

　　千余年前无 BA 检测，此类病证中医按传统滑胎辨证论治，直至今日仍然效果可靠。本例自然流产 5 次，第 6 次用中药保胎成功，证明 BA 缺失之滑胎用中医药治疗效果令人满意。

略谈子宫切口瘢痕憩室的中医诊治

子宫切口瘢痕憩室是子宫下段剖宫产术后的一种远期并发证，近年来发病逐渐增多而引起关注。其成因根据郑莉："子宫切口憩室环境主要进展"（武警医学，2014，第5期）所述，大致概括为与子宫下段剖宫产切口对合、缝合不佳造成创口缺血、坏死；子宫内膜异位于切口、反复剥脱、积血以及感染、妊娠期糖尿病等机体抵抗力低下，供血不佳，切口愈合不良等因素形成切口憩室。由于瘢痕憩室处肌层薄弱，收缩差，使憩室内经血流出缓慢，积血不易排出；患处内膜生长不良，与子宫内膜剥脱不同步；或感染等导致经期延长、淋漓不净。如果发生憩室妊娠，会导致憩室破裂大出血，危及生命。

本病以月经延长、淋漓不净达 10 ～ 15 天或更长，出血量或少或多，或伴下腹胀痛不适为主要临床表现。阴道 B 超可见子宫前壁下段有与宫腔相通的液性暗血，宫腔镜检查可发现子宫下段切口处异常扩大，呈憩室状改变。

根据临床主要表现，结合 B 超、宫腔镜检查所见，即可诊断为本病。西医学对本病的治疗，以手术为主。有腹式憩室切除，宫腔镜电切，经阴道瘢痕憩室切除术等。但手术存在诸多困难和风险，并有复发可能。口服避孕药只能暂时止血，停药即复发。

一、中医对本病的认识

中医无子宫切口瘢痕憩室病名，亦少见相关报道。该病在证候上可归于月经病之经期延长，月经量多及崩漏。但其病理实质有形可征，应属癥瘕，为器质性病变。况且按功能失调性月经病施治，难以获效。临床对有剖宫产史、经期延长等证治无效者，即应考虑到本病而行 B 超或宫腔镜检查，以及时明确诊断，调整思路和治疗方法。

二、病因病机

素体气血不足者，剖宫产时金刃损伤，气血益虚，伤口难获气血充分濡养而收敛生肌；胞宫、胞脉损伤，气血滞于创口局部，久之成癥，形成憩室。癥瘀阻滞胞宫、胞脉，经血难循常道依时泄、藏，而致经血淋漓不净等。

三、辨证论治

本病主要见症为经期延长，或多或少，淋漓不净达 10 ～ 15 天以上。其治分平时、经期。平时应祛瘀消癥以治本；经期则应活血止血，标本兼治。

1. 正虚瘀癥证

由于病程长，气血亏耗，具备主症的同时并伴有头晕倦怠，气短心慌或腰痛便溏，纳谷不馨等。舌黯淡苔白，脉弦无力。

平时之治宜益气养血，化瘀消癥。经验方加减理冲汤主之：生黄芪 30g，党参 15g，白术 12g，山药 20g，熟地黄 10g，当归 10g，白芍 10g，三棱 12g，莪术 12g，生鸡内金 10g，生山楂 20g，土鳖虫 10g。

方中黄芪、党参益气以助活血消癥；白术、山药补中健脾；四物汤养血活血，配合参、芪、白术等扶正祛邪；三棱、莪术、土鳖虫化瘀消癥；生鸡内金、生山楂一则化瘀消癥，一则合白术、山药开胃，以助气血生化，气虚甚者以人参易党参。

经期应活血收敛止血，单活血则血难止，只敛涩则因瘀而血亦难止，应通涩并施。方用朱氏将军斩关汤加减（方见中篇异常出血性月经病）加入乌贼骨、茜草、益母草加强子宫收缩以止血；后半期加入赤石脂、石榴皮加强收涩止血。

2. 瘀阻胞宫证

具备主症，甚至崩漏，或有少腹胀痛不适，舌黯或有瘀点瘀斑，脉沉涩。

平时用经验方宫瘤非经期方加减（方见中篇子宫肌瘤章），以化瘀消癥。去昆布、海藻，加生鸡内金、生山楂以增化瘀消癥之功，黄芪益气以增化瘀之力而不伤正。兼寒加桂枝。感染腹痛有热者，加败酱草、红藤等。

经期用经验方宫瘤经期方加减（方见中篇子宫肌瘤章），去刘寄奴，加三七粉，后半周期选加仙鹤草、乌贼骨、赤石脂以活血止血，通涩并用。

以上证型平时之方可制成丸剂，以渐消缓散之。经期也可用中成药震灵丹。其通涩相兼，颇和本病之治。

通过上述辨治2～3个月后，经期由12～15天缩短至9～10天，经量亦减少。若属正虚瘀癥证，平时可改用十全大补汤，重用黄芪40g，以红参易党参，以大补气血，促进憩室生肌敛创收口。经期仍用将军斩关汤加减以益气养血，收敛止血。

若属瘀结胞宫证，用宫瘤非经期方去桃仁、红花、山楂，减三棱、莪术、生鸡内金用量。经期健脾固冲汤加味：赤石脂 30g、生地黄 10g、地黄炭 10g、白芍 15g、黄芩 12g、白术 12g、阿胶 12g（烊化）、甘草 6g、茜草炭 10g、乌贼骨 15g、三七粉 6g 以固冲涩血。若属血热而见舌红苔黄，脉弦数者，用保阴煎加赤石脂 30g、茜草炭 10g、乌贼骨 15g、椿根皮 15g、三七粉 6g 等以清热凉血，固冲涩血。实践证明，本病之治，一般需要 3～5 月，若能坚持服药，可使部分经期复常，憩室愈合。

病例 1，林某，36 岁。8 年前剖宫产后即经期延长至 15 天左右，量时多时少，月经周期 30～35 天，伴面色萎黄，头晕心慌，气短倦怠，失眠便溏，舌淡苔白，脉虚。经就诊中医曾查"贫血"，用补益心脾，固冲止血方药数月未效。即令其宫腔镜检查，发现子宫瘢痕憩室。即按正虚瘀癥证辨治 3 月，经期逐渐缩短至 7 天净，余症已不明显。反复 B 超检查（患者不愿宫腔镜复查），均未见憩室回声。

病案 2，刘某，35 岁。6 年前剖宫产后月经期延长至 15 天左右，量先多 5 天，之后量少。口服中药数月未效。数月前 B 超发现子宫瘢痕憩室，服西药妈富隆 3 月，月经 7 天净。停药则复经行半月之久。诊时正值经期第 3 天，经色黯，有小血块，下腹略痛，倦怠心烦，舌黯苔薄，脉弦。即按瘀结胞宫证辨治 3 月，经期缩短至 9 天，B 超复查，憩室范围较前明显缩小。平时用非经期方去桃仁、红花、山楂。经期改用保阴煎加茜草炭 10g、乌贼骨 15g、赤石脂 30g、三七粉 6g，当月月经 6 天干净，再次 B 超复查未见憩室回声。

我们对本病证的诊治时间还不长，病例不太多，但已取得较好疗效。然而在此基础上还有待继续探索研究，进一步提高治疗效果。

体外受精－胚胎移植的中医分期辨治法

　　自 1988 年我国第一例"试管婴儿"在北京诞生以来，此项辅助生殖技术已发展成为生殖医学的重要组成部分和治疗不孕症的重要方法，并取得了较好的成效。近几年体外受精 - 胚胎移植（IVF-ET）发展较快，就治者更为普遍。

　　近 10 多年来，余对此进行了研究和探索，逐渐形成了一套中医分期辨病、辨证施治方法，临床切实可行且有良好效果。兹分述于下：

1. 准备期

　　多为 IVF-ET 失败和流产后，要求中医调治而再次施术者。其中导致失败的因素包括：不同程度的内分泌失调、排卵障碍、子宫内膜生长不良（过薄、过厚或薄厚不匀等）、PCOS、子宫内膜异位症、免疫因素、输卵管粘连、积水、流产或复发（习惯）性流产史或年龄偏大、卵巢低反应等。临床有月经不调、痛经或伴有抑郁、紧张、失眠、不安等。

　　此期宜参照中篇辅助生殖技术中的调治篇辨治。如肝肾不足证：子宫内膜厚度 ≤ 6mm 者，则宜养阴育麟汤加减，补益肝肾、调养冲任以增长子宫内膜，促进胞宫容受胚胎之功效。脾肾阳虚证：偏于肾阳虚，卵泡发育不良者，宜温肾养血以助卵泡生长、排出，方用温阳毓麟汤加减。属脾肾阳虚：有多次 IVF-ET 失败、流产者，则用河车毓麟汤加减以温补脾肾，养血活血。肾虚气血失调证：有多次

IVF-ET 失败史，月经不调，排卵障碍者，用调经毓麟汤加减，补肾益精，养血活血以改善冲任、胞脉、胞宫血液循环而助排卵、着床养胎。肝气郁结证：因久不受孕，或 IVF-ET 失败而忧郁紧张，失眠不安者，治宜疏肝解郁，悦心安神。用逍遥散加香附、郁金、玫瑰花、合欢花、夜交藤、栀子、丹皮等。并辅以心理疏导，待情志恢复后，再根据证情予以补肾养血活血，如用调经毓麟汤调冲任、助排卵、着床。属瘀血内阻证：有子宫内膜异位症、子宫肌瘤史，并有痛经、不孕、IVF-ET 失败者，应辨证选用血府、膈下、少腹逐瘀汤、净胞消癥汤加减活血化瘀，消癥以松解盆腔粘连，促进血液循环、软化子宫肌，增进子宫内膜血供，改善子宫内环境，有利于促排卵、着床养胎。一般需 1～3 个月，待患者内分泌激素、排卵、子宫内膜、月经以及体质、精神得到改善即可进入 IVF-ET 实施方案。此期间，有些患者可获自然受孕。因此输卵管不通畅者，应避孕，避免异位妊娠。排卵恢复者，排卵期后慎用活血化瘀药，以免流产。初次准备 IVF-ET 者，亦可按此期调治。

2. 预处理期

月经紊乱，PCOS 患者，未经过上阶段调治者，在生殖中心应用口服避孕药或达英 35 调整周期同时，辨证应用补肾调经方，调经毓麟汤加减。较重的子宫内膜异位症，可在此期进行超长方案用药。中医即辅以补肾养精、健脾益气、疏肝解郁、活血化瘀等方法，协助患者恢复正常月经周期，改善盆腔受累状况，以便进入降调期。方药如准备期。

3. 降调期

采用常规长方案（控制性促排卵卵方案），一般在黄体中期（前一月经周期第 21 天）开始使用 GnRHa 进行垂体降调节，以降低卵巢对内源激素的敏感性，既能控制垂体又不过度抑制卵巢功能。降调节同时，继续辨证应用准备术期诸方法，调养冲任、胞脉、胞宫，协同 GnRHa 增加窦卵泡募集数，使卵泡同步发育，同时防止内源性 LH 峰的出现，可明显增加获卵数和优质胚胎数，增加 IVF-ET 成功率。如基础性激素无明显异常，经准备期调治者，降调前期可以不用中药。待月经来潮时用 1 ～ 3 天用益母生金丹加味助胞宫祛瘀生新，以利子宫内膜正常生长（益母草、熟地黄、当归、白芍、川芎、丹参、香附、茺蔚子、白术、牛膝、桃仁）。

4. 促排卵期

超促排卵是促使多个卵母细胞进一步生长发育成熟，以利获取较多的卵细胞。在应用超促排卵药物的同时用补肾调经汤加减补益肝肾，促进卵泡生长，以助"氤氲"。如果虽有卵泡生长，但子宫内膜厚度 ≤ 6mm，血基础 E2 值较低，属肝肾阴虚者，用养阴育麟汤加桃仁、红花滋阴活血以助生长；基础 E2 值在正常范围，则宜调经毓麟汤加桃仁、红花。偏阳虚加鹿角胶、仙灵脾补肾养肝、活血通络，以助胞脉、胞宫气血畅通，而养长子宫内膜、促排卵。若卵泡发育不良，数量不多，子宫内膜未增厚或者过厚（ ≥ 16mm），则宜放弃。再调治 1 ～ 2 个周期，待多个卵泡发育正常，在注射 HCG 日，子宫内膜厚度达 8 ～ 12mm 为宜，如此可提高成功率。

5. 取卵后、移植前期

一般取卵后第二天开始黄体支持。此期应补益脾肾、调养气血以修复取卵时之损伤，改善胞脉、胞宫气血以助子宫内膜养长，协同西药提高黄体酮水平，为种植、着床做好准备。宜用调经毓麟汤加龟甲胶、鹿角胶、山茱萸等；子宫内膜厚度欠佳者，仍用养阴毓麟汤，阴阳两虚者加仙茅、仙灵脾。此期仅 3 ～ 4 天，应即时用药。

若情绪不稳，紧张失眠者，予逍遥散加香附、郁金、素馨花、合欢花、夜交藤等以疏肝解郁安神。若出现卵巢过度刺激征（OHSS）腹水、胸水、腹胀、胸闷而咳等，在生殖中心处理的同时参照本书卵巢过度刺激综合征中医辨证篇施治。

6. 移植后期

一般移植后 14 天验孕。在黄体支持的同时，肝肾不足者，于移植后第 3 天用经验方助孕汤加减（熟地黄、白芍、当归、阿胶、苎麻根、甘草、黄芩、山茱萸、菟丝子、续断、桑寄生、砂仁）以滋肝肾、助着床、养胎元。脾气虚者加人参、白术；气阴两虚者合生脉散，紧张失眠者加合欢花、夜交藤。多次失败或流产属脾肾亏虚、肝血不足者，宜用固本培育汤加减，以补肾固胎、补脾摄胎、补血养胎。服 12 剂后，即到抽血验孕时。若已妊娠，亦应继续用上方药 7～15 天以巩固之。待 B 超提示可见胎心搏动后停药。若见先兆流产，血 HCG、P、E2 偏低者，参照本书胎漏、胎动不安和滑胎辨证施治。若未成功，休息 1～2 个月后，再按上述方法辨治。

本分期辨治法是一套整体方案，可根据患者的不同病情以调整。如果就诊较早者，则从准备期开始，按序进行辨治。若在不同期就诊（预处理期、降调期、促排卵期、取卵期、移植前期和后期）者，则从该期开始辨治。

上述分期辨治法，实际是中篇辅助生殖技术中的调治篇的具体运用，也就是该篇各证型的辨病、辨证、治法、方药结合 IVF-ET 各种方案中各阶段的应用，须合参。准备期的中医调治甚为重要，若此期坚持用药，可事半功倍，确可提高妊娠率，降低流产率，甚至可能自然妊娠。此后各期为辅助治疗，协同西药提高效果。

本法可重复施用，若能坚持，则有望成功。余所接诊的患者中，有失败流产 3～6 次通过治疗获得成功，也有第 8 次移植成功妊娠分娩者。

篇中所用诸方，未列出药物组成者，均见于辅助生殖技术中的调治篇中。

卵巢过度刺激综合征的中医辨治

卵巢过度刺激综合征（OHSS）是指卵巢对促性腺激素的刺激过度反应，系辅助生殖技术使用大量促性腺激素超促排卵，和不孕症用氯米芬等促排卵导致多个卵泡发育，血清雌激素过高等较常见的一种并发症。

根据临床表现、B超与实验室检查可分为轻、中、重度三度。

轻度：仅有下腹轻度压痛不适。B超检查：双侧卵巢增大，直径 ≤ 5cm，血清 E2 ≥ 1500PG/mL。

中度：下腹胀痛不适，尿少。双侧卵巢增大，直径在5～12cm，血清 E2 ≥ 3000PG/mL，腹水少于1.5升。

重度：腹部膨隆、胀痛，甚至恶心呕吐。双侧卵巢明显增大，直径＞12cm，大量腹水或胸水，可导致血液浓缩、高凝状态、电解质紊乱等。

由于本病症是20世纪后半期才出现的医源性疾病，中医古籍无此疾病。

常见证候辨治：

1. 脾虚湿阻气滞证

《素问·至真要大论》："诸湿肿满，皆属于脾。"素体脾虚，过用促排卵药，或孕后，脾气益虚，运化失司，湿浊不化，阻滞气机而成本证。

症见下腹胀满或疼痛不适，小便短少，或胸闷气促、倦怠，舌淡红或黯，苔白，脉沉弦软。治宜健脾利水，理气活血为法。经验方健脾消水方主之：白术 12g，茯苓 10g，泽泻 10g，当归 12g，白芍 10g，川芎 6g，桂枝 5g，陈皮 10g，大腹皮 10g，砂仁 10g，益母草 30g。

合并胸水酌加厚朴 10g，杏仁 10g，桑白皮 10g。胸水较重，非妊娠者加葶苈子 10g，桃仁 10g 以利肺活血除水饮。

肿胀尿少加猪苓 10g、车前子 10g，以增利水消肿之功。

倦怠气短脉虚者加黄芪 20～30g，以益气行水。

夹热舌红苔黄者，加黄芩 12g，以清热。

妊娠或 IVF-ET 移植后，去益母草，酌加续断 15g、桑寄生 15g 以护胎。

方中白术健脾、运化水湿；茯苓、泽泻助白术运化之功，利水渗湿。气行则水行，大腹皮、砂仁、陈皮理气行水；当归、白芍、川芎养血活血，使利水不伤阴。益母草活血化瘀以利水护肾。

现代研究：本方主要成分五苓散对肾积水者的治疗，其利尿作用，对尿流量动力学影响较强，白术有显著利尿作用，并促进钠的排泄。茯苓有显著利尿作用，其主要成分茯苓素对 Na^+、K^+—ATP 酶和细胞总 ATP 酶有显著的激活作用，可促水盐代谢功能。泽泻有明显的利尿作用，含多量钾，其利尿作用与排钾有关。桂枝有利尿强心作用。益母草有抗凝血、扩张血管，改善肾血流量、利尿、尿素氮排出增加，恢复肾功能。(《方剂学》《中药药理与临床运用》)

2. 肾虚阴伤水停证

《素问·逆调论》："肾者水脏，主津液。"肾虚之人，过度促排卵，使肾气益亏，气化不及，三焦水道不利，而致水停。若反复利水（包块抽水），不但重伤肾阴，精难化气，而且损伤气血而成阴伤血瘀水停。

症见腹胀胸闷，小便短少，口干咽燥，头晕腰酸，或耳鸣，咳而气促，舌红苔薄或剥脱，脉细数。治宜补肾滋阴，活血化瘀，复气化慎利水为法。经验方补肾消水方主之：熟地黄 10g，生地黄 10g，山茱萸 10g，山药 15g，茯苓 12g，丹皮 10g，泽泻 10g，女贞子 15g，当归 10g，白芍 10g，丹参 15g，益母草 30g。

阴虚火旺，苔黄脉细数者，去熟地黄，加知母 10g、黄柏 10g、龟甲 15g，以滋阴降火。其余加减如健脾消水方。

方中熟地黄、山茱萸、山药补肾之精气为主，兼补肝脾之阴；泽泻、茯苓泻肾浊、脾湿；丹皮清泄相火，使山茱萸滋补肝肾精气而不温；女贞子补肝肾之阴；当归、鸡血藤养肝之阴血；丹参、益母草活血化瘀以保肾，有利于血脉活、水浊去。全方补肾气肾阴以复气化之功，利水而不伤阴，正复邪去而安。

现代研究：六味地黄汤具有改善肾功能和降血压等作用（《中药药理与临床运用》），其他如茯苓、泽泻、益母草等见健脾消水方。

卵巢过度刺激综合征临床较为常见，因此余探索出此套较为有效的中医治疗方法。上述诸法适用于该病证属轻、中度者，重度者必须住院中西医结合治疗处理。

我们曾对 80 例 IVF-ET 促排卵、取卵后的卵巢过度刺激综合征进行了临床疗效观察。治疗组 40 例，痊愈 19 例（47.5%），有效 19 例（47.5%），无效 2 例（5%），有效率 95%。对照组痊愈 5 例（12.5%），有效 30 例（75%），无效 5 例（12.5%），有效率 87.5%。$P < 0.05$。

病案举例：

例 1：患者黄某，35 岁。有 PCOS 史，因"不孕症"用过氯米芬等数月均无效。此次改用 HMG75U 肌肉注射，1 日 1 次，4 日后B 超示卵泡 12×10mm，子宫内膜厚 7mm。继续注射 2 日后 B 超见双卵巢增大，左侧直径 65×58mm，右侧直径 63×55mm，双侧见 26×23mm、24×21mm、18×15mm 等多个卵泡，并见轻度腹水，血清 E2：3800pg/mL，腹胀腹痛不适，小便不利，舌淡红有齿痕，苔白，脉弦软。诊断为卵巢过度刺激综合征（中度）。证属脾虚失运，湿阻气滞。治宜健脾利水，理气活血为法。方用健脾消水方加味：白术 12g，茯苓 10g，泽泻 10g，当归 12g，白芍 10g，川芎10g，桂枝 6g，陈皮 10g，大腹皮 10g，厚朴 10g，黄芩 10g，益母草30g。7 剂，水煎，1 日 1 剂。

药服完复诊，小便通利，腹胀腹痛已不明显。B 超示左侧卵巢直径 58×50mm，右侧直径 55×48mm，最大的卵泡已未见，腹水已不明显。停药观察数天后月经来潮，无何不适。

例 2：胡某，34 岁。因 IVF-ET 超促排卵而出现重度卵巢过度刺激综合征伴腹水胸水合并妊娠，住院用白蛋白、抽水等，腹水胸水减而复作。诊时胸闷气促而咳，腹部膨隆胀痛，小便短少，倦怠头晕，口干咽燥，心烦腰酸。舌黯红苔剥，脉弦细数。诊断为卵巢过度刺激综合征。证属肾虚阴伤，血瘀水停。治宜补肾滋阴为主，佐以消水活血为法。方用补肾消水方加减：熟地黄 10g，生地黄 10g，山茱萸 10g，生山药 15g，茯苓 10g，丹皮 10g，泽泻 10g，女贞子15g，当归 10g，白芍 10g，知母 10g，龟甲 15g，益母草 15g，桑白皮 10g，杏仁 10g。7 剂，水煎。1 日 1 剂。

药尽复诊，服药后未再抽水，腹胀腹痛减轻，小便较利，心烦口干咽燥等证均好转。舌黯红，剥脱苔较前减轻，脉弦细滑。B 超复查胸腹水减轻，妊娠 6+w，活胎。守方 7 剂。

　　三诊时，已停用白蛋白等药，腹胀胸闷呕逆已不明显，小便通，其余诸证已除，舌红苔薄，脉细滑。B超复查胸水腹水基本消失。原方去桑白皮、杏仁、益母草，加续断15g，菟丝子30g。10剂。5天后出院。此后妊娠成功。

（上篇全部：冯宗文）

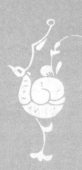

中 篇

专病证治

月经病

一、异常出血性月经病

【概述】

异常出血性月经病包括了月经先期，月经过多，月经延长，某种月经先后无定期，经间期出血，崩漏和经断复行等。临床上此数种病证可单一出现，亦常有数者合并出现，其病机、证候和治法方药多有相同，故将此数者放在一篇论述。

临床表现有月经周期提前 7 天以上；月经周期基本正常、月经量明显增多和经期超过 7 天以上；月经先后无定期；两次月经中间周期性少量阴道出血；老年绝经后复出现阴道出血以及月经周期、经期、经量严重失调的崩漏出血等。

总的病因病机大概为：脾虚血失统摄；肾虚封藏失司；肝郁疏泄、藏血失常；热伤冲任，血热妄行以及瘀血阻络，血不循经等。然前述数种病证与崩漏有轻重程度之不同，又存在着互相转化。崩漏为冲任不固，不能制约经血，经血从胞宫非时妄行使月经周期、经期、经量严重失常的一种月经病，《景岳全书·妇人规》谓之："经乱之甚也。"其经血非时暴下不止为崩，淋漓不尽称漏。

【证治经验】

1. **血热类**　泄热芩连且养阴，利湿滑通佐化瘀

（1）**阳盛血热证**　素体阳盛，过食辛燥，外感邪热等，以致热

伏血分，扰及血海，冲任不固，经血妄行而致多种异常出血性月经病。以阴道出血量多，色红，质稠为主症。并有口渴心烦，腹痛，便结。舌红，苔黄，脉滑数。治宜清热凉血，固冲止血调经。若仅月经先期，量多者方用《傅青主女科》清经散加减：熟地黄 12g，地骨皮 15g，丹皮 10g，白芍 15g，黄柏 10g，茯苓 10g，青蒿 6g。

方中黄柏、丹皮、青蒿清热泻火；熟地黄、地骨皮养血凉血、清虚火；白芍柔肝敛阴；茯苓行水泻热。全方清热而养阴，使血安而经调。出血量多者去茯苓，加地榆炭 15g，岗稔根 30g 以凉血止血。伤阴脉细者去茯苓，加生地黄 10g、玄参 10g、旱莲草 15g，以加强滋阴之功。其他如栀子、黄芩、党参、麦冬、五味子可随症加用。

若崩漏，月经量多者，用经验方清热固冲汤加减：黄连 6g，黄芩 10g，生地炭 10g，白芍 12g，大黄炭 10g，蒲黄炭 10g，丹皮 10g。方中黄连、黄芩清热止血。生地炭、丹皮凉血养阴、白芍敛阴柔肝，缓解急止痛。大黄炭、蒲黄炭活血止血而不留瘀。热清则血不妄行，血凉则冲任得固，血止经调。出血量多者选加地榆炭 10g、紫草根 15g、侧柏炭 10g 以凉血止血。出血腹痛者选加当归 10g、益母草 30g、三七粉 6g（吞服），以止痛止血。腹痛拒按者加败酱草 20g、红藤 20g 以清热解毒、活血化瘀、止痛止血。大便干结者去大黄炭，加生大黄 6～10g 以泻热止血。

若月经量多，经期延长不净，以及崩漏，用保阴煎（《景岳全书》）加减以清热养阴，固冲止血，复旧调经：生地黄 10g，熟地黄 10g，山药 10g，续断 15g，黄芩 10g，黄柏 10g，生甘草 6g。方中生地黄养阴凉血止血；熟地黄补肾滋阴；白芍柔肝敛阴；山药健脾益肾固精；续断补肝肾，活血止血；黄柏、黄芩清虚热泻火止血、生甘草调和诸药。全方壮水滋阴，泻火止血。出血量多者加岗稔根

30g、地榆炭 15g，以增强止血之功。腹痛夹瘀酌加赤芍 15g、丹参
15g、白花舌蛇草 20g、红藤 20g，以清热解毒，化瘀止痛。伤阴脉
细口干者加玄参 15g、女贞子 15g、旱莲草 15g，以滋阴。气阴两伤，
倦怠口干，脉虚者加党参 12g、麦冬 10g、五味子 10g，以益气养阴。

以上三方均可清热凉血。清热固冲汤重在直折火热，兼以活血
止血，止血不留瘀；其余二方同为清热凉血，兼以养阴，保阴煎清
热之功强于清经散。

（2）湿热内蕴证　脾胃内伤、积湿化热，外感时令湿热，经期、
人工流产等手术损伤，摄身不慎，均可使湿热之邪下扰血海，迫血
妄行而致多种出血性月经病。以下血量或多或少，色黯红，质黏稠，
小便短黄，苔黄腻为主症。伴有胸闷恶心。舌红，脉滑数或濡数。
治宜清热利湿，固冲止血。方用经验方清利固冲汤加减：黄连 10g，
黄芩 10g，当归 10g，白芍 12g，白茅根 15g，通草 10g，滑石 30g，
蒲黄炭 10g，大黄炭 6g，地榆炭 15g，益母草 30g。

湿热蕴结者单清热则湿不去，只利湿则热愈盛。方中黄连、黄
芩清心肺热，热清则血海安宁；滑石、通草、白茅根清热利湿；当
归、白芍养肝血，固冲任调经；益母草、蒲黄炭活血化瘀利水，止
血而不留瘀；大黄炭、地榆炭泻热止血。腹痛甚者选加五灵脂 12g、
玄胡 15g、三七粉 6g（吞服），以活血止痛止血；便结去大黄炭，加
生大黄 6～10g 以泻热止血。

临床所见，夏季妇女血证较多。30 余年前，有一年夏暑时节，
酷热而多雨，患湿热经期延长、崩漏者明显多于其他年份，正如
《妇科玉尺》所谓："天暑地热，阳来乘阴，经水沸溢。"清利固冲汤
即当时所形成。湿热蕴结，缠绵难愈，用黄连配滑石等"清心利小
便"，正合治暑之法，湿热之治。使湿邪去热孤易清。再则湿热蕴

结，冲任胞宫损伤易于血瘀，大队清热之品亦易滞血，清热止血不忘化瘀，因而本方具清热利湿、化瘀固冲之功。但不可囿于夏暑之季，只要辨证属湿热出血者，任何季节均可用之而获良效。余曾以此方治疗妇科出血症83例，总有效率94%。以《清利固冲汤治疗妇科血证83例疗效观察》为题，发表于湖北中医杂志1993年，第1期。

2. 肝郁类 疏肝养血清血海，调和气血固冲任

（1）肝郁化火证 情志抑郁，肝失疏泄，郁久化热，扰及血海，冲任不固，经血妄行而发月经失调和崩漏。以月经先期，延长不净，或崩或漏，色深红质稠夹血块，心烦易怒，胸乳胁痛为主症。或伴有口苦而干，少腹胀痛。舌黯红，苔薄黄，脉弦数。治宜疏肝清热，凉血固冲。用经验方加减平肝开郁止血汤主之：当归10g，白术15g，白芍30g，炒栀子10g，丹皮10g，生地黄12g，甘草6g，黑荆芥6g，柴胡6g，三七粉6g（吞服），岗稔根30g。

傅青主曰："盖肝之性急，气结则其急更甚，更急则血不能藏，故崩不免也，治法宜以开郁为主，方用平肝开郁止血汤。"并谓："方中妙在白芍之平肝，柴胡之开郁，白术利腰脐，则血无积住之虞。荆芥通经络，则血有归还之乐。丹皮又清骨髓之热，生地黄复清脏腑之炎。当归、三七于补血之中以行止血之法，自然郁结散而血崩止矣。"余宗傅氏之论，在其方基础上加入栀子直清郁热，或益入阿胶助白芍、生地黄滋阴血壮水以滋木，则木性条畅，加入岭南药草岗稔根之补血摄血作用以止血为急务。用之数十年多效。热重者加黄芩10g，以加强清热泻火。出血多者加阿胶12g（烊化），以固冲止血。腹痛明显者加蒲黄炭10g，以止痛止血而不留瘀。乳、腹胀甚者加炒香附12g以理气。其他如大黄炭、益母草、女贞子、旱莲草可随症加用。

（2）**气血失调证** 肝血不足之人，易于疏泄失常，气机不畅，影响其藏血功能，以致气血失调，冲任失固而发崩漏。以崩漏时有时止，或多或少，淋沥不断，色黯红，质稠，少腹略有胀痛为主症。或心烦抑郁，舌黯，脉弦。治宜理气和血，固冲止血。方用黑蒲黄散（《陈素庵妇科补解》）加减：蒲黄炭 10g，当归 10g，川芎 10g，熟地黄 10g，生地炭 10g，白芍 10g，香附 12g，地榆炭 15g，丹皮 10g，阿胶 12g，荆芥炭 10g，棕榈炭 10g，血余炭 10g。

方中四物汤养血活血，丹皮清血中之热，阿胶补血养血而固冲任。在养血活血的基础上更佐以蒲黄炭等炭类药以止血且不留瘀。又妙在香附行气以活血，气血调和，血循经行，则崩漏止。脉弦数者加炒栀子 10g，以清郁热。口渴便结者去川芎、熟地黄，加黄芩 10g、大黄 6～10g、生地黄 10g，以清热泻火凉血。气短倦怠者酌加黄芪 30g、党参 15g，佐以益气。

黑蒲黄散出自《素庵医要》。书中以此一方治多种原因所致之崩漏。其中载有"妇人血崩当辨虚实。实者，清热凉血，兼补血药。虚者，升阳补阴，兼凉血药。宜服黑蒲黄散。"余师刘云鹏先生谓："气血失调，迁延日久，必致冲任失养而受损，以致崩漏下血不止。"先生善用该方，云："此方是一个调气养血、活血止血的方剂。其临床主要表现为崩漏略感腹胀腹痛。"能掌握辨证要点，自有效验。

若月经先期属肝郁化火，或上证血止后，则宜疏肝清热，调经复旧。方用丹栀逍遥散（《校注妇人良方》）加减主之：柴胡 10g，当归 10g，白芍 12g，白术 10g，茯苓 10g，丹皮 10g，栀子 10g，甘草 6g。

方中柴胡、当归、白芍疏肝解郁，养血柔肝。白术、茯苓、甘草健脾补中。丹皮、栀子清郁热、凉血。热重口苦者加黄芩 10g，以增强清热之力。腹胀者加香附 10g、素馨花 6g，以解郁理气。月经先期，口干者去白术、茯苓，加地骨皮 15g、生地黄 12g，以凉血养阴。

3. 血瘀类 通因通用冲任和，血活瘀化血归经

瘀血阻滞证 六淫、七情所伤，脏腑功能失调，经期、产后失于调摄，手术损伤，寒凉补涩杂投等，均可致瘀。瘀血阻络，血不循经则发多种出血性月经病。以经血时下时止，或淋沥不断，色黯有块为主症。并有小腹疼痛拒按，舌黯有瘀点瘀斑，脉弦或涩。治宜活血化瘀，固冲止血。轻者用经验方益母生化汤加减（方药及加减见产后恶露不绝）。余曾用此方治疗经期延长和崩漏 80 例，治愈 35 例，显效 28 例，有效 11 例，无效 6 例。总有效率为 92%。以《益母生化汤治疗经期延长和崩漏》为题，发表于《湖北中医杂志》1997 年第二期。

瘀血较甚，崩漏日久者，则用师传经验方活血化瘀方加减：赤芍 10g，泽兰 10g，川芎 10g，桃仁 10g，红花 10g，莪术 10g，卷柏 10g，续断 10g，甘草 6g，蒲黄炭 10g，茜草炭 10g，乌贼骨 15g。方中川芎、赤芍、泽兰、桃仁、红花活血化瘀止痛。莪术化瘀消癥。续断治腰痛补肾而止血。卷柏活血化瘀而止血。炙甘草调和诸药。瘀血不去，新血不生，血不循经。血活瘀化，血循经而不妄行，则血止经调。出血量少，淋漓不尽加三七粉 6g（吞服），以加强化瘀止血之功。腹痛甚加五灵脂 10g、赤芍 10g，以化瘀止痛。可随症选加栀子、丹皮、黄芩、香附、黄芪、党参等。

瘀血出血之治，犹如沟壑疏壅，流畅不溢，"通因通用"，血流归经。

4. 脾虚类 益气固摄血归经，健脾坚阴血崩止

（1）**脾虚失统证** 体质虚弱，思虑过度，饮食劳倦，久病等均可伤脾，脾虚气陷，冲任不固，血失统摄则经水先期，量多不净，

甚至崩漏。以月经先期，经血量多，延长不净，或暴崩，血色淡红，质稀薄为主症。或伴头晕面色㿠白，心慌气短，唇舌色淡，脉细弱或疾数无力。治宜益气摄血，固冲止崩。若为暴崩或晕厥，月经过多者，用经验方固本固冲汤加减，以止崩固脱：人参 10～20g，黄芪 30g，白术 15g，熟地黄 30g，姜炭 6g，山茱萸 15g，阿胶 15g（烊化），煅牡蛎 30g，煅龙骨 30g，三七粉 6g（吞服），岗稔根 30g。

出血过多、大崩之际最易气随血脱。《傅青主女科》谓："盖血崩而至于黑暗昏仆，则血已尽去，仅存一线之气，以为护持，若不急补其气以止血，而先补其血而遗气，则有形之血恐不能遽生，而无形之气，必且至尽散，此所以不先补血而先补气也。"故重用人参、黄芪、白术益气摄血，大补元气，复脉固脱，固后天之本而统血归经；熟地黄、山茱萸、阿胶补肾阴、养肝血，固涩冲任以固先天封藏之本；岗稔根补血固冲止血；离经之血，固涩之药可滞血成瘀，故用三七粉、姜炭化瘀生新，止血而不留瘀；龙骨、牡蛎镇心安神，收敛止血，加强人参、黄芪、山茱萸固脱之功。多年证诸临床，其效颇佳。口干加麦冬 10g、五味子 10g，以养阴；肢冷汗出，脉微细者加熟附子 10g，以回阳救逆。

若见少腹或二阴下坠者，须用经验方妇科补中益气汤以益气升阳，固摄冲任（方药及加减见恶露不绝）。

若下血势缓量少，经期延长不净，而心慌失眠明显者，可用经验方调经归脾汤加减以补益心脾，摄血归经，复旧固本为治：人参 10g，黄芪 30g，白术 15g，茯神 10g，甘草 6g，酸枣仁 15g，当归 10g，龙眼肉 10g，阿胶 10g，香附 10g，益母草 30g。方中人参大补元气，黄芪补中益气，二者配合补气摄血，使血循经不致溢出脉外；白术健脾，助参芪补脾而统血、生血；当归补血和血，调经，配黄芪以补血；龙眼肉、酸枣仁养心安神；茯神健脾宁心；香附理气，使补而不滞；益母草活血，祛瘀以止血调经；阿胶补血固冲；甘草和中调药。腹痛加三七粉 6g（吞服）、白芍 20g，以活血止血止痛。出血日久，口干者去香附、益母草、茯苓，加麦冬 10g、五味子10g、生地炭 10g，以养阴固冲。

以上三方之证，有轻重缓急之分，也各有辨证要点：固本固冲汤以崩漏血多而欲厥脱为急；补中益气汤出血量多，以气短少腹或二阴下坠为辨；归脾汤，虽有出血，但其较缓，以头晕心慌失眠为辨证要点。

（2）脾虚阴伤证　脾为统血之脏，脾气不足，或中老年脾胃亏虚，失于统摄而发崩漏，月经量多，日久伤阴而成脾虚阴伤之血证。业师刘云鹏先生云："脾虚不能摄血，故血外溢，日久伤阴，冲任不固，而崩漏下血量多。"以崩漏量多，经血色红，纳差口干为主症，少腹不痛不胀，或经期延长不净，舌红或淡红，苔薄黄，脉虚数。治宜健脾坚阴，固冲止血。方用经验方健脾固冲汤主之：赤石脂 30～60g，白术 12g，黄芩 10g，生地黄 10g，地黄炭 10g，白芍12g，阿胶 12g（兑），姜炭 6g，甘草 6g。

方中赤石脂涩血固冲任；白术健脾益气；阿胶、生地黄、白芍养血滋阴，固冲任止血；黄芩苦寒坚阴；姜炭既可引血归经，更有温经止血之妙；甘草调和诸药。舌红，脉细数，手足心热者加女贞子 15g、旱莲草 15g，以滋阴清热，固冲止血。舌苔黄，热甚者加黄柏 10g，以加强清热之功。倦怠乏力，脉虚者加人参 10g、麦冬 10g、五味子 10g，以益气养阴固冲。腰痛加杜仲 15g、续断 15g，以补肾止血。

本方乃刘云鹏先生家传经验方，以治中老年血崩为主。健脾而不温燥，养阴而不碍脾，用之对证，效果颇佳。也可用于其他年龄属脾虚阴伤之崩漏，或经期延长亦有佳效。余曾用本方治疗崩漏50例，设对照组进行临床观察，治疗组治愈15例，显效22例，有效9例，无效4例，总有效率92%。对照组治愈7例，显效9例，有效9例，无效9例，总有效率72.72%。两组疗效比较有显著差异（P<0.05），曾以"健脾固冲汤治疗崩漏疗效观察"为题，发表于湖北中医杂志，1994第16卷。血止后，即用归脾汤加味以复旧固本，补虚调经。

5. 肾虚类　阴虚阳虚和虚火，兼及肝脾或夹瘀

（1）**肾阴亏虚证**　多种因素如少女禀赋不足、天癸初至、失血久病，七七之年，房劳多产等均可致肾虚阴亏，冲任失调失固，而发出血性月经病。以月经先期，量多不净，或经间期出血，或崩或漏，色鲜红，头晕耳鸣，腰膝酸软为主症。或手足心热。舌红，苔少，脉细数。治宜滋肾益阴，止血调经。方用左归丸（《景岳全书》）和二至丸（《医方集解》）加减：熟地黄20g，山药10g，山茱萸15g，龟板胶10g，鹿角胶10g，枸杞15g，菟丝子20g，女贞子15g，旱莲草15g。方中重用熟地黄配菟丝子、枸杞子滋阴补肾，填精补血；山药、山茱萸肝脾肾同补而涩精；鹿角胶补督脉之精血而益阳气；龟甲胶滋补肝肾阴血，善补任脉，二者均为血肉有情之品，填补奇经，峻补精髓且有止血之功；牛膝，补肝肾，强腰膝，活血祛瘀，并引药下行；二至丸滋补肝肾之阴而止血。腰痛加续断15g、桑寄生15g以补肾止血。出血多者加侧柏炭10g、生地炭10g、煅龙骨30g、煅牡蛎30g，以固涩冲任。倦怠气短加西洋参20g，以益气阴。

若阴虚血热，在上述证候的同时见口干咽燥，五心烦热，出血量多，或崩漏不止，舌红苔黄，脉弦细数者，则用经验方养阴固

冲汤加减：生地黄 15g，白芍 12g，女贞子 15g，旱莲草 15g，丹皮 10g，地骨皮 15g，黄柏 10g，枸杞 15g，阿胶 12g，玄参 15g，以滋阴清热，止血调经。方中女贞子、旱莲草、玄参、生地黄、枸杞子、白芍养肝肾之阴，壮水以制阳；地骨皮、丹皮、黄柏清热养血；阿胶合旱莲草养血固冲止血，阴复热清则血宁经调。出血多而难止者加紫草根 15g、岗稔根 30g、贯众炭 15g，以凉血止血。夹瘀腹痛者加蒲黄炭 10g、三七粉 6g（吞服），以化瘀止血止痛。其他如麦冬、续断、桑寄生等可随症加用。

上二方均为"壮水之主以制阳光"之剂。然前者以壮水为主，后者在壮水的同时加强制阳热之力。两方均可用以固冲止血，也可用于血止经净之后复旧调经。

（2）肾阳虚弱证　素体阳虚，久病伤阳，房劳多产，年届七七等均可致肾阳虚衰，封藏失司，冲任不固而发经来量多，甚至崩漏。以月经量多，经期延长，或崩或漏，色淡红，质稀，腰酸膝软为主症。并有畏寒肢冷，尿清便溏，舌淡，苔白，脉沉细。治宜温肾固冲，止血调经。方用右归丸（《景岳全书》）加减：熟地黄 20g，当归 10g，山药 10g，山茱萸 15g，枸杞 15g，菟丝子 30g，肉桂 6g，鹿角胶 10g，杜仲 15g，制附子 6～10g。

熟地黄、山茱萸、枸杞、菟丝子滋肾养肝，补肾填精；肉桂、附子温补肾中元阳；鹿角胶补督脉精血而益阳气；山药健脾补肾；当归养血活血；杜仲补肝肾，强腰膝。上药合而具温肾壮阳、填精益髓，调固冲任之功。气短倦怠加黄芪 30g、人参 10g，以益气摄血。腰痛甚加巴戟天 15g，以补肾强腰。出血多去肉桂、当归，选加赤石脂 30g、煅龙骨 30g、煅牡蛎 30g 或高丽参 20g，浓煎服。若崩漏止、月经净后仍宜用本方随症加减以复旧调经。

妇女经、孕、产、乳，耗血伤精，其以血为贵，以精为本。虽为阳虚，治需温阳，然大辛大热之药，用之须慎，防其伤阴动血。宜于温润之中，行止血之法。时时顾及精血，此为阳虚血证之重要治则。

（3）肝肾不足证　多种因素所致肾气虚，封藏失司；肝血虚，血失所藏。以致冲任受损，不能调摄经水而发经期延长，经间期出血和崩漏。以月经量多不净，非时而下，或经间期出血，或崩或漏，色淡红，质稀，面色萎黄，心慌乏力，腰酸膝软为主症。或小腹隐痛，舌淡红，苔薄，脉弦细软。治宜养血益肾，固冲止血。方用经验方固冲汤加减（方药及加减见产后恶露不绝）。

若月经过多或经断复行不止（排除肿瘤）者，用师传调补肝肾方加味：熟地黄 30g，地黄炭 10g，白芍 15g，枸杞 30g，酸枣仁 15g。本方由魏玉横"不补补之"之法变化而来。方中重用熟地黄补肾益阴，填精生血；地黄炭养血止血；白芍、枸杞养血柔肝敛阴；酸枣仁养心阴、益肝血而安神。有热加黄连 3-6g，以清热。下血过多加阿胶 12g 或赤石脂 30g，以固冲止血。岗稔根、三七粉、黄芪、人参等可随症加用。

（4）肝肾脾虚夹瘀证　肝肾不足，崩漏日久，气血亏耗，冲任失固；或过用误用清热、补益、固涩、止血之药而致离经之血，积而成瘀，阻于胞络，血不循经而成虚中夹实之崩漏证。以崩漏日久不止，时多时少，色黯有小血块，倦怠气短，小腹按之痛为主症。或有面黄头昏，腰酸，舌黯淡，苔薄，脉弦细无力。治宜补养肝肾，益气化瘀。方用将军斩关汤加减：大黄炭 5～6g，巴戟天 15g，茯神 15g，蒲黄炭 10g，阿胶 12g，当归 10g，熟地黄 15g，地黄炭 10g，炒谷芽 10g，黄芪 30g，藏红花 3g，白术 15g，仙鹤草 20g，三七粉 6g（吞服）。

本方创始人已故名医朱南山先生指出："该方专门治疗虚中夹实的崩漏症。方中以熟军炭为君，熟军炭的性能不同于生大黄，用数分至 3g，不仅无泻下作用，反而能厚肠胃，振饮食，并有清热祛瘀之功……即使久病，如尚有残余瘀滞，徒用补养固涩诸药无效，若加此一味，一、二剂后，崩停漏止。盖遵《内经》通因通用的治则，勿误认为熟军炭为峻剂而有所顾虑。方中还佐以红花、三七末化瘀结而止血。用生、熟地黄、当归补血。黄芪益气增强摄血之能力；巴戟天补肾气、益任脉；仙鹤草、蒲黄炒阿胶强化止血；茯神、白术、焦谷芽健脾化湿。故本方补气血而驱余邪，祛瘀而不伤正。"可用益母草 30g 代藏红花。兼热者选加栀子 10g、黄芩 10g，兼以清热。气虚甚者加人参 10g，以增强益气之功。癥瘕出血者加茜草炭 10g、乌贼骨 15g，以增强化瘀止血之力。余 30 年前从《上海中医学流派集》中获得此方，用之多效。因当时藏红花物稀价昂，以益母草 30g 代之，其余药物剂量稍有调整，用于崩漏日久不愈，虚中夹瘀者，效果颇佳。也用于癥瘕出血，产后恶露不绝，同样有佳效。

本病证与西医多种疾病相关。如功能失调性子宫出血，子宫内膜息肉，子宫内膜炎，多囊卵巢综合征等。感染，肿瘤，子宫内膜癌，宫内放置节育器，药物避孕，不规则使用激素，以及子宫瘢痕憩室等，也都有类似的出血表现。由于本病病因多端，证候多种，一旦出现异常出血，即应尽早作相应诊查，如详细询问病史、妇科检查、B 超检查、诊断性刮宫、宫腔镜检查、性激素检测以助诊断和鉴别诊断。

（冯宗文）

二、稀少性月经失调

【概述】

稀少性月经失调包括月经后期（月经稀发），月经过少，也包括月经先后无定期之后期部分。月经后期（月经稀发），是指月经周期延后 7 天以上，甚至 40～50 日一行，但不超过 3 个月，超过则是闭经。

月经过少是指经量明显较少，甚至点滴即净，或量少，行经时间过短，不足两天。由于二者病因病机类同，临床证候往往同时出现，治疗亦大致相同，故一并论述。

其总的发病机理，分虚实两类。虚者多为气血不足，或肾气亏虚，生化不及，冲任不充；实者多为气滞血瘀，血寒，痰湿阻滞冲任、胞脉，以致血海不能如期满溢则月经稀发或满溢不多而经量过少。

【证治经验】

1. 阴虚阳虚肝肾亏，三归肾气阴阳补

肝肾不足证　禀赋不足，房劳多产，手术损伤等均可致精血不足，冲任不充，血海不能如期满溢，而发月经延迟而量少。以月经延后，或经来量少，经色黯淡或质稀，腰膝酸软为主症。或伴有头晕耳鸣，带下量少，夜尿频多，舌淡，苔薄，脉沉细弱。治宜补肾气，益精血，养冲任。方用经验方补肾调经方加减（见闭经）。可随症选加阿胶、女贞子、旱莲草、紫河车、紫石英、仙灵脾等。若见形寒肢冷，腰膝小腹冷痛，面色㿠白等肾阳虚证，治宜温补肾阳，填精调经。方用右归丸加减（方见异常出血性月经病）。可随症选加紫河车、紫石英、仙灵脾、人参等。若经少色红而稠，口干咽燥，

或五心烦热，舌红少苔或无苔，脉细数等肾阴虚证。则治应以滋肾益阴，养血调经为法，方用左归丸加减（方见异常出血性月经病）。可随症选加知母、丹皮、二至丸等。

所用补肾调经汤乃《景岳全书》之归肾丸加味而成。景岳谓之："左归、右归二丸之次者也。"为平补阴阳之剂。在其基础上加入滋养肝肾、活血调经之药而成本方。证诸临床效果良好，有促进子宫内膜生长和健黄体作用。右归丸、左归丸二方为治肾阳虚、肾阴虚之代表方剂。张景岳提出"善补阳者，必于阴中求阳，则阳得阴助，而生化无穷；善补阴者，必于阳中求阴，则阴得阳升，而泉源不竭。"二方一以壮水补元阴，一以益火壮元阳，阳升阴长，源足则流畅，血海如期满溢而经来正常。

2. 气血虚弱经涩少，补益适时引经血

气血虚弱证　脾为气血生化之源，脾气健运，生化有常，统摄有节，则经血如期而下且经量正常。若思虑过度，数脱于血，大病、久病未复等，而脾气受损，气血生化不足，气血亏虚，均可致血海不盈，或满溢不多而发月经不以时下，经量过少。以经量逐渐减少，色淡质稀，后期而至，甚至过期1～2月才潮，头晕眼花，面色萎黄，气短倦怠为主症。或有心悸失眠，纳少便溏，唇舌色淡，苔薄白，脉细无力。治宜益气补血，充养冲任。方用人参养荣汤（《太平惠民和剂局方》）加减：人参10g，黄芪30g，白术12g，茯苓10g，当归12g，熟地黄12g，白芍10g，桂心3g，炙甘草6g，远志10g，陈皮10g，五味子10g。

方中四君子为补气之首方，配黄芪补气之功更者著，配合当归、白芍、熟地黄益气生血；少佐肉桂之温热以鼓舞气血生长；陈皮理气和胃，使补而不滞；远志、五味子养心安神，合而气血双补。《素

问·阴阳应象大论》指出："形不足者，温之以气；精不足者，补之以味。"本方组成及加减，颇合经旨，用于是证，必需待以时日，方能奏效。且可加入鸡血藤 30g、阿胶 12g，以补养阴血。食少纳差者加炒谷芽 15g、砂仁 10g，以醒脾开胃。心悸失眠甚者加枣仁 15g、夜交藤 30g，以养心安神。临近经期去五味子，酌加香 10g、川芎 10g、益母草 15g 等理气活血之味以引经行经。

3. 阳虚生寒气血滞，调经毓麟加减宜

阳虚血寒证　先后天诸多因素形成阳气不足，阳虚生内寒，血为寒滞可致冲任、胞脉阻滞而经期延后，经来涩少。以月经后期而潮，或量少，色淡黯，小腹冷痛喜温，舌黯，苔白为主症。或伴腰膝冷痛，肢冷畏寒。脉沉弦软。治宜温阳散寒，活血调经为法。方用经验方调经毓麟汤加减主之（方见闭经）。

4. 肝郁血瘀分轻重，二调经方血府别

气滞血瘀证　外感内伤，人工流产等手术，均可损伤血脉而成瘀，阻滞冲任气血，血海不能如期满溢而发月经后期，涩少。以经来量少不畅，色黯有块，或后期而潮，小腹胀痛为主症。或伴精神郁闷，胁痛乳胀。舌黯，脉弦。偏肝郁气滞，乳胀胁痛明显者，治宜疏肝理气。经验方调经 1 号方加减主之：柴胡 10g，当归 10g，白芍 10g，甘草 6g，香附 12g，郁金 10g，川芎 10g，益母草 15g。

方中柴胡疏肝解郁；当归、白芍养血调肝，益冲任；白芍尚具敛阴之功；甘草和中；香附、郁金疏肝郁、理肝气，为气中血药；川芎行血滞，为血中气药；益母草活血调经，肝血得养郁可解，气血调和经可调。肝郁化热，舌红脉弦数者加丹皮 10g、栀子 10g，以清郁热。兼脾虚纳少便溏者加白术 10g、茯苓 10g，以健脾。高泌乳血症或泌乳闭经者加麦芽 50～100g，或鸡内金 10g，以回乳调经。熟地

黄、鸡血藤、素馨花、玫瑰花、党参、乌药、牛膝等可随症加用。

属血虚气滞，气血失和而见头晕、纳少、腹胀或腹痛，舌淡黯明显者，则治宜活血调经为法。经验方益母调经汤加减主之：益母草 15g，丹参 15g，熟地黄 15g，当归 15g，白芍 12g，川芎 10g，香附 12g，茺蔚子 10g，白术 10g，肉桂 3g，牛膝 10g。

方中四物汤补血养肝，活血调经；香附理气，气行则血行；丹参、茺蔚子、益母草活血调经；白术健脾补中而扶正；肉桂温心阳、通血脉；牛膝活血通经，引血下行。合而共具补血养肝，温阳健脾，调理冲任之功。兼阳虚冷肢畏寒者加仙茅 10g、淫羊藿 10g，以温肾阳。兼热而口渴脉数者去肉桂，加丹皮 10g、栀子 10g，以清热。可随症加用乌药、桃仁、红花、党参等。

气滞血瘀较甚，经来腹痛，经色黯而有块，舌黯者，治宜疏肝理气，活血化瘀。血府逐瘀汤（《医林改错》）加减主之：桃仁 10g，红花 10g，当归 10g，生地黄 10g，川芎 10g，赤芍 10g，牛膝 10g，桔梗 6g，柴胡 10g，枳壳 10g，甘草 6g。

方中桃红四物汤养血、活血化瘀；四逆散疏肝理气、止痛；柴胡升达清阳于上；桔梗开宣肺气，载药上行入胸中，合枳壳一升一降，开胸行气，气行则血行；牛膝活血通经，引瘀血下行；甘草和中调药。如此则上中下及全身气血通畅，血活瘀化。胸胁腹部胀闷，经行量少不畅者选加香附 10g、郁金 10g、青皮 10g，以理气止痛。病久兼气虚倦怠，经量少者加黄芪 30g、党参 15g、白术 12g，以益气扶正。黄芩、桂枝、仙茅、仙灵脾等可随症加用。

5. 痰湿阻滞有虚实，实证导痰虚六君

痰湿阻滞证　脾气素虚，肥胖之体，嗜食肥甘等均可使运化失常，聚湿生痰。痰湿下注，壅滞冲任，气血不畅以致月经延后，涩少。以月经延后，经来量少，色淡质黏。胸脘满闷，呕恶痰多为主症。或伴有形体肥胖，眩晕心悸，白带多而质黏稠。舌苔白腻，脉滑。痰湿偏盛，舌黯者，治宜燥湿化痰，活血调经为法。经验方加味导痰汤加减主之：半夏 10g，陈皮 10g，茯苓 10g，胆南星 10g，川芎 10g，当归 10g，苍术 10g，香附 10g，枳壳 10g，神曲 10g，菟丝子 25g，牛膝 10g。

方中二陈汤、南星、苍术燥湿化痰，和胃降逆，气滞则痰阻，行气则痰行。香附、枳壳理气化痰；甘草、神曲健脾和中消食滞；当归、川芎养血活血调经；菟丝子补益肝肾、温养冲任；牛膝活血调经，引药下至病所。兼血瘀经闭或量少者选加丹参 20g、山楂 20g、桃仁 10g，以活血化瘀。伴癥瘕、B 超见卵巢多囊者选加昆布 15g、海藻 15g、皂角刺 15g、穿山甲 10g、夏枯草 12g，去甘草，以消癥散结。兼痰热者加浙贝 10g、黄芩 10g，以清热化痰散结。仙茅、仙灵脾、附子、白术、鸡血藤等可随症选用。

偏于脾虚，倦怠气短，舌淡，脉滑无力者，治宜益气健脾，化痰调经为法。六君子汤（《太平惠民和剂局方》）加味治之：党参 15g，白术 15g，茯苓 12g，炙甘草 6g，法半夏 10g，陈皮 10g，香附 12g，当归 12g，川芎 10g，生姜 10g，大枣 10g。方中四君子益气健脾，以杜生痰之源；陈皮、法半夏理气化痰，降逆和中；香附加强理气消痰之力；当归、川芎养血活血调经；生姜、大枣温中化痰、调和营卫。眩晕加天麻 10g，以除风定眩。胸闷呕吐甚者加砂仁 10g，以理气化湿。痰多者加制南星 10g、枳壳 10g，以理气化痰。经前经期酌加益母草 15g、牛膝 12g、桃仁 10g，以活血引经。

本病虚证宜补之，需长时间才能渐充渐复，不宜求效过急，投以活血化瘀方药，反而易损伤气血，于病无利，欲速则不达也。实证属气滞血瘀，痰湿阻滞。以活血化瘀，燥湿化痰为治，然有兼虚者则应加当归、党参、白术、熟地黄等兼顾其虚。宫腔手术后之宫腔粘连者，可借助扩宫或宫腔镜手术处理后，继续予以活血化瘀调治；痰湿证亦非短时间可获效果，尤其是多囊卵巢综合征，可考虑针灸配合治疗。

稀少性月经失调，与多种疾病相关。多囊卵巢综合征，高泌乳素血症，卵巢功能失调，宫腔手术所致子宫内膜损伤，宫腔粘连等。临床除详细询问病史外，还须进行内分泌检测、B超检查，必要时进行宫、腹腔镜检查和处理，脑垂体CT或MRI检查，以明确病因与相关疾病，以利辨证与辨病而施治。此外还须排除妊娠。

（冯宗文）

三、闭经

【概述】

女子年逾十八周岁，月经尚未来潮者，称原发性闭经。或已行经而又中断达6个月者，称继发性闭经。本篇所论述属后者。

闭经一病，发病涉及肾、肝、脾、心、天癸、冲任、胞脉、胞宫。其中任何一个环节发生功能失调都可导致闭经。本病总的病机分虚实两端。虚者精血不足，血海空虚，无余血可下；实者邪气阻隔，脉道不通，经血不得下。然而虚实相兼者亦多。

【证治经验】

1. 肝肾不足治较难，补益精血分阴阳

肝肾不足证　多种原因如禀赋不足，房劳多产，久病，手术损伤子宫内膜等，均可引起肾虚精不化血，以致冲任不充，而发经闭不行。以经行后期，量少色红，渐至经闭不行，腰酸腿软为主症。

或伴头晕耳鸣，阴干带少。舌淡红，苔薄，脉细虚。其治以补养肝肾，调养冲任为法。经验方补肾调经方加减主之：熟地黄 20g，山药10g，山茱萸 10g，枸杞 15g，菟丝子 30g，杜仲 15g，当归 10g，白芍 10g，茯苓 10g，何首乌 15g，党参 15g，鸡血藤 20g。

本方以熟地黄、菟丝子、杜仲补肾益精；山茱萸、白芍、何首乌养肝并滋肾；山药、茯苓、党参健脾资化源以养肝肾；当归、鸡血藤养肝血、益冲任而调经，肾精肝血渐充，冲任得养，经水可通。偏阴虚加女贞子 15g、龟板胶 12g，以滋阴养血。偏阳虚加仙灵脾10g、仙茅 10g、鹿角胶 12g，以温阳益精血。子宫偏小者加紫河车12g、紫石英 30g，以温补精血而养胞。阴虚有热者加知母 10g、丹皮 10g，以清虚热。服药一段时间后，见阴道分泌物增多时，可酌加益母草 15g、牛膝 12g、川芎 10g，以活血引经。

2. 肾虚血少脉道滞，调经毓麟补并通

肾虚血少血滞证　多种因素引起肾气不足，脾气损伤等，气血生化不足，可致肾虚血虚，冲任失养，胞脉滞涩而发闭经。以月经后期，量少色淡不畅，渐至经闭，腰酸怕冷，舌淡黯为主症。或伴头晕倦怠，腹痛。苔白，脉弦细软。其治以补肾益精，养血活血为法。经验方调经毓麟汤加减主之（方药及加减见内分泌失调性不孕）。

3. 气血虚弱难化经，补益适时引经血

气血虚弱证　脾胃虚弱，饮食劳倦，大病久病或数脱于血，节食防肥等均可损伤脾胃而化源不足，气血虚弱以致冲任失充，经闭不行。以月经延后，量少，色淡质薄，渐至停闭不行，面色萎黄，气短心悸为主症。或伴有头晕眼花，倦怠失眠，饮欲不振。舌淡，脉虚。其治以益气养血，温养冲任为法。经验方调经十全汤加减主

之：**熟地黄 12g，当归 10g，川芎 10g，白芍 10g，人参 10g，茯苓 10g，白术 10g，炙甘草 6g，黄芪 30g，肉桂 3g，香附 12g，益母草 15g，鸡血藤 20g。**

本方以十全大补汤，气血双补以资经血之源为主，辅以香附、益母草、鸡血藤理气活血以防血因虚而滞并调理冲任，使气血充盈而引导之。腰痛者加巴戟天 10g，杜仲 10g，以补肾壮腰。伴阳虚畏冷者加淫羊藿 10g，以温肾阳。心悸失眠者加柏子仁 15g、酸枣仁 20g，以养心安神。精血大伤见性欲淡漠、毛发脱落、阴道干涩、生殖器官萎缩者选加紫河车 15g、菟丝子 30g、鹿角胶 10g、淫羊藿 10g，以大补精血。纳差食少者加砂仁 10g、炒谷芽 15g，以理气开胃。

虚证闭经以肝肾不足、气血亏虚为多，其病程长，较为难治。系逐渐形成，切忌盲目通经，以犯虚虚，宜补养充之，亦须待以时日，非短期可见功效。"欲以通之，无如充之。但使雪消而春水自来，血盈则经脉自至。"（《景岳全书·妇人规》）闭经虚证固多，然而虚中夹瘀者亦常有之。其治或补虚为主，兼以活血调经，或先补虚，待其虚渐充后再活血引经，上述三证之治法方药均体现此治则。不论虚证或虚中夹瘀，均宜在补益一段时间后，如果 B 超见子宫内膜厚度达 8～10mm 时，亦应投以活血之剂。如果月经来潮，须重复使用。一般要持续三、四周期。若欲孕者，则应审慎，不宜活血，此时有可能受孕。若 BBT 双相，即表示有排卵，月经将至。正常经潮 2～3 次才可称为痊愈。如果见经潮即停药，多会再次停经。

4. 血瘀冲任与胞宫，血实决之血府用

气滞血瘀证 内伤外感，人工流产，手术损伤等，均可导致气滞血瘀，阻于冲任、胞脉胞宫而经闭不行。以经停数月，胸胁胀满为主症。或伴有心烦易怒，或少腹周期性胀坠疼痛拒按。舌黯，脉沉弦或涩。治宜理气活血，祛瘀通经为法。方用血府逐瘀汤加减（方药见稀少性月经病）。

此证为气滞血瘀实证。若属宫腔手术后宫颈、宫腔粘连者，可配合扩宫或宫腔镜手术处理可提高疗效。

5. 阳虚痰阻脂膜塞，温肾化痰兼活血

阳虚痰阻证 肾阳素虚，肥胖之体，饮食不节等均可致脾阳失运，湿聚痰生，气血不畅，冲任、胞宫为痰湿脂膜壅塞而致经闭不行。以月经数月不行，或经常闭经，形体肥胖，神倦胸闷为主症。或伴有呕恶痰多，头晕心悸，畏冷腰酸。舌淡黯，苔腻，脉沉而滑。治宜温肾健脾，化痰活血为法。经验方温肾化痰汤主之：陈皮 10g，法半夏 10g，茯苓 12g，香附 12g，胆南星 10g，神曲 12g，白芥子 10g，当归 12g，川芎 10g，菟丝子 30g，仙茅 10g，淫羊藿 10g，巴戟天 12g。

方中二仙、菟丝子、巴戟天补肾阳、养冲任；陈皮、法半夏、胆南星除湿化痰；白芥子去"皮里膜外之痰"散顽痰之结；神曲健脾消食；当归、川芎养血；香附理气；配合温阳化痰药以温化通利冲任之痰阻，配合养血补肾药以调养冲任之气血。如此则阳气得复，运化得健，痰湿得化，气机宣畅，冲任得养则能经调。伴癥瘕和B超见卵巢增大，多囊者选加昆布 15g、海藻 15g、三棱 15g、莪术 15g、皂角刺 15g、穿山甲 10g、以消癥散结。余如党参、白术、苍术、山楂等可随症选加。

6. 烧热闭经毒伤胞，解毒调经加减妙

毒伤胞脉证 血虚之体，长期服食含毒药食，积毒为害，化热生湿，损伤心与胞脉，阻滞冲任而致烧热闭经。以经闭，烧热，日晒则周身如针刺为主症。或伴有头晕心悸，烦躁胸闷，小便短黄。

舌黯红，苔黄腻，脉细数或涩。治以清热解毒，活血通经为法。经验方解毒调经汤加减主之：黄连 10g，金银花 30g，通草 10g，柏子仁 15g，泽兰 10g，卷柏 10g，熟地黄 10g，当归 12g，川芎 10g，牛膝 10g，香附 12g，益母草 15g，丹参 15g，生甘草 6g。

方中黄连清泻心经火毒；金银花、生甘草清热解毒；通草利湿通经；柏子仁养心通心气；当归、熟地黄养血，配合柏子仁使心得营血滋养，能下达胞脉并且补肝肾，以资冲任；泽兰、卷柏、当归、川芎、益母草活血通脉以调经；香附理气以助活血；牛膝引诸药下通胞脉。热甚口苦便结者加黄芩 10g、连翘 20g、大黄 10g，以清热解毒。湿盛见胸痞，舌苔厚腻者去熟地黄，加薏苡仁 20g、滑石 30g，以利水除湿。腹痛酌加桃仁 10g、赤芍 15g、蒲黄 10g，以活血化瘀止痛。毒解热清湿利则烧热烦闷得除，心脉得宁，心气下达，气顺血活则胞脉通，月事得下。

此类闭经多发于产棉区而有口服黑棉籽油史者，属棉酚中毒，毒邪所伤而发病。民间称之为"烧热病"。其证候多端，病变在气血，病位在胞脉、胞宫、冲任，涉及心、肝、脾诸脏。本方乃余针对此病拟订，用以治之有佳效。曾有同仁得此方，用于此类病证，也取得很好效果，并且撰文发表。服雷公藤而致闭经者可参考本证辨治。

闭经有"血枯""血隔"之分，其治有充、通之别，然纯实证较少，实中兼虚或虚实相兼者为多见。如气滞血瘀日久，多有气虚血亏，其属实多虚少，不应一味化瘀通经，损伤气血，应于活血理气之中，佐以黄芪、党参、鸡血藤或补肾之品等以助药力可效。痰湿之证，多兼阳虚。于化痰调经之时，用仙茅、淫羊藿、肉桂、巴戟天、菟丝子等同时温阳，标本同治。此类治之较难，尤其是多囊卵巢综合征之闭经，需数月，疗效才显。同样经潮后须继续巩固，直至痊愈。B 超、BBT 可观察效果。还须注意调摄寒温，忌寒凉肥甘饮食，减少精神压力，加强锻炼身体，减少人工流产等手术损伤。

中西医的闭经概念基本相同。对继发性闭经的诊断是停经 6 个月者，以往多数主张停经 3 个月以上，这样有利于患者早期治疗，以便早日痊愈。西医认为闭经是由多种妇科疾病引起的一种症状。引起闭经常见的疾病有宫颈、宫腔粘连，生殖器结核，卵巢早衰，卵巢功能低下，多囊卵巢综合征，高催乳素血症（闭经泌乳综合征），席汉氏综合征；精神性闭经，药物性闭经，运动型闭经以及甲状腺疾病和肾上腺疾病等。由于闭经的病因复杂，涉及多种疾病，因此不但要详细询问病史，还要根据病情选择作必要的相关检查，如妇科检查，基础体温，血清性激素测定（FSH、LH、E2、P、T、PRL），B 超，子宫输卵管造影，诊断性刮宫，头颅蝶鞍部 CT、MRI 检查，宫、腹腔镜，染色体以及甲状腺、肾上腺功能测定等。可明确病因和与闭经相关疾病，以利辨病、辨证施治，并可发现先天性生殖器官发育缺陷、后天器质性损伤导致的闭经。此外还须排除妊娠和与并月、季经、避年、暗经相鉴别。

（冯宗文）

四、痛经

【概述】

妇女经期或行经前后，周期性出现小腹疼痛或痛引腰骶，甚至剧痛至昏厥者，称"痛经"，也称"经行腹痛"。

本病总的发病机理是在经期以及经期前后这一女性特殊生理时期，致病因素的干扰，影响冲任气血的变化，冲任胞宫经血流通受阻则"不通则痛"；冲任胞宫失于温煦濡养，滞涩血脉则"不荣而痛"。之所以痛经周期性发作，是与经期冲任气血变化有关。非经期冲任气血平和，致病因素尚未能引起"不通""不荣"，但其并未消除，潜于体内，待机再动。

痛经一病，全虚者少见，全实者较多，更常见的是虚中有实，实中有虚。痛经性质不可仅以一项为凭，须全面合参，才能辨清其虚实寒热以及在气在血。一般痛经发生在经前经期属实；发生在经期或将净之时，或延至经净之后为虚。掣痛、绞痛、刺痛、剧痛属实；隐痛、空痛、痛轻属虚。拒揉拒按属实；喜揉喜按属虚。得热痛甚属热；得热痛减属寒。经血黯红有块属实；经血淡红质稀属虚。胀甚于痛为气滞；痛甚于胀为血瘀。

本病之治，一般而言，经期治标以止痛为急，于辨证方中适当加入相应之止痛药，或配合针灸；非经期应辨证或治疗原发病以治本。临床常用止痛中药散寒止痛类：艾叶、干姜、小茴香、桂枝、吴茱萸等。行气止痛类：香附、乌药、枳实、木香、青皮等。活血止痛类：当归、川芎、蒲黄、五灵脂、乳香、没药、延胡索、三七、血竭等。清热止痛类：川楝子、丹参、赤芍等。缓急止痛类：白芍、甘草。临床辨证选用可增强止痛效果。

【证治经验】

1.宣郁通经金铃散，木郁达之热者清

肝郁热结证　情志失调、肝气郁滞，化火灼血成块，以致经行不畅而作痛。以经前腹痛，经色黯而有块，胸胁乳房胀痛为主症。伴有口苦心烦。舌红，苔黄，脉弦数。治宜疏肝清热，通经止痛为法。方用经验方加减宣郁通经汤出入主之：柴胡10g，当归15g，白芍15g，黄芩10g，香附10g，丹皮10g，白芥子6g，益母草15g，

郁金 10g，延胡索 15g，川楝子 10g，生甘草 6g。

方中柴胡疏肝解郁；香附、郁金疏肝理气以行血滞；白芥子辛散开郁止痛；黄芩清泄肝热；丹皮清泄郁火；当归、白芍养血柔肝；生甘草调和诸药；配合当归、白芍缓急止痛；延胡索既能入血分以活血化瘀止痛，又能入气分行气散滞；川楝子既能疏理肝气郁滞，又善调理脾胃滞气，清热止痛；益母草活血调经。诸药配合，郁开痛能止，火清经可调。

本方由《傅青主女科》宣郁通经汤加减而成。其适应证病因病机为肝郁气滞，化火灼血成块，经行不畅而作痛经、月经不调。傅青主认为："妇人有经前腹痛数日而后经水行者，其经来多是紫黑块……谁知是热极而火不化乎！夫肝属木，其中有火，疏则通畅，郁则不扬，经欲行而肝不应，则抑拂其气而痛生。"余宗傅氏"治法似宜大泄肝中之火。然泄肝之火而不解肝之郁，则热之标可去，而热之本未除也，其何能益"之意。于原方中去栀子以防凉泄太过，反而血滞。加入金铃子散加强理气疏肝，清热止痛之功。更加益母草以调畅经血，以标本兼治之。若肝热犯胃见呕吐酸水者加黄连 10g、吴茱萸 6g，以泻肝和胃而止呕。腹痛甚者加蒲黄 10g、五灵脂 12g 以活血止痛。

2. 不通则痛气血阻，活血化瘀通不痛

气滞血瘀证　多种因素导致气滞血瘀，以致经血运行不畅，不通则痛，而发痛经。《沈氏女科辑要笺疏》所谓"经前疼痛无非厥阴气滞，络脉不疏。"即指此类痛经。以经前经期小腹疼痛且胀，拒按，量少或经行不畅，色黯有块，块出痛减为主症。伴胸胁乳胀。舌黯或有瘀点紫斑，脉弦或涩。治宜理气活血，化瘀止痛为法。轻者用经验方益母生化汤加味（方药见产后恶露不绝）。痛经重者用

膈下逐瘀汤加减：当归 10g，川芎 10g，赤芍 10g，桃仁 10g，红花 10g，香附 10g，乌药 10g，五灵脂 12g，延胡索 15g，枳壳 10g，丹皮 10g，甘草 10g。

方中当归养血活血以调经；川芎、赤芍、丹皮、红花、桃仁活血散瘀，清热消癥；乌药、枳壳、香附行气散结，调经止痛；再用五灵脂、延胡索活血散瘀，行气止痛，加强本方止痛之功；甘草调和诸药，缓急止痛。诸药合用，行气散瘀。气行则血活，瘀散则块消。气血畅通，通则不痛。痛经甚者加蒲黄 10g、血竭 6g，以消瘀止痛。口苦苔黄者加黄芩 10g，以清热。腹痛日久有癥瘕者加三棱 12g、莪术 12g、土鳖虫 10g 等，以消癥散结。兼气短倦怠者加黄芪 30g 以益气扶正而运血。

3. 湿热经期止标痛，平时治本病可除

湿热蕴结证 宿有湿热内蕴，阻滞气血，或经期、产后、堕胎、人工流产等，感染湿热邪毒，稽留冲任，蕴结于胞中，湿热与经血相结，以致气血不畅，发为痛经。以经行小腹胀痛，拒按，经色深红有块，舌苔黄腻为主症。伴有腰骶部胀痛，月经先期，量多，经期延长。平时或有腹痛，经来加剧；带下色黄，或赤白相兼气臭，小便短黄。舌红，苔黄腻，脉弦数。治宜清热除湿，化瘀止痛为法。方用师传经验方柴枳败酱汤加减：柴胡 10g，枳实 10g，赤芍 15g，甘草 6g，丹参 15g，败酱草 20g，红藤 20g，大黄 6g，牛膝 10g，桃仁 10g，蒲黄 10g，五灵脂 12g，薏苡仁 20g。

方中四逆散疏肝理气止痛；败酱草、红藤、大黄、薏苡仁清热解毒除湿；丹参、桃仁、蒲黄、五灵脂活血化瘀止痛；牛膝活血、引药下达病所。有癥瘕者选加三棱 10g、莪术 10g、昆布 15g、海藻 15g，去甘草，以消癥散结。腹痛甚者加川楝子 10g、延胡索 15g，

以活血止痛。湿重苔厚腻者加茯苓 10g、通草 10g，以利湿。月经量多者酌加黄芩 12g、蒲黄炭 10g、贯众炭 15g，去枳实、牛膝，以清热固冲。先师刘云鹏先生之科研课题"妇炎康冲剂治疗盆腔炎性包块的临床研究"，即将本方制成冲剂，成果达国内先进水平。

本证型是感染湿热邪气，与血相结成瘀，（盆腔炎）甚至形成癥瘕，阻滞气血。其痛在平时，只是经期加重。其治重在非经期，经期只是治标。湿热清化于平时，则经期不痛也。可参照盆腔炎节辨证施治。

4. 寒凝血瘀痛经重，寒则温之瘀则通

寒凝胞中证　平素摄生不慎，经期感受寒湿之邪，贪凉饮冷等，以致寒湿客于胞中，气血凝滞，经行不利，发为痛经。以经前经期小腹冷痛，得热痛减，经量少，色黯有块，或经期迟至为主症。并有面色苍白，四肢不温，畏冷身痛，甚者呕吐、昏厥。舌淡黯，苔白腻，脉沉紧。治宜温散寒湿，活血化瘀，理气止痛为法。用少腹逐瘀汤（《医林改错》）加减：小茴香 6g，干姜 6g，延胡索 10g，没药 10g，当归 10g，川芎 10g，肉桂 5g，赤芍 15g，蒲黄 10g，五灵脂 10g。

《素问·调经论》云："寒独留，则血凝泣，凝则脉不通。"不通则痛，血得寒则凝，得温则行。方中肉桂、小茴香、干姜温经散寒，通达下焦，温暖冲任胞宫，此三味属温经散寒部分。当归养肝活血，川芎、赤芍活血祛瘀，此三味为活血化瘀调经部分；蒲黄配五灵脂活血化瘀止痛；延胡索辛散温通、活血行气止痛；没药活血祛瘀，行气止痛。此四味属止痛部分。寒散血行，下焦胞宫气血通畅，自无疼痛之虞，且有种子之效。本方以温经、活血化瘀以治本，止痛治其标。痛甚而厥者加附子 10g、细辛 5g，以回阳散寒。痛甚经量少者加桃仁 10g、红花 10g、血竭 5g，以增强化瘀止痛之功。腹胀者

加乌药 10g、香附 10g，以理气。气短倦怠者加黄芪 30g、党参 15g，以益气扶正。

5. 虚寒痛经或兼实，温经汤方兼活血

阳虚胞寒证 素属肾阳虚弱，阳虚则生内寒，冲任胞宫失于温煦，滞碍气机，血为寒凝，以致经血运行迟滞，经行不畅而发为痛经。以经行小腹冷痛，喜按喜温，经量或少或多，经行后期为主症。并有面色苍白，形寒肢冷，甚者汗出，呕吐便溏，腰膝酸冷。舌淡红，苔白，脉沉细。治宜温经暖胞，养血止痛为法。方用温经汤（《金匮要略》）加减：吴茱萸 10g，当归 10g，白芍 10g，川芎 10g，桂枝 10g，阿胶 10g，丹皮 10g，党参 10g，半夏 10g，麦冬 10g，生姜 10g，甘草 6g。

方中吴茱萸入肝经，散寒止痛。桂枝温经散寒，通利血脉以止痛。川芎、当归养血调经，白芍柔肝止痛。丹皮祛瘀行血，兼退虚热。阿胶、麦冬养血益阴，并可制吴茱萸、桂枝之燥。半夏降逆和胃。生姜温胃散寒。甘草补中调和诸药，与白芍配合以缓急止痛。人参益气补虚。下腹冷痛甚者去丹皮，加艾叶 10g、附子 10g，以增强温阳止痛之功。腹痛甚夹血块者去党参、阿胶，加蒲黄 10g、五灵脂 15g、山楂 20g，以化瘀止痛。经血量多者加艾叶炭 10g、三七粉 6g（吞服），以止血止痛。无呕吐去半夏。

本方证应与少腹逐瘀汤证区别：彼为寒凝血瘀实证，痛经少腹拒按，经血有块，脉沉弦紧为主证；此则为阳虚胞寒虚证，以痛经小腹喜按，得温通减，舌淡脉弦细为辨证要点。

6. 肾虚血亏不荣痛，调肝归芍经后用

肝肾不足证 肝肾亏虚，冲任精血不足。行经时血脉滞涩，经行后血脉空虚，冲任胞宫失于荣濡而致"不荣而痛"之痛经。以经

期或经后 1、2 日小腹绵绵作痛，喜按，经色淡，量少质薄为主症。或伴头晕耳鸣，心悸腰酸。舌淡红，苔少，脉弦细弱。治宜补益肝肾，养血止痛为法。痛于经后伴腰痛，头晕耳鸣者，为肝肾亏虚证。经验方加味调肝汤主之：当归 10g，白芍 30g，川芎 10g，山茱萸 10g，巴戟天 15g，山药 12g，阿胶 10g，香附 10g，艾叶 6g，甘草 6g。

方中当归补血养肝。川芎与当归相配，活血调经。白芍养血和营，缓急止痛。"肝肾同源"，配伍山茱萸，益精血，补肝肾。巴戟天温肾阳，益冲任。艾叶暖胞止痛。阿胶养阴补血。香附理肝气使补而不滞而调经。山药健脾益肾。甘草调中和药，配白芍加强缓急止痛之效。诸药合用，以奏养肝益精，止痛调经之功。

痛于经期而经血少，伴面色萎黄，心悸倦怠者，为肝血不足证。用当归芍药散（《金匮要略》）加味为治：当归 12g，白芍 30g，川芎 10g，白术 10g，茯苓 10g，泽泻 10g。

方中以芍药养血柔肝，缓急止痛为主。当归、川芎调肝养血，活血止痛。白术健脾益气。茯苓、泽泻健脾除湿。并常规加入炙甘草以增缓急止痛，健脾补中之功。以上二方之加减：经量少者加熟地黄 10g、鸡血藤 25g，以补血调经。心悸气短者加黄芪 30g、党参 15g，以益气。兼胁痛胀者加柴胡 10g，以疏肝。腰痛明显者加杜仲 15g、菟丝子 25g，以补肾益精。有热者加黄芩 10g，以兼清热。有寒者加吴茱萸 6g，以暖肝缓急。

盖血虚之体，脉道不充，血行迟缓，瘀滞胞脉胞中。此即《竹林女科》所说："经后腹痛，此虚中有滞也。"因此用加味调肝汤调肝益肾，养血止痛，临床用之数十年多效。俾木得精濡，肝得血柔，胞得温养，气疏血活，痛经可止。当归芍药散为健脾柔肝、养血止痛之方。《金匮要略.妇人杂病脉并治》谓："妇人腹中诸疾痛，当归芍药散主之。"余常用于肝血不足，经脉失养之经后腹痛，随症加味有良效。

上述六证型之外，尚有蛔虫内扰，脏腑功能失调之上热下寒证可见痛经，但目前较少，宜用乌梅丸加减，以调理寒热，驱虫止痛。余曾用该方加减治疗此类痛经 42 例，治愈 24 例，显效 10 例，有效 5 例，无效 3 例。以"乌梅止痛汤治疗痛经 42 例临床观察"为题，发表于《湖北中医杂志》1990 年第 3 期。

还应重视调摄以预防发生痛经，如注意经期、产后卫生及保暖；调情志；消除紧张情绪；注意饮食，不宜过服生冷寒凉药食；注意计划生育，减少人工流产手术。

西医学痛经分原发性和继发性两种。原发性痛经又称功能性痛经，是指生殖器官无器质性病变者，以青少年为多见。继发性痛经是由于盆腔器质疾病如子宫发育不良、子宫内膜异位症、子宫腺肌病、子宫肌瘤、盆腔炎、宫颈炎、宫腔粘连等引起，常见于育龄期妇女。因此临床须详细询问病史，已婚妇女应行妇科检查。或行 B 超、子宫输卵管造影、宫腹腔镜检查以明显病因与相关疾病，以利辨证与辨病相结合而施治。同时须与异位妊娠、流产相鉴别。

（冯宗文）

五、经行乳房胀痛

【概述】

每于经行前或经期出现乳房胀痛，或乳头痒痛，甚至痛不可触衣者，称"经行乳房胀痛"。一般发生于经前 3 ～ 7 天，甚至半月前即作，直至经潮或经净才渐消退。

主要病因病机为肝失疏泄，乳络欠通和肝肾亏虚，乳络失养。

【证治经验】

1.肝郁气滞证为多，调经1号见效易

肝气郁滞证　抑郁恚怒以致肝之疏泄失常之人，经前经期阴血下注冲任，冲气偏盛，循经上逆，气血壅滞，乳络不畅而发经行乳房胀痛。经潮冲任气血渐通，乳络渐畅，故而胀痛渐消。以经前3～7天甚至半月乳房胀痛，经行不畅，色暗红为主症。或伴有胸胁、小腹胀痛，精神抑郁，喜太息。舌黯，苔白，脉弦。治宜疏肝理气，养血调经为法。方用经验方调经1号加减主之（方药见稀少性月经失调）。

调经1号是业师刘云鹏先生的经验方，专为经前乳胀，月经不调而设。其由逍遥散变化而来。因为上证以气机不畅为主，故而在其疏肝养血的基础上，加用香附、郁金疏肝郁，川芎理血之中气，益母草活血调经。不用白术、茯苓防其壅滞气机。冀其气顺血和、冲任调畅，上消乳络之胀，下利胞宫之"泻"。余用之数10年，屡获良效。

2.肝肾阴虚相对少，滋水涵木一贯煎

肝肾阴虚证　素体肝肾不足，或久病失血伤阴，经行之际，阴血下注血海，肝肾阴血愈显不足，血少气滞，乳络失于濡养而发乳房胀痛。以经前、经期或经后乳房隐痛略胀，月经量少，色淡红，腰膝酸软，胁肋隐痛为主症。或目干耳鸣，口干咽燥。舌红，少津少苔，脉细弦。治宜滋肾养肝，理气通络为法。方用一贯煎（《续名医类案》）加减：北沙参10g，麦冬10g，当归10g，生地黄18～30g，枸杞15g，川楝子5g。

本方中当归、枸杞子滋肾养肝；沙参、麦冬、生地黄滋水涵木。大队滋阴养血药中，配入苦寒理气之川楝子，于滋补之中寓疏达之意。若乳胀明显选加素馨花 6g、橘叶 6g、橘核 12g、麦芽 15g，以增强疏肝理气之功。胁胃胀痛者加玫瑰花 5g、佛手 10g、白芍 30g、甘草 6g，以理气缓急止痛。口苦而干者加黄连 3～6g，以清热。如此则滋养不碍气机，理气不致伤阴。张山雷在《中风斠诠》中曰："柳州此方，虽是从固本丸，集灵膏脱化而来，独加一味川楝，以调肝气之横逆，顺其条达之性，是为涵养肝阴第一良药。凡血液不充，络脉窒滞，肝胆不驯，而变生诸病者，皆可用之……何能辨此？方下舌无津液四字，最宜注意。"肝肾阴虚相对较少。然阴复较慢，除经前、经期用本方加减外，更须平时调治。冀其肝肾阴血得复，乳络得以濡养，经行则无乳房胀痛之苦。

本病属西医学经期紧张综合征范畴，临床于经前应作乳房触诊，可见双乳较平时丰满，可有触痛，但无肿块结节，皮色不变，经后消失。如果病情较重，可行乳腺 B 超检查，以发现或排除乳腺肿块、结节所致之乳房胀痛。若平时乳房有结节肿块，或乳头有溢液或溢血者，应做乳腺病专科检查，以防恶变。

（肖英）

六、经行发热

【概述】

妇女每值经期或经前后，出现以发热为主证者，称"经行发热"。若行经偶有一次发热者，不属此病。

经期治发热是治其标，平时须对发热疾病进行彻底的治疗，是治其本。如此，不治发热而热自不发。

总的病机是经行之际，阴血下注，气血营卫失调。

【证治经验】

1. 肝郁化火经行热，丹栀逍遥加减佳

肝郁化火证 素体抑郁，或情志内伤，或有慢性肝胆疾病者，以致肝气郁结，郁久化火，经前经期，阴血下注，郁火愈盛而发热。以经前经前出现低热，热势常随情绪波动而起伏，精神抑郁，心烦易怒，乳胁胀痛，腹痛，喜叹息为主症。可伴月经先期，量多，口苦而干。舌红，苔黄，脉弦数。治宜疏肝解郁，清热调冲为法。方用丹栀逍遥散加减（见异常出血性月经病）。

肝之疏泄失常则肝气郁结，郁久化火。"木郁则达之""火郁则发之"。逍遥散具疏肝解郁，健脾养血之功，为治木郁之要方。加用丹皮、栀子清泄郁火而凉血，如是则郁解火散，热自不发。热甚者去白术，可随症加入黄芩、生地黄、郁金、香附。本证发热常随情绪波动而起伏，心烦易怒，胁痛太息是为辨证要点。

2. 肝胆伏热半表里，和解少阳小柴胡

肝胆伏热证 肝胆郁热，正气虚弱，或经期血室正开，邪气乘虚入侵，邪气留恋，伏于少阳半表半里。经行之际，正气益虚，少阳经气不利，伏邪内动而发热。以经前经期，往来寒热为主症。或胸胁苦满，心烦喜呕，默默不欲饮食，口苦咽干。舌红，苔薄，脉弦。治宜和解少阳，扶正祛邪为法。方用小柴胡汤（《伤寒论》）加减：柴胡 12g，黄芩 10g，半夏 10g，党参 10g，甘草 6g，生姜 10g，大枣 10g。

小柴胡汤是治邪犯少阳、半表半里、往来寒热的主方。方中柴胡苦辛微寒，疏散少阳之表邪，又疏解肝胆之气郁。黄芩苦寒，清

泄少阳在里之胆热。二药合用，和解半表半里之邪热，经腑同治，畅利枢机。半夏、生姜辛散，降逆止呕。党参、大枣扶正祛邪。甘草助参、枣扶正并调和诸药。七味药物相辅相成，共奏和解少阳，疏利枢机，扶正祛邪之功。发热伤津，口干喜饮者加天花粉 10g、石斛 10g，以生津止渴。腹痛者加白芍 15g，以和营缓急止痛。胁痛较重者酌加当归 10g、白芍 15g、郁金 10g、延胡索 12g，以疏肝解郁，养血止痛。咽痛脉数者去党参，加金银花 15g、连翘 15g、板蓝根 15g，以清热解毒。兼恶风寒，苔白者去党参，加桂枝 6g 或防风 10g，以疏散风寒。往来寒热发于经前经期伴痛经者酌加丹参 15g、赤芍 15g、桃仁 10g、红花 10g、延胡索 15g、当归 15g 等，以活血化瘀止痛。

不同疾病，在其发病的某阶段，出现了相同的病机，其治亦同。经行发热一证，虽有上述不同证型，但只要出现了往来寒热，或口苦或胁痛胸闷，或呕恶不欲食之少阳证，均可用小柴胡汤随阴虚、气虚、肝胆郁热、血瘀等证加减为治，临床多效，其辨证重点为"往来寒热"之热型，其他伴随症候不一定具备。如《伤寒论·少阳篇》所云："但见一证即是，不必悉俱。"如果有引起发热的原发疾病，平时应积极彻底治疗之，如此则经期不再发热。

3. 瘀血留滞卫不通，午后夜热血府用

瘀热证　内伤外感、人工流产等手术损伤均致瘀血停留，滞于冲任、胞宫。经行之际，瘀血内动，气血壅遏，营卫失谐，以致发热。以经前、经期发热，并多在下午或晚间出现，舌黯有瘀点瘀斑为主症。或见少腹疼痛，烦躁。脉沉弦数。治宜活血化瘀，退热止痛为法。方用血府逐瘀汤加减（方药见稀少性月经病）。

腹痛日久不愈者选加三棱 12g、莪术 12g、马鞭草 30g、蒲公

英 30g，以清热解毒，消癥散结。经期腹痛明显者加蒲黄 10g、血竭 6g，以增活血消瘀止痛之功。山栀子、黄芩、三七、黄芪可随症加用。

4. 阴虚夜热午潮热，清骨散退虚热良

阴虚证　素体阴虚或房劳多产；或大病、久病、手术后耗伤阴血。经行之际，阴血下注，营阴愈虚，虚热外越，以致经行经发热。以经期或经后，出现午后潮热，颧红，或夜热早凉，五心烦热为主症。或伴有烦躁少寐，经行量少，色红。舌红而干，少苔，脉细数。治宜滋养肝肾，育阴清热为法。方用清骨散（《证治准绳》）加减：银柴胡 10g，当归 10g，生地黄 12g，地骨皮 15g，胡黄连 6g，秦艽 10g，青蒿 6g，鳖甲 15g，知母 10g，丹皮 10g，甘草 6g。

方中银柴胡、地骨皮、胡黄连、知母、秦艽清退虚热；生地黄养阴清血热；丹皮泻血中伏火；鳖甲既能滋阴潜阳，又能入络搜邪；青蒿芳香透络，领邪外出；甘草调和诸药。可随症加玄参 15g、沙参 15g，以加强滋阴退热之功。气阴两虚而见倦怠少气者加人参 10g、麦冬 10g、五味子 10g，以益气阴。本证以午后潮热，夜热早凉，舌红干，少苔为辨证要点。

5. 气虚劳热经行发，甘温除热补中佳

气虚证　素体气虚血弱，或劳倦思虑伤脾，或病后失养，气血不足者，经行之时气血下注，其气益虚，营卫失调而发病。每于经行或经后低热，以平素倦怠少气，自汗出为主症。或伴心悸失眠，食少便溏，月经先期，量多，色淡质薄。舌淡红，苔白，脉虚。其治应于平时益气固表，调和营卫。方用补中益气汤（《脾胃论》）合玉屏风散（《世医得效方》）加减：黄芪 30g，人参 10g，白术 12g，当归 10g，陈皮 10g，升麻 10g，柴胡 10g，防风 6g，甘草 6g，

大枣 10g。

方中黄芪补中益气，升阳固表。人参大补元气，复脉固脱。白术、甘草、大枣健脾补中，配合黄芪、人参益气健脾，使脾强而气血生化源源不绝。当归养血和营，与黄芪合用，益气补血。柴胡、升麻重在升阳举陷。陈皮理气，用之使全方补而不滞。黄芪得防风，固表而不留邪；防风得黄芪，祛邪而不伤正。乍冷乍热，汗出恶风者加桂枝 10g、白芍 10g 以调和营卫。汗多者加浮小麦 30g、牡蛎 30g 以固表敛汗。

经行发热，是多种疾病在经行之际的一种症状，如子宫内膜异位症、慢性肝胆疾病、盆腔结核以及一些慢性炎症等。临床须仔细询问病史，进行妇科检查，血常规及血沉、尿常规检查，盆腔 B 超检查，必要时还须行 X 光胸肺部拍片，甚至腹腔镜等检查，可查出与发热的相关疾病。

（冯宗文）

七、经行头痛、眩晕

【概述】

每逢经期或经行前后，出现以头痛为主要症状之病证，称"经行头痛"。每逢经期或经行前后，出现头目眩晕，视物昏花者，称"经行眩晕"。两者病因病机和治法方药多有相同，故一并论述。

本病头痛属于内伤范畴，发作与月经密切相关。足厥阴肝经会于巅顶，肝为藏血之脏，经行时气血下注冲任而为月经，阴血相对不足。若情志失调，肝郁化热，瘀血内阻，脑络不畅；气血不足，清空失养，或夹痰浊上扰清窍等均可发为经行头痛或眩晕。临床以实证为多。

【证治经验】

1. 无火不眩气火逆，逆者平之热者清

肝郁化热证　情志所伤，肝气郁结，日久化热。经前冲气偏盛，冲脉附于肝，冲气夹肝热上逆，扰于清空而致头痛、眩晕。所谓"头痛……痛甚者火多。"以经前或经行头痛，或痛在两侧，甚或巅顶掣痛，心烦易怒为主症。并伴有月经量多，色红，乳胀胁痛，口苦咽干。舌红，苔黄，脉弦数。治宜疏肝清热，养血止痛为法。方用经验方调经1号加丹皮10g、栀子10g，为治（方药见稀少性月经失调）。

本证型多属经前紧张综合征之一，调经1号方有疏肝理气，养血活血，平冲逆之功，加丹栀以清泻郁热，肝气舒，冲气下，郁热清，则经调痛止。

2. 诸风掉眩皆属肝，天麻钩藤息肝风

肝阳上亢证　《素问·至真要大论》云："诸风掉眩，皆属于肝。"刘河间主张"无火不作眩"。内伤情志，肝郁化火伤阴；或肾水不足，水不涵木。经行前后，阴血不足，肝失濡养以致肝阳上亢而发眩晕或头痛。以每逢经期或经行前后，头晕耳鸣，或头痛目胀，甚或巅顶掣痛，烦躁易怒，面红口苦，胁痛腰酸为主症。并伴有月经量多，色鲜红，失眠梦多。舌黯红，苔黄，脉弦数。治宜平肝潜阳，养血息风为法。方用天麻钩藤饮（《杂病诊治新义》）加减：天麻10g，钩藤12g（后下），石决明18g（先煎），栀子10g，黄芩10g，川牛膝12g，杜仲10g，桑寄生15g，益母草10g，夜交藤30g，茯神10g。

方中天麻、钩藤入肝经有平肝息风之功效。石决明平肝潜阳，除热明目。黄芩、栀子清泄肝火。益母草活血利水，合川牛膝活血，

引血下行，有利于平降肝阳。杜仲、桑寄生补益肝肾以涵木。夜交藤、茯神宁心安神。合而具有平肝息风，清热活血，补益肝肾，潜降肝阳之功，为常用之效方。肝火盛者加龙胆草6g、菊花10g，以清泻肝火。便结者加大黄6～10g，以通腑泻火。眩晕甚者选加生龙骨30g、生牡蛎30g、珍珠母30g、羚羊角10g，以加强镇肝息风之力。

高血压患者临床多见本证型。"治风先治血，血行风自灭"，常规加入白芍、生地黄以加强养血柔肝息风，不但经期治疗，平时医治也很重要。

3.瘀阻脑络痛如刺，治瘀通络清任方

瘀血阻络证 内伤外感等多种因素，均可使肝经瘀血阻滞。经行之际，冲脉气盛，冲气夹肝经之瘀血上逆，阻滞脑络，不通则痛，因发头痛。以每逢经前经期，头痛如刺，痛有定处，日久不愈，经色黯而有块为主症。或伴胸胀腹痛。舌黯或有瘀点紫斑，脉弦或弦涩。治宜理气活血，化瘀通络为法。方用血府逐瘀汤加减（方药见稀少性月经失调）。可加石菖蒲10g、白芷10g，以宣窍止痛。头痛甚者加全虫3g，以搜通经络。痛久气血虚弱，倦怠短气者黄芪30g、党参15g，益气以助化瘀。兼热苔黄者加黄芩10g、桑叶10g，以清热疏风。夹瘀浊见胸闷苔腻者去生地黄，选加白芥子10g、法半夏10g、制胆星10g，以除风痰。

血管性头痛临床多见瘀血阻络证，本证型常用方是血府逐瘀汤。通窍活血汤亦有很好效果，但真麝香难觅。

4.无虚不眩痰作眩，定眩化痰益气血

气血虚弱夹痰证 脾虚之人，健运失司，气血生化不足，亦易聚湿生痰而成血虚气弱、痰浊内阻之体。经行之际，气血下注，其虚益甚，血虚脑失养，气虚清阳不升，痰浊随冲气上扰清空而发头

痛、眩晕。以经期或经后眩晕或头痛，胸闷恶心为主症。并伴倦怠失眠，月经量少。舌淡，苔白，脉弦软滑。治宜健脾化痰，养血息风为法。方用经验方定眩汤主之：熟地黄 10g，白芍 10g，当归 12g，川芎 10g，党参 15g，白术 15g，茯苓 12g，天麻 12g，法半夏 10g，酸枣仁 15g，陈皮 10g。

定眩汤系余师刘云鹏先生所传方，由八珍汤合半夏天麻白术汤加味而成。方中八珍汤气血双补，加入酸枣仁以养血安神；半夏天麻白术汤健脾化痰息风。其中天麻为平肝息风，止眩晕之要药。《脾胃论》谓："眼黑头眩，虚风内作，非天麻不能除。"本方上可息风定眩，下能养冲任而调经。为治气血不足，风痰上扰之眩晕、头痛之效方。临证可根据虚、痰之偏颇以化裁之。头痛重者酌加川芎 15g、防风 10g、白芷 10g，以活血祛风止痛。若湿痰偏盛，舌苔白滑者加泽泻 10g、桂枝 6g，以通阳化饮。眩晕甚者加龙骨 30g、牡蛎 30g，以镇静定眩。失眠较甚者加远志 10g，以化痰安神。嗜睡者去酸枣仁，加石菖蒲 10g，以化痰开窍醒神。苔黄者加黄芩 10g、竹茹 10g，以清热。

神经性头痛、经前期紧张综合征可见本证型。即《景岳全书》之"无虚不能作眩"，《丹溪心法》提出的"无痰则不能作眩""头痛多主于痰"。

（蔡仁燕）

八、经行口糜

【概述】

每于经期或经前出现口舌糜烂，如期反复发作，经后渐愈，称"经行口糜"。

主要病机：多由心、胃之火上炎。表现于口者，属胃火，发于舌者，属心火，属实火；肾阴不足、虚火上炎多为虚火。每于经行，阴血下注，其火益盛，遂发口糜。

【证治经验】

1."膈肠不便"胃热熏，口疮便结凉膈清

胃热熏蒸证 嗜食辛辣、香燥、膏粱厚味，肠胃蕴热。冲脉隶于阳明，经行胃热挟冲气上逆，熏蒸损伤口腔，而致口糜。以每于经期，口糜龈烂，糜烂面有黄色膜覆盖，周围红肿，疼痛较甚，口臭为主症。并有口渴欲冷饮，溲黄便结，月经先期，量多，色深红。舌红，苔黄厚，脉滑数。治宜清泄胃热为法。方用凉膈散（《太平惠民和剂局方》）加减：大黄10g，芒硝10g，甘草6g，栀子6g，黄芩6g，薄荷6g，连翘20g，竹叶6g，蜂蜜少许。煎水饮服并含漱。

方中黄芩、栀子清降肺胃之火。连翘、薄荷、竹叶清热解毒，散胸膈郁热。大黄、芒硝、甘草、蜂蜜缓泻胃热。全方清上泻下，热清便通、毒解，口糜得愈。红肿疼痛甚，糜烂多处者加黄连10g、金银花15g以清热解毒。

2.诸痛痒疮皆属心，清心泻火导赤散

心火上炎证 平素劳心伤神，熬夜少眠，阴津耗伤，心火内炽。经行阴血下注，阴不敛阳，虚火上炎，灼伤口舌，以致口舌生疮。以经行舌部糜烂生疮，疼痛较甚，小便短黄或刺痛为主症。伴有心烦不眠，口渴，月经先期，量多或经期延长。舌红，苔黄，脉细数。治宜清心泻火，养阴解毒为法。方用导赤散《小儿药证直诀》加减：生地黄12g，木通10g，竹叶6g，生甘草梢10g。煎水饮服并含漱。舌上生疮疼痛甚者加黄连10g，以清心火。口糜多处者加金银

花 15g、连翘 15g，以清热解毒。口渴甚加麦冬 10g，以清心养阴。

本方下滋肾水，上清心火，心与小肠相表里，利小便以导热从小肠下行。为治本证对证效方。

3. 阴虚火旺知柏加，阴虚湿热甘露饮

阴虚湿热证　素体阴虚，或五志太过，内火动而阴伤；或饮食不调，脾胃损伤，运化失司，湿热留连而伤阴；或热病后、手术后耗伤阴津。经行之际，冲脉气盛，湿热虚火随冲气上逆，灼伤口舌以致口糜。以经行口糜，疼痛较轻，糜烂面较浅，色红，反复发作，五心烦热，胸脘满闷，咽干为主症。或伴有月经量少，色红，或大便干结。舌红，苔黄腻，脉细数。治宜滋阴降火，解毒敛疮为法。方用甘露饮（《太平惠民和剂局方》）加减：天冬 10g，麦冬 10g，生地黄 10g，熟地黄 10g，茵陈 15g，石斛 15g，黄芩 10g，枳实 10g，枇杷叶 10g，甘草 6g。煎水饮服并含漱。

方中二冬、二地滋心胃肾液，配入石斛以养胃阴、清胃火、滋肾水、清虚火。黄芩、茵陈清肝胆、脾胃湿热。枇杷叶降肺胃之气。甘草和中解毒。

甘露饮中大队滋阴药加入茵陈、黄芩，一则防其滋腻助湿，也用于脾胃湿热日久未除而伤阴者。口糜一病，属胃热实火泻之可愈，属虚火滋阴降火亦能见效。唯阴虚兼湿热者治之较难。因湿热黏滞，留恋难除。滋阴不当则湿难除，除湿过之阴更伤。《太平惠民和剂局方》之甘露饮是治此类口糜之良方，不论经行，平时口舌糜烂属阴虚湿热者，权衡阴虚、湿、热之偏颇加减，用之多效。

若阴虚火旺而湿热不明显者，其治以滋阴降火为法。用知柏地黄汤（《医宗金鉴》）加味：熟地黄 20g，山茱萸 10g，山药 10g，泽泻 10g，茯苓 10g，丹皮 10g，黄柏 10g，知母 10g，玄参 15g，

牛膝10g。

方中六味地黄滋阴补肾。知母、黄柏泄相火,清下焦湿热。玄参滋肾阴并解毒。牛膝引热下行。

上二方加减:如口臭、便结加大黄6g,以泻热。口疮疼痛较重者加黄连10g、金银花15g、连翘15g,以清火解毒。月经量少加牛膝10g、益母草15g,以活血调经并引热下行。

预防与调护:本病除经期治疗外,平时则根据病情分别予以清胃、利湿、滋阴为治本。可防复发。口糜诸证,在辨证施以内服药的同时,若配合药液含漱,可减轻疼痛,促进溃疡愈合,缩短病程。还须注意饮食调节,忌食辛辣、香燥、膏粱厚味、多吃蔬菜水果,清淡饮食。保持大便通畅,多运动,多吃粗纤维食品。注意口腔卫生,餐后及时漱口、刷牙。切忌过多进食辛辣湿热饮食和温补药品,如红参、鹿茸等,以免过补积热于内而复发。

(蔡仁燕)

九、经行吐衄

【概述】

每逢经期或经期前后,出现周期性的吐血,衄血,称"经行吐衄"。常伴月经量减少,亦称"倒经""逆经"。

主要病机,多是血热随冲气上逆,迫血妄行。

【证治经验】

1. 郁火冲逆发倒经,"热者清之逆者平"

肝经火郁证 肝司血海,若素性肝郁,或患怒伤肝,肝郁化火。冲脉附于肝,经行之际,冲脉气盛,血海之血随冲气夹肝火上逆而发为吐衄。以经前、经期吐血、衄血,量多,色鲜红,月经先期,量多，心烦易怒，胁下胀痛为主症。或伴有口苦咽干，头晕耳鸣，溲黄便结。舌红，苔黄，脉弦数。治宜疏肝清火，引血下行为法。方用清肝引经汤（《中医妇科学》四版教材）加减：栀子10g，丹皮10g，黄芩10g，生地黄10g，当归10g，白芍10g，茜草10g，牛膝10g，川楝10g，白茅根15g，甘草6g。

　　方中当归、白芍、生地黄养血凉血调冲，栀子、丹皮、黄芩、川楝子清泄肝火理气，茜草、白茅根凉血止衄，牛膝引血下行归经，甘草调和诸药并和胃。本方集清肝、平肝、柔肝、养血、凉血、活血于一方，使火得清，气得平，血得凉，则血循经行，吐、衄止而经调，余于此证，常用此方颇效。兼胃热吐血便结者加大黄10g、黄连10g，以清泻胃热。胸乳或少腹胀痛甚者加香附10g，以理气止痛。经血有块或腹痛者加益母草15g、桃仁10g，以活血调冲。经期延长不净者酌加益母草30g、蒲黄炭10g、岗稔根20g，以固冲止血。

2. 冲隶阳明火上逆，倒经加减麦冬汤

　　胃虚气逆证　饮食不节，或热病伤胃，日久胃阴损伤。冲脉隶于阳明附于肝，经行之际，冲脉气盛，冲气夹阳明虚火上逆，络伤血溢，而致倒经，吐衄。《医学衷中参西录》云："阳明胃虚，其气化不能下行以镇安冲气，则冲气易于上干，冲中之气既上干，冲中之血自随之上逆。此倒经所由来也。"以经前、经期吐血、衄血，量少，色红，月经量少或先期，口干咽燥为主症。或伴有食少呕恶，大便干结。舌红，苔少，脉细数。治宜益胃生津，活血降逆为法。方用加减麦门冬汤（《医学衷中参西录》）主之：麦冬15g，法半夏10g，党参12g，甘草6g，大枣10g，山药12g，白芍10g，丹皮10g，桃仁10g。

　　方中大剂量麦冬生津养肺胃之阴。党参、甘草、大枣益气健脾。

法半夏安胃降逆。山药补肾固冲，使血不上逆，冲气能安其宅。更用白芍、丹皮、桃仁开其下行之路。全方益胃生津，活血通络，是治疗肺胃虚火上逆之倒经有效方剂。以食少呕恶、便结为辨证要点。常规加川牛膝 12g，以引血下行归经。月经量少加益母草 15g，活血调经。口干甚者去党参，加沙参 15g，以养肺胃之阴。大便干结甚者加玄参 15g、生地黄 15g，以增液通便。

3. 阴虚火逆经倒行，滋阴下引顺经加

阴虚火逆证　素体阴虚，经行之时，阴血下溢而阴益虚，虚火随冲气上逆，灼伤肺胃之络，以致吐衄。以经期或经将净时，吐血、衄血，量少，色鲜红，月经量少或先期，头晕耳鸣，手足心热为主症。或伴颧红潮热，干咳少痰，咽干口渴。舌红，苔少，脉细数。治宜滋阴养肺，引血下行为法。方用顺经汤（《傅青主女科》）加味：当归 15g，熟地黄 15g，白芍 6g，丹皮 15g，茯苓 10g，沙参 10g，黑芥穗 10g，川牛膝 10g。

方中当归、白芍养肝血而调冲。熟地黄滋肾水而养任。丹皮清热凉血。茯苓健脾宁心。黑荆芥止衄。牛膝引血下行归经。傅青主谓："此方于补肾调经之中，而用引血归经之品，是和血之法，实寓顺气之法也。"若吐衄甚者加茅根 15g、炒蒲黄 10g、藕节 10g，寓行于止，止不留瘀。

预防与调护：本病应经期与平时相结合施治。经期应以清热降逆，引血下行为治。平时则应按肝火、胃热、阴虚调治，火热得消，阴虚得复，经期下安而无上逆，吐、衄可愈。平时调摄亦甚重要。应保持心情舒畅，切忌郁怒；饮食清淡，忌辛辣温热之类饮食或补品；保持大便通畅。

（肖英）

十、绝经前后诸证

【概述】

妇女一般在"七七"之年前后绝经。绝经期前后，出现一些证候，如月经紊乱，烘热汗出，面色潮热阵作，眩晕耳鸣，烦躁易怒，心悸失眠，腰膝酸痛，面浮肢肿，皮肤有蚁行感，情绪不宁等，称"绝经前后诸证"。

这些证候往往三三两两出现，轻重不一，持续时间有长有短，短者仅数月，长者可达 5 ～ 6 年之久。

总的发病机理是由于绝经前后，肾气渐衰，天癸将竭，冲任脉虚，生殖机能逐渐减退以至丧失。脏腑功能逐渐衰退，机体阴阳失于平衡而导致，肾虚是致病之本。《素问·上古天真论》："女子……七七任脉虚，太冲脉衰少，天癸竭，地道不通，故形坏而无子。"

【证治经验】

1. 七七脉虚天癸竭，滋补肝肾虚烦宁

肾阴虚证　产乳过众，精血耗伤，天癸渐竭，肾阴日虚，肝肾同源，精不化血而肝肾阴虚，以致冲任虚衰或水不涵木，肝阳上亢而出现肝肾阴虚诸证。以绝经前后，头晕耳鸣，烘热汗出，五心烦热，皮肤感觉异常，痒如虫行，腰膝疼痛为主症。或有月经先期，量或多或少，或崩漏淋沥，色鲜红。或带下量少，阴道干涩。舌红，少苔，脉细数。其治肝肾阴虚以月经失调，头晕耳鸣，腰膝酸痛为主者，治宜滋养肝肾。用左归丸合二至丸（见出血性月经失调）。

阴虚火旺以眩晕耳鸣，烘热面赤，五心烦热，口苦咽干，舌红，苔黄为甚者，治宜滋阴降火。用经验方补阴地黄汤加味：熟地黄 20g，山药 10g，山茱萸 10g，茯苓 10g，丹皮 10g，泽泻 10g，知

母 10g，黄柏 10g，龟板 15g，生龙骨 30g，生牡蛎 30g，牛膝 10g。方中六味地黄丸滋补肾、肝、脾之阴。知母、黄柏清泄相火，除烦热。龟板、龙骨、牡蛎滋阴潜镇肝阳。牛膝补肝肾并能导热引血下行。诸药相合，共具滋阴降火，平肝潜阳，收敛止汗之功。兼有头晕目眩者选加石决明 10g、天麻 10g、枸杞子 15g、菊花 10g，以平肝息风潜阳。阴虚肠燥，大便干结者加生首乌 15g、火麻仁 10g，以润肠通便。阴虚血热，崩漏下血者加二至丸、地榆炭 10g，以凉血止血。腰痛者加寄生 15g、续断 15g，以益肾府。身痒甚者加当归 10g、蝉蜕 6g、荆芥 10g，以养血祛风。

临床所见，本病以肾阴虚为多，而多涉及肝，如肝肾阴虚，阴虚阳亢等，因"乙癸同源"。肾阴虚不能制相火则多阴虚火旺。临床表现多样，但以肾阴虚为主，因此治疗亦以滋补肾阴为主，以左归丸、六味地黄丸为常用方。兼以养肝如二至、枸杞、白芍、菊花等；兼以降火潜阳如黄柏、知母、龟板、龙骨、牡蛎等。肾水渐充，诸症自然渐退，则可获得安宁。

2. 命火虚及脾心卫，肾阳得温诸阳复

肾阳虚证 素体阳虚，月经将绝，肾气渐衰，命火不足，脏腑失于温养。肾阳虚，脾阳失于温煦，气血生化乏源，肾失所养，往往二者同虚，而出现脾肾阳虚证候。以绝经前后，面色晦暗，神疲自汗，形寒肢冷，腰膝酸软，便溏尿频为主症。或有月经过多，崩漏或经闭不行，带下清稀，面浮肢肿。舌淡，苔白，脉沉细无力。治宜温补肾阳，健脾益气为法。方用经验方温阳益气汤主之：熟地黄 25g，山药 12g，枸杞子 15g，山茱萸 12g，杜仲 12g，菟丝子 15g，人参 10g，黄芪 20g，白术 10g，鹿角胶 12g，附子 6～10g，当归 10g，龙骨 30g，牡蛎 30g，防风 10g。

方中熟地黄甘温，补肾填精。附子温肾中元阳，下补命火，中温脾土，上助心阳。鹿角胶血肉有情之品，温肾益精养血，补益冲任。人参大补元气和心肾脾肺之气，为补气要药并能生津。黄芪益气固表，治肺卫之虚。与人参同用，补气功效更强。白术补气健脾止汗。黄芪、白术、防风合用为"玉屏风散"，具补气固表止汗之功。龙骨、牡蛎重镇安神，敛心气而止汗。山茱萸、枸杞、菟丝子滋肾养肝。杜仲补肝肾，强腰膝。山药健脾补肾。当归养血活血。上药合而具温肾益精，补气固摄之功。汗出过多，心悸气短者加麦冬 10g、五味子 10g，以敛心气、滋心液。失眠者加酸枣仁 25g，以补心安神。肢凉腹冷甚者加肉桂 6g，以温心阳补肾阳。汗出过多日久者去防风之散风。

临床所见，单肾阳虚者较少，多兼不同程度心、脾、卫阳虚证候。盖命火虚衰，下不能化肾气，中不能温脾阳，上不能助心阳，外不能固卫阳。本方有右归丸为基础，配入健脾益气等味，俾肾精阳气得充，则下可资先天肾气而养冲任；中能温脾阳助后天生化而养脏腑；上可温心阳，敛心气；外能固卫阳，实腠理，如是则诸证可减轻至愈。

若肾阴肾阳两虚而见时而畏冷，时而烘热汗出，头晕耳鸣，腰疲乏力，夜尿频多。舌苔薄，脉细者。治宜阴阳双补。经验方补肾调经方加减（方药见闭经）。

3. 肾水不足济心火，泻南补北心肾交

心肾不交证　绝经之期，天癸渐竭，肾阴日虚，或素有劳心伤神，心阴亏耗等，均可致精血亏虚，肾水不足以上济心火，心火独亢，而形成水火不济，心肾不交证。以绝经前后，心悸怔忡，心烦不宁，失眠多梦，腰膝酸软，口干咽燥为主症。或月经紊乱，或已

绝经，健忘易惊。舌红，苔少，脉细无力或细数。

以心肾阴虚之心悸怔忡，失眠多梦，腰酸口干，舌红苔少，脉细虚为主症者，治宜滋肾阴，养心神。方用经验方加减补心丹主之：生地黄 15g，天冬 10g，麦冬 10g，玄参 15g，人参 10g，丹参 10g，当归 10g，酸枣仁 15g，远志 10g，黄连 6g，柏子仁 15g，茯神 10g，五味子 10g，桔梗 10g，龙骨 30g，牡蛎 30g。

方中生地黄滋阴清热，养血润燥。玄参、天冬、麦冬滋阴清热生津液，配合生地黄壮肾水以制心火。丹参、当归调养心血而除烦。以上皆为滋阴、补血而设。人参、茯苓益心气、宁心神。酸枣仁、柏子仁、五味子敛心气，安心神而止汗。远志交通心肾，安神定志。黄连清心火以宁神。龙骨、牡蛎具有收敛止汗、镇心安神之功。此数味皆为宁心安神而设。桔梗载药上行。甘草和中，助人参益心气，且调和诸药。本证虽有心火亢于上，然以肾水亏于下为主，故而在补肾阴的同时以滋心阴兼心火。

若心火偏亢，以心中烦热，不得卧，舌红，苔黄为主症。或伴眩晕咽干，心悸，或月经先期，量多。脉细数。治宗叶天士"泻南补北"法。方用黄连阿胶汤（《伤寒论》）加味：黄连 12g，黄芩 6g，芍药 6g，阿胶 10g，鸡子黄二枚（冲服），以清心火，滋肾水。

伤寒学家柯韵伯云："病在少阴而心中烦不得为卧者，既不得用参甘以助阳，亦不得用大黄以伤胃也。故用芩连直折心火，用阿胶以补肾阴，鸡子黄佐芩连，于泻心中补心血，芍药佐阿胶，于补阴中敛阴气，斯则心肾交合，水升火降，是以扶阴泻心之方，而变为滋阴和阳之剂。"方中黄连苦寒直泻心火，黄芩辅之则清火之功益著，即"阳有余，以苦除之"之谓。芍药养血敛阴。阿胶养心血，滋肾阴而润燥。此二味合芩连，泻火而不伤阴。鸡子黄滋心肾之阴，以制心火，合"阴不足，补之以味"之旨。诸药配合使阴复火降，水火既济，心肾交泰，烦除而卧安。月经量多者加丹皮 12g、生地黄 15g、麦冬 10g，以加强滋阴降火凉血之功。失眠较甚者加酸枣仁 25g、夜交藤 30g、生龙骨 30g，以养心安神。

4. 水不涵木郁多愁，养阴疏郁疏泄复

阴虚肝郁证　素属肝郁之体，或因家庭、工作、精神负担过重，七七之年，天癸渐竭，肾阴已虚；见将绝经或已绝经，自悲老之将至，更加精神抑郁，疏泄不利，伤及脾气，化源减弱，气郁血滞，心肝失养等。以致阴虚肝郁而发相应诸证。以绝经之期，精神抑郁，多愁易怒，心烦不宁，悲伤太息，胸闷胁痛不适为主症。或月经先后不定，经量少，或经闭不行，烘热汗出。舌红，苔薄黄，脉弦细或弦细数。治宜疏肝解郁，养阴清热为法。经验方养阴疏郁汤加减主之：柴胡 6g，当归 10g，白芍 12g，白术 10g，玄参 15g，麦冬 10g，生地黄 10g，素馨花 6g，丹参 15g，甘草 6g，黄连 3g。

方中用柴胡疏肝解郁，因有阴伤，故用量宜轻，以免升散太过。用素馨花助柴胡之疏肝解郁之功，而无耗阴之弊。白术、甘草健脾益气，培土抑木，益气血生化之源。肝郁日久易化热，热久更易伤阴，用玄参、麦冬、生地黄滋养肾肝胃之阴，少用黄连清君火。气滞血亦易滞，用丹参凉血活血。本方疏肝健脾而不伤阴，滋阴清热而不碍脾。共奏疏肝健脾、养血滋阴、清热活血之功。心烦易怒者加山栀子 10g，以清热除烦。失眠多梦者加夜交藤 30g、酸枣仁 20g，以安神宁心。汗多潮热者去柴胡，加银柴胡 10g、生龙骨 30g、煅牡蛎 30g、浮小麦 30g，以敛汗退热。大便秘结加生首乌 15g，柏子仁 15g 以润肠通便。纳差者加炒谷芽 15g、焦山楂 10g 以开胃。在使用本方的同时，还应配合心理疏导，如此则可减轻病症，逐渐平稳地

渡过。

本病以肾虚为本，治当以补肾为主。肾虚亦易涉及其他脏腑，而以肝、脾为多，因"乙癸同源"和先后天互相充养的关系。虽有"心肾不交""肝郁化火"等，亦应在补肾的基础上以清心火、解肝郁。盖肾水能上济心火则安宁，肾水足以涵木则疏泄复，肾阳复则脾、心、卫阳得复，诸证可减轻或消退。现代研究，补肾中药有促进肾上腺皮质的作用，能促进神经内分泌功能，延后老年神经内分泌的减退，并能提高免疫功能。从而调整和增强机体的抗病功能，达到机体阴阳平衡，延后衰老，提高生活质量。

此外还须正确认识，消除精神负担，保持平常心。积极参加各种有益的社会活动，可使性格开朗，心情舒畅。积极参加体育锻炼以增强体质，增强抵抗力，减少致病因素。同时应维持适度的性生活，有利于心理、生理、身体健康，以防早衰，增强生活信心。绝经前后诸证患者，多阴虚有热，饮食宜以滋润、清淡为主，少吃辛辣燥热、肥腻饮食和过多进食温补之品，以免伤阴动火，加重病情。

（赵春梅）

带下病

【概述】

带下病是指带下的量明显增多或减少，色、质、气味发生异常，或伴全身及局部症状者，称为"带下病"。

带下，有广义、狭义之分，广义带下泛指妇产科疾病而言，由于这些疾病都发生在带脉之下，故称为"带下病"。如《金匮要略心典》说："带下者，带脉之下，古人列经脉为病，凡三十六种，皆谓之带下病，非今人所谓赤白带下也。"又如《史记·扁鹊仓公列传》记载："扁鹊名闻天下，过邯郸，闻贵妇人，即为带下医。"所谓带下医，即女科医生。

狭义带下又有生理、病理之别。正常女子自青春期开始，肾气充盛，脾气健运，任脉通调，带脉健固，阴道内即有少量白色或无色透明无臭的黏性液体，特别是在经期前后、月经中期及妊娠期量增多，以润泽阴户，防御外邪，此为生理性带下。如《沈氏女科辑要》引王孟英之说："带下，女子生而即有，津津常润，本非病也。"若带下量明显增多，或色、质、气味异常，即为带下病。《女科证治约旨》说："若外感六淫，内伤七情，酝酿成病，致带脉纵弛，不能约束诸脉经，于是阴中有物，淋漓下降，绵绵不断，即所谓带下也。"《傅青主女科》将带下分为白、黄、赤、青、黑论治。临床上以白带、黄带、赤白带为常见。

带下病又有带下过多、过少两类，本节以带下过多为主，将带下过少包含其中论述。

本病主要病因病机是湿邪下注，损伤任带而任脉失固，带脉失约。

【证治经验】

1. 中药内服

（1）脾湿气陷带不固，健脾升阳完带汤

脾气虚证：脾虚之人，饮食或劳倦，忧思过度，重伤脾气，运化失职，湿浊停聚，流注下焦，伤及任带，任脉不固，带脉失约，而致带下过多。以带下量多，色白或淡黄，质稀薄，无臭气，绵绵不断，神疲倦怠，纳少便溏为主症。并有面色㿠白，四肢不温，或两足跗肿。舌质淡边有齿痕，苔白腻，脉缓弱。治宜健脾益气，升阳除湿止带为法。方用完带汤（《傅青主女科》）加减：土炒白术30g，炒山药30g，党参15g，酒炒白芍15g，柴胡6g，炒苍术10g，酒炒车前子10g，黑芥穗3g，陈皮10g，甘草6g。

方中重用白术、山药、党参和甘草补中益气脾健，山药亦兼固涩收敛止带之效。苍术、陈皮燥湿运脾，行气合胃，使参、术、药、草补而不滞。车前子利水渗湿。少用柴胡合白芍疏肝解郁柔肝，使肝气舒而不致横乘脾土。炒荆芥合柴胡升阳祛风而止带。与荆芥、柴胡相合有风能胜湿之妙。诸药合用，以健脾除湿止带为主，兼以疏肝升阳，收敛固涩，使脾健气运而阳升湿化，则带下自止。本方用药精妙，为脾虚带下首选方。带下日久不止者加煅龙骨30g、煅牡蛎30g、芡实15g，兼以收敛止带。脾虚及肾、腰痛者加续断15g、杜仲15g，以补肾府。气虚甚而气短者去党参，加黄芪30g、人参10g，以增强益气之功。带下间见色黄者加黄柏10g、椿根皮15g，兼以清热化湿止带。

《傅青主女科》云："此方脾胃肝三经同治之法，寓补于散之中，寄消于升之内，升提肝木之气，则肝血不燥，何至下克脾土；补益脾土之元，则脾不湿，何难分消水气。至于补脾而兼以补胃者，由表以及里也。脾非胃气之强，则脾之弱不能旺，是补胃正所以补脾耳。"以带下色白无臭，纳少便溏，舌淡苔白，脉弱为辨证要点。多见中年、体弱者。

（2）下元虚寒任脉病，温肾固涩复封藏

肾阳虚证：禀赋不足，或年老体虚，或房劳多产，或久病大病之后，肾阳虚弱，命门火衰，寒湿不化，任带失约；或肾气不固，封藏失职，精液滑脱而致带下过多。以带下量多，绵绵不断，质清稀如水，腰痛腹冷，头晕耳鸣，舌淡为主症。多伴面色晦暗，畏寒肢冷，小便清长，夜尿频多，大便溏薄。苔白，脉沉细弱或迟。治宜温肾培元，固涩止带为法。经验方加味鹿角菟丝子丸主之：鹿角霜 15g，菟丝子 30g，制附子 6～10g，杜仲 15g，人参 10g，白术15g，炒山药 30g，莲须 10g，金樱子 15g，芡实 15g，潼蒺藜 12g，白果 10g，煅牡蛎 30g。

本方由《中医妇科治疗学》鹿角菟丝子丸加味而成。方中鹿角霜温养肾气且具收敛之性，固涩止带。菟丝子、沙苑蒺藜益精而固任脉。附子补命火而壮肾阳。杜仲补肾，强腰膝而固带脉。白术健脾燥湿，山药补脾肾而养阴，与白术同为固带脉之要药。更益煅牡蛎、白果加强收敛止带之功。夜尿频多而甚者加益智仁 10g、覆盆子 10g，以温肾缩尿。腰痛而冷者加巴戟天 15g，以温肾府。气短心悸者加黄芪 30g，以益气。金樱子、莲须益肾固精，健脾燥湿而固任带。全方有温补脾肾，收敛固脱之功。本证多见于老年、体弱者，以带下量多，质清稀如水，腰酸腹凉，肢冷畏寒。舌淡，苔白，脉沉细为辨证要点。

（3）阴虚火旺感湿热，滋阴降火兼利湿

阴虚湿热证：阴虚之体，相火偏旺，阴虚失守。下焦复感湿热之邪，损及任带，约固无力，而发带下过多；若房劳多产，大病久病，或年老真阴亏虚，肝肾不足，阴液不充，任带失养，则发为带下过少。即《景岳全书·妇人规》所言之"心旌方摇""多欲之滑""房室之逆"。阴虚证以带下量少，阴部干涩灼热为主症。伴有阴部瘙痒，腰膝酸软，头晕耳鸣，口干咽燥，五心烦热，失眠多梦。舌红，苔少，脉细。

兼湿热并见带下，量不甚多，色黄或赤白相兼，质稠或有臭气，苔黄腻，脉细数。治宜滋阴降火，利湿止带为法。方用知柏地黄汤（《医宗金鉴》）加味：熟地黄 20g，山药 10g，山茱萸 10g，茯苓 10g，丹皮 10g，泽泻 10g，知母 10g，黄柏 10g，芡实 15g，椿根皮 15g，车前子 10g，地肤子 12g。

本方用知柏地黄丸滋肾水，泄相火，芡实、椿根皮、车前子、地肤子清下焦湿热以止带下。阴虚血热、带下赤白者加旱莲草 15g、地榆炭 10g，以凉血止血。带下量少者去车前子、地肤子，加女贞子 15g、旱莲草 15g、玄参 15g，以滋阴。腰痛者加寄生 15g、续断 15g，以益肾府。其以带下色黄，或赤白相兼，质稠气臭，舌红苔黄腻，脉细数为辨证要点。

属真阴亏虚，阴液不充之带下量少者用六味地黄汤合二至丸或左归丸加味滋阴补肾为治。本证多见于老年性阴道炎。

（4）湿热下注伤任带，止带止痒诸湿热

湿热下注证：经期、产后摄身不洁，湿热、虫毒直犯阴户、胞宫；或脾虚之体，久居湿地，淋雨涉水；或恣食肥甘等蕴而化热；或情志失调，肝郁化火，肝热脾湿，流注下焦等，均可损伤任带，以致固约无力，而成带下过多症。

湿毒下注：以带下量多，色黄，或如豆腐渣样，或赤黄相兼如脓，黏稠，气臭，阴部灼热瘙痒为主症。并有胸闷心烦，纳差尿短，少腹作痛。舌红，苔黄腻，脉濡数。治宜清热利湿，解毒止带为法。方用止带汤（《世补斋·不谢方》）加味：猪苓10g，茯苓10g，茵陈15g，赤芍15g，车前子10g，牛膝10g，山栀子10g，丹皮10g，泽泻10g，黄柏10g，地肤子12g，白鲜皮15g，椿根皮15g，墓头回15g。

方中猪苓、茯苓、泽泻甘淡健脾利湿止带。茵陈、车前子清利湿热，使湿热之邪从小便而去。赤芍、丹皮清热凉血活血。山栀子泻三焦火而凉血止血。黄柏清下焦热而燥湿止带。地肤子、白鲜皮苦寒，清利下部湿热而止痒止带。牛膝利水通淋活血，引药下行至病所。椿根皮清热燥湿，收敛止带。墓头回清热解毒，祛瘀止痛，排脓为治腹痛、带下赤白如脓之要药。诸药合用，共具清热解毒、利湿止带、杀虫止痒、活血止痛之效。兼腹痛拒按者选加丹参20g、红藤15g、延胡索15g，以清热解毒止痛。带下如脓臭秽者加土茯苓30g、金银花20g，以清热解毒除湿。外阴痒可加蛇床子10g、苦参10g，以杀虫止痒。

肝经湿热下注：以带下量多，色黄或黄绿如脓，或赤白相兼，质黏稠或呈泡沫状，气臭，阴痒肿痛为主症。并见头晕头痛，口苦咽干，烦躁易怒，胁痛腹痛，大便秘结，小便短赤。舌红，苔黄腻，脉弦数。治宜清肝利湿，杀虫止带为法。方用经验方加减龙胆泻肝汤主之：龙胆草6g，当归10g，生地黄10g，黄芩10g，车前子10g，木通10g，泽泻10g，甘草6g，柴胡10g，黄柏10g，椿根皮15g，蛇床子10g。

方中龙胆草泻肝胆实火。合黄柏清下焦湿热；合黄芩清肝胆湿热。三药苦以燥湿，寒以清热。泽泻、木通、车前子清热利湿，使湿从小便去。生地黄、当归、柴胡疏肝养血，和血养阴。用之以防苦寒之品耗伤阴血，又可补血护肝，柴胡并且引诸药入肝胆经。甘草补中护胃，调和诸药。椿根皮清热燥湿，止血止带。蛇床子杀虫止痒止带。共奏清肝泻火，除湿止痒，止带止血之功。胁、腹疼痛明显者选加白芍 30g、川楝子 10g、延胡索 15g，缓急止痛。大便干结者加大黄 6～10g，泻热通便。带下臭秽者选加金银花 20g、墓头回 20g、土茯苓 20g、半枝莲 20g、白花蛇舌草 20g，清热解毒止带。赤带或月经量多者去黄芩，加栀子 10g、地榆炭 15g，以凉血止血。带下如脓者酌加桔梗 10g、白芷 10g、升麻 10g、黄连 10g，以解毒排脓。

此类证型临床较多，一般见于霉菌性、滴虫性、细菌性阴道炎、性传播疾病、盆腔炎等。在清热利湿的基础上，应有针对配入解毒杀虫之味，并应配合阴道冲洗、纳药。而男方还须配合用药，双方都应彻底治疗，生活上注意隔离，杜绝互相感染。否则会反复发作，难以彻底治愈。以带下色黄或绿豆腐渣样，阴痒气臭，苔黄，脉数为辨证要点。若赤带日久或五色带下，臭秽难闻者，警惕恶性病变，应作相关检查。

5.脾虚痰浊伤任带，燥湿化痰佐提升

痰湿下流证：素体脾虚，或饮食不节，恣食肥甘，损伤脾胃，运化失司，聚湿生痰，或因病生痰，或痰湿之体，肥丰之人，中焦升降失司，清阳不升，痰湿下流任带、胞宫而发带下。《丹溪心法》认为："带下与痰湿有关。"主张"燥湿为先，佐以提升。"以带下量多，色白或黄，黏稠如痰，胸闷泛恶为主症。并有神倦嗜卧，纳

谷不馨，腹坠不适，肥胖痰多。舌淡红边有齿痕，苔白滑腻，脉滑。治宜化痰除湿，健脾升阳为法。方用苍白二陈汤（《沈氏尊生书》）加升麻、柴胡主之：苍术 10g，白术 10g，半夏 10g，陈皮 10g，茯苓 10g，甘草 6g，升麻 10g，柴胡 10g。

方中苍术、白术健脾燥湿，二陈汤和胃化痰以降浊，加升麻、柴胡升举下陷清阳，脾健湿除痰化，升降复常，带下可止。痰湿郁久化热，舌红苔黄滑，带黄者加黄柏 10g、椿根皮 15g，以清热除湿止带。小便短而频数者加滑石 20g、车前子 10g，以清热利尿。兼气虚气短者加党参 15g，以益气健脾。余师刘云鹏先生善用此方，每获良效。以带下稠黏如痰，胸闷呕恶、下坠，苔滑腻，脉滑为其适应证辨证要点。

2. 常用外用药

带下病除内服中药外，配合相应的局部用药亦很重要，如坐浴、阴道冲洗和阴道纳药等，药物在阴道内直接起清洁、杀虫、止痒、止带、解毒作用，而且药效持久，可提高疗效，较单用内服药为佳。宫颈炎用局部物理疗法也有很好效果。

（1）阴痒外洗方（经验方）

黄柏 10g，地肤子 130g，苦参 30g，川椒 10g，薄荷 15g。

属滴虫性阴道炎者，加乌梅 30g、百部 30g；属霉菌性阴道炎者，加枯矾 10g；属细菌性阴道炎者，加金银花 30g、白花舌蛇草 30g。加水煎成 200～300mL 左右，先洗净外阴，趁药热先熏后洗，或坐浴 20～30 分钟。已婚妇女可用之冲洗阴道。每日 1 次，一般 3～6 次。月经期不宜用。

（2）霉菌胶囊（师传经验方）

冰硼散 1.5g，磺胺粉 1g，小苏打粉 2g。

按比例混合后装胶囊，洗净阴道塞入阴道，1 天 1 次，每次 1 粒，连用 7 天。适用于霉菌性阴道炎。或用西药克霉唑阴道片、双唑泰栓等塞入阴道；若为滴虫性阴道炎或细菌性阴道炎，可予甲硝唑、奥硝唑阴道泡腾片塞入阴道；若为老年性阴道炎，可予乳酸杆菌活菌片塞入阴道以提高阴道内抵抗力。

（3）复方黄柏散（师传经验方）

黄柏 10g，冰片 15g，枯矾 3g，五倍子 6g。

上药研成细粉。适用于宫颈炎。先洗净阴道，将药粉撒于带尾线的湿棉球上紧贴于宫颈糜烂病灶。2 天 1 次，连用 7 ～ 10 天。

以上外用药，未婚女性和经期禁用。

（三）检查

西医之念珠菌性阴道炎、滴虫性阴道炎、细菌性阴道炎、老年性阴道炎、宫颈炎、盆腔炎、性传播疾病如淋病、非淋菌性（支原体、衣原体感染）尿道炎以及肿瘤出现之带下，均与带下病有关。因此对带下要仔细进行妇科检查，白带涂片和相关病原体培养，宫颈防癌检查。必要时行 B 超和阴道镜、宫腹腔镜检查以明确诊断，排除肿瘤。

（四）预防与调护

本病防护甚为重要，经常注意外阴卫生。避免交叉感染，治疗期禁止性生活，禁止共用洗洁用具，有性生活者男方也须同时治疗，不宜过食辛辣肥甘饮食。做好计划，尽量避免人工流产。定期检查，有病早治，无病早防。

（肖英）

妊娠病

一、妊娠恶阻

【概述】

妊娠早期出现恶心呕吐，恶闻食气，头晕倦怠，甚至食入即吐者称为"恶阻"。

恶阻总的发病机理是孕后血聚养胎，冲脉之气较盛而上逆，胃失和降所致恶心呕吐。如《胎产心法》所云："恶阻者，谓有胎气，恶心阻其饮食也。"

【证治经验】

1. 脾虚胃弱冲气逆，虚者补之逆者平

脾胃虚弱证：素体脾胃虚弱者，受孕之后，血聚胞宫以养胎，血海不泻，冲脉之气较盛。冲脉起于胞宫隶于阳明，冲气上逆犯胃，胃失和降，反随冲气上逆而发为恶阻。以妊娠早期，恶心不食，呕吐清涎，胸闷脘痞，舌淡为主症。伴有恶闻食气，头晕，倦怠思睡。苔白腻，脉缓滑无力。治宜健脾和胃，降逆止呕为法。方用香砂六君子汤（《古今名医方论》）以藿香易木香主之：党参12g，白术15g，茯苓10g，甘草6g，陈皮10g，法半夏10g，藿香10g，砂仁10g，姜汁10滴（上药煎成后，服时滴入）。

本方用参、术、苓、草，味甘益气，有健运之功，具冲和之德，故为"君子"，用半夏、陈皮和胃化痰止呕，益砂仁助陈、夏理气降

逆，并有安胎之效。脾虚之体，水湿失运而内停，水乡湖地，雾瘴之区，尤是如此，常见舌苔白厚腻者，故用一味藿香芳香化浊以增和胃止呕之功。是证虽有胃气不和而气滞，然毕竟是妊娠之身，方中陈、砂足以胜任，故不用木香，恐其耗气也。口淡，呕吐清涎，舌淡苔白，脉缓滑为本方辨证要点。脾胃虚寒者加干姜 6g、桂枝 6g，以温中和胃。湿浊不甚，苔白不腻者去藿香之芳香化浊。腹胀不明显者去砂仁之辛温行气。

若兼乍寒乍热，汗出者，可用桂枝汤（《伤寒论》）加半夏方：桂枝 10g，白芍 10g，炙甘草 6g，大枣 10g，生姜 10g，法半夏 10g，以降冲止呕，亦为治妊娠恶阻之效方。桂枝汤并非只治外感，亦用于杂病。《伤寒论》《金匮要略》妇人妊娠病篇同将其列为首方，以其调和营卫、阴阳、气血也。《金匮要略论注》谓之"桂枝汤，外证得之，解肌和营卫；内证得之，化气调阴阳。"

2. 诸呕吐酸皆属热，温胆左金痰热平

肝热痰阻证：素体肝气偏盛，或恚怒伤肝，横逆犯脾，脾失健运，湿聚生痰。妊娠之后血聚以养胎，肝血不足，疏泄失常，气郁化热，随冲气上逆犯胃，胃失和降，痰随气逆发为恶阻。《素问·玉真要大论》："诸呕吐酸……皆属于热。"则指出了该证之属性和主证。以妊娠早期，呕吐酸水、苦水或夹痰涎，脘闷胁痛为主症。伴有嗳气叹息，心烦易怒等。舌红，苔黄，脉弦滑数。治宜清热化痰，和胃止呕为法。经验方加减温胆汤主之：半夏 10g，茯苓 10g，甘草 6g，陈皮 10g，竹茹 10g，枇杷叶 10g，黄连 6g，吴茱萸 5g，麦冬 10g，生姜汁 10 滴。

温胆汤侧重化痰，故加黄连以增其清热之力。阳热呕吐，易于伤阴，故用麦冬以护阴润燥。生姜汁以止呕见长，以之易生姜意在功

专止呕。枳实破气消积，古人称其"有推墙倒壁"之功，妊娠宜慎用故去之。用枇杷叶清降肺胃之气而止呕为妥。如是则热者清之，逆者降之，燥者润之，而具清热化痰，和胃润燥，降逆止呕之功。呕吐酸苦黄水，胁痛较甚，脉弦数，加白芍12g、黄连加至10g，以清肝止呕。气有余便是火，肝气得平，肝热得清，冲气不犯胃，则和降呕止。呕吐酸苦水、痰涎，脘闷，舌红苔黄，脉弦滑数为其辨证要点。

3. 阴虚呕逆气阴伤，虚补逆降麦冬汤

气阴两伤证：素为肺胃阴虚之体，妊娠之后，阴血聚以养胎，阴益不足。若呕吐不止，甚至饮食不进，汤药难下，不但重伤胃阴，亦耗胃气而成气阴两伤之证。以呕吐不止，饮食难进，咽干口渴为主症。并见头晕神倦，甚至消瘦尿少。舌红而干，少苔或无苔，脉细滑数无力。治宜滋阴益气，降逆止呕为法。经验方加味麦门冬汤主之：麦冬12g，西洋参10g，法半夏10g，粳米20g，枇杷叶10g，陈皮10g，大枣10g，竹茹12g，甘草6g，姜汁6滴（上药煎成后，服时滴入）。

加味麦门冬汤乃从《金匮要略》治虚热肺痿，火气上逆之麦门冬汤加味而成。虽然虚热肺痿与妊娠恶阻之病不同，然气阴两伤，火气上逆之病机相同，麦门冬汤有益气养阴，清火降逆之功，更加入和胃降逆，清热止呕之陈皮、枇杷叶、竹茹、姜汁等味，以西洋参易人参，更具益气养阴之效。颇合病情。如《古今名医方论》所云："此方治胃中津液干枯，虚火上炎，治本之良法也。"呕吐不止，神倦咽干，舌红少苔，脉细滑数无力为本方辨证要点。一般气阴两伤为较重之证，及时应用本方，可逐渐减轻，向愈。呕吐夹血者加鲜藕节5个、鲜白茅根30g捣汁饮服以清热凉血止血。其他如玄参、生地黄、五味子、白芍等可随症加用。服药易吐者，可配合用陈年

深灰屋上瓦半片，煮水加姜汁数滴，少量频服，可减轻呕吐，有利服药。此即师传之经验方乌瓦煎，有清热降逆止呕之功，煮水无色无味，有利服用。

本病若诊治及时如法，一般都可较快康复。若上述治疗无明显好转，或者加重，尿酮体持续阳性，电解质紊乱者，应中西医结合治疗，如静脉补液补充电解质，纠正酸碱平衡等。若持续加剧，应考虑终止妊娠，以保孕妇健康不致继续恶化。还宜保持乐观愉快的情绪，解除压力，避免精神刺激。饮食以清淡、喜食之物为主。

（冯宗文）

二、胎漏、胎动不安（包括妊娠腹痛）

【概述】

妊娠期间，阴道少量出血，时出时止而无腰酸腹痛、小腹下坠者，称为"胎漏"。妊娠期间出现腰酸、腹痛、小腹下坠，或伴有少量阴道出血者，称为"胎动不安"。因胎漏与胎动不安的临床表现往往难以截然分开，且二者病因病机、辨证论治、转归预后、预防调理等基本相同，故一并讨论。

胎漏、胎动不安、妊娠腹痛均属西医学的先兆流产。诊断并不太困难，根据病史，临床表现如停经、少量阴道出血、腹痛、腰酸、尿妊娠试验为阳性、血 β-HCG、黄体酮正常或低于正常水平。B超提示宫内妊娠，与孕周相符，或略小于孕周，活胎等。由于胎漏、胎动不安均有可能妊娠中断，胎死腹中，因此应动态观察临床表现、血 β-HCG、黄体酮、B超的变化。一旦出现难免流产可能，即应采取相应措施。

本病还须通过以上诊查方法排除难免流产、完全流产、不全流产、异位妊娠、葡萄胎等。

胎漏、胎动不安总的病机是冲任受损，胎元不固。

【证治经验】

1. 肝肾不足胎失固，治分出血血止后

肝肾不足证：父母先天禀赋不足，肾气虚弱，精卵不健，或多产房劳，损伤肝血肾精，或因孕后房事不节，耗伤精血肾气等而致冲任不固，血海不藏，阴血漏下，胎元不固发为胎漏、胎动不安。以妊娠期阴道少量下血，色淡红，质清稀，腰酸腹隐痛为主症。或伴有头晕耳鸣，倦怠乏力，尿频尿多。舌淡，苔白，脉沉细滑弱。治法方药：其治应分出血与血止后。

出血期应补肾养血，固冲安胎为法。经验方安胎固冲汤加减主之：熟地黄 10g，生地炭 10g，阿胶 12g（烊化），白芍 25g，艾叶炭 10g，黄芩 12g，桑寄生 15g，续断 15g，菟丝子 25g，苎麻根 15g，山茱萸 15g，甘草 6g。

熟地黄、白芍补肝血、敛肝阴以养胎。阿胶、山茱萸、艾叶炭养血固冲止血。生地炭、黄芩、苎麻根清热安胎止血。菟丝子、续断、桑寄生、熟地黄补肾益精，固胎止腰痛。甘草和中，合白芍缓急止腹痛。本方固冲任而止血，益肾气而固护胎元，是余安胎止血之常用方。肝肾不足、冲任不固之胎漏、胎动不安和妊娠腹痛，用之胎有所系，胎有所养，冲任得固，可免流产之虞。倦怠气短，脉虚苔白者去黄芩，酌加黄芪 30g、人参 10g、白术 12g，以益气健脾摄胎。血止后，B 超提示宫内液性暗区者，去苎麻根、生地炭，加当归炭 10g。在止血的同时以活血。

血止后，仍须补益肝肾，固护胎元。方用寿胎丸（《医学衷中参西录》）加味：菟丝子 30g，桑寄生 15g，续断 15g，阿胶 12g，熟地

黄 15g，党参 15g，白术 12g，白芍 10g，甘草 6g。

方中重用菟丝子以补肾益精，养阴固阳。桑寄生、续断益肝固肾强腰，系胎又止痛；阿胶滋阴养血，固冲止血。本方为公认的保胎良方。加入熟地黄加强补益肝肾，养血固胎之力。益以党参、白术以增益气载胎之功。用白芍养肝血，敛肝阴，合甘草缓急止痛。肾气旺，肝血充，脾气健自能荫胎而胎安。舌苔黄，脉滑数者酌加黄连 6 ~ 10g、黄芩 12g，以清热安胎。腹痛者白芍加至 30g、甘草加至 10g，以养血缓急止痛。其余加减法同安胎固冲汤。

若无阴道出血而以腹痛绵绵为主症，并见形寒肢冷，舌脉如上者，属阳虚血少，胞脉失养之妊娠腹痛证。亦用安胎固冲汤去黄芩，加当归 10g、炮姜 6g 以暖胞养血，止痛安胎。

无阴道出血而下腹绵绵作痛，伴头晕，倦怠，便溏，肢肿。舌淡红有齿痕，苔白，脉弦软滑者。属肝脾不足，血虚失养之妊娠腹痛证。治宜调和肝脾，养血止痛。经验方加味当归芍药散主之：当归 12g，白芍 30g，白术 12g，川芎 6g，泽泻 10g，茯苓 10g，炙甘草 10g，黄芩 10g，砂仁 10g。方中当归、白芍、川芎养血柔肝止痛。白术、茯苓甘草健脾养胎。黄芩清肝热，与白术合用清热安胎。朱丹溪称："黄芩白术为安胎圣药。"砂仁和胃理气，止呕安胎。脾气虚见气短倦怠者加黄芪 30g、党参 15g，以益气。无腹胀者去砂仁之下气。无热者去黄芩之清热。

2. 胎热动血胎不安，热清血凉胎自宁

血热扰胎证：素体阳盛，或阴虚内热之体，或妊娠后过食辛热饮食、温补之品，或感受热邪，热伤冲任，扰动胎元而致胎漏、胎动不安。以妊娠期阴道下血，色鲜红或深红，质稠，心烦口渴为主症。或伴手足心热，便干溺黄，腹痛腰酸。舌红，苔黄，脉滑数。

治宜清热凉血，固冲安胎为法。经验方清热养阴止血煎加减主之：生地炭 10g，熟地黄 10g，白芍 12g，岗稔根 20g，黄芩 12g，黄柏 10g，甘草 6g，丹皮 10g，苎麻根 15g，阿胶 12g。

　　生地黄养阴凉血止血。熟地黄滋阴补肾补血。白芍配地黄养血敛阴，配合甘草缓急止痛。黄芩清热泻火、止血并安胎。黄柏清泄下焦相火，退虚热。山药补脾益肾固精。甘草和中，调和诸药。丹皮清热凉血。岭南草药岗稔根性味甘平涩，有补血摄血作用。本方配伍，泻火凉血养阴同用，使火去血凉而阴不伤。口渴甚者加玄参 15g、麦冬 10g，以益阴。血止热减见气短倦怠者去岗稔根、生地炭，酌加西洋参 10g、麦冬 10g、五味子 10g、续断 15g、生地黄 12g，以益气养阴，补肾固胎。其他如栀子、续断、桑寄生等可随症加用。

3. 郁火下扰冲不固，郁者达之火清安

　　肝郁化火证：素性抑郁，或生活工作压力过大，或有肝胆疾病者，多有疏泄不利，肝气郁结，热郁化火。妊娠后阴血相对不足，肝失所养而加重疏泄失常。郁火下扰血海则血外溢而发胎漏下血。以妊娠阴道不时少量出血，色深红，少腹胁下疼痛为主症。并有情怀不畅，抑郁紧张，口苦口渴。舌红，苔薄黄，脉弦滑数。治宜疏肝清火，止血安胎为法。经验方安胎逍遥饮加减主之：柴胡 10g，当归炭 10g，白芍 20g，白术 10g，甘草 6g，黄芩 10g，丹皮 10g，炒栀子 10g，苎麻根 15g，生地黄 12g，阿胶 12g。

　　方中柴胡疏肝解郁。当归、白芍养血柔肝。当归用炭一以防其辛温动血；一以养血止血。白术、甘草健脾养胎。黄芩清肝热，与白术合用清热安胎。炒栀子清三焦郁火并能止血。丹皮、生地黄凉血养阴。苎麻根、阿胶安胎止血。出血多者加岗稔根 20g、旱莲草 15g，止血养阴。胁痛而呕者去栀子，加黄连 10g、吴茱萸 5g、半夏

10g，以止痛止呕。其他如生首乌、砂仁、枳壳等可随症加用。

以上二类证候临床多见，其治重在热者清之，郁者达之，郁达热清，血海自宁而安胎血止。若不控制出血，则会影响胎元而流产。血止后，或者妊娠期无阴道出血而以腹痛为主症者属肝郁气滞，或肝郁化热证候之妊娠腹痛者。亦宜以本方加减为治。

4.瘀血内阻有数种，安胎为主兼祛瘀

瘀血内阻证：胎漏、胎动不安经治后血止，而胞内积血不化而成瘀血；或孕期不慎跌仆闪挫；或有癥疾占据胞宫，形成瘀血内阻，伤及胎元，导致胎漏、胎动不安。

（1）属胎漏、胎动不安经治后血止而留瘀胞中者，宜在原治方中酌情加入活血化瘀之味，如当归、川芎、丹参等，服药7～10天，一般都能化消。

（2）属免疫性流产者多为肝肾不足、瘀血阻络，以致胎失所养。孕前有免疫性抗体阳性史，妊娠以后阴道少量出血，小腹隐痛，腰酸痛，口干咽燥，或有头晕耳鸣。舌黯红，苔薄黄，脉细滑数等。治宜滋养肝肾，活血安胎。经验方消抗固胎方主之：熟地黄12g，生地黄12g，菟丝子30g，山茱萸15g，续断15g，桑寄生15g，阿胶12g，山药12g，茯苓10g，丹皮10g，黄芩12g，丹参15g，当归10g，黄芪30g，甘草6g。

方中六味地黄去泽泻以滋阴补肾、养肝、扶脾，以强生殖之本。寿胎丸补肾养血、固肾安胎。黄芪益气以固胎，为补中益气要药，脾气健则能摄胎。黄芩清热安胎。当归、丹参养血活血以养胎。甘草和中缓急。全方滋养肝肾，益气健脾，以固胎元；清热、活血以养胞胎。阴虚较甚口干咽燥、舌红少苔者加女贞子15g、旱莲草15g，去当归，以加强滋阴之功。腹痛者加白芍15～30g，以缓急止痛。热重苔黄、口苦者加黄柏 10g、知母 10g，去黄芪，以增加清热之功。

（3）属跌仆损伤者，有腹痛，阴道下血，或无下血，舌质正常或稍黯，脉弦滑或数。其治以益气养血，和血安胎为法，方用圣愈汤（《兰室秘藏》）加续断、菟丝子、阿胶主之：党参 15g，黄芪 30g，熟地黄 12g，当归 10g，白芍 12g，川芎 10g，菟丝子 25g，续断 12g，阿胶 12g。

方中党参、阿胶、黄芪益气摄血。四物汤养血和血理伤。菟丝子、续断、阿胶安胎止血。

（4）属宿有癥病，孕后常有腹痛、腰酸、阴道不时下血，色黯红。舌黯或有瘀斑瘀点，脉弦滑。妊娠早期仍用安胎固冲汤加减以安胎止血。3 月前后则宜活血消癥，补肾安胎。方用寿胎丸加减：菟丝子 30g，阿胶 12g，桑寄生 15g，续断 15g，党参 12g。配合桂枝茯苓丸（《金匮要略》）。

用桂枝茯苓丸（蜜丸）活血化瘀以渐消缓散胞中癥积，虽然"有故无殒"，但亦有伤胎可能。故合寿胎丸，党参以补肾益气而固护胎元。如此则癥瘀可渐缩小而血可止，也应适可而止，属祛邪扶正之治。

各种瘀血证之治，均宗扶正祛邪，保胎活血之旨。如胎漏、胎动不安经治血止后，宫内积瘀者，B 超检查可见孕囊旁或下方有不同程度的暗区，应视为瘀血，可在原止血安胎方中加活血之品，又如跌仆闪挫伤胎腹痛之治亦是如此。《傅青主女科》有云："凡人内无他症，胎元坚固，即或跌仆闪挫，依然无恙。惟内之气血素亏，固略有闪挫，胎便不安……必须大补气血而少加以行瘀之品，则瘀散胎安。"所用圣愈汤加味即是补血益气、活血安胎之治。若虽有跌仆闪挫外伤，未伤及胎元，无腹痛出血者，可不服药。

至于宫内癥积（子宫肌瘤）者，应在未孕之时积极诊治，以利孕后无恙。若子宫肌瘤合并妊娠，瘤体小一般不会碍胎。若瘤体偏大，或多个而占据胎元位置，影响胎元生长而出现胎漏、胎动不安者，3个月前仍用安胎固冲汤少加活血之品，以止血安胎为主。因3个月前胎元尚未稳固，若用桂枝茯苓丸消癥，可致伤胎。癥消不如胚胎生长快，可先安胎为主，待到3个月以后，胎元稳固，或可免流产之虞。3个月后出现阴道出血先用安胎止血之方药，若血不止，则为肌瘤所致，则按上法治之。若早期妊娠合并较大肌瘤而出血伤胎者，治疗效果一般不好，难免会流产。

【预防与调护】

准备怀孕或已有流产史，妊娠之前应做相关检查。如发现有与流产有关的疾病，如妇科炎症、子宫肌瘤、子宫内膜异位症、多囊卵巢综合征、免疫性不孕以及体弱者等，应治愈后再妊娠。如果怀孕后才治，事倍功半，甚至可能保胎失败。此"上工治未病"之谓。

同时孕后要改变不良生活习惯，节制房事，不宜辛辣刺激性饮食，如烟、酒、椒、姜等。不宜过度劳累，以防流产。临床见新婚后多有先兆流产，所以然者，房事频繁，扰动胎元也。妊娠后若已证实为宫内妊娠而出现阴道下血，腹痛腰酸等先兆流产时，应检验血中 β-HCG 和黄体酮，如果水平偏低，即使无出血者，亦应及早治疗，多能获效。在治疗过程亦应每3～5天查血 β-HCG 和黄体酮，还要动态观察 B 超情况，以便判断疗效。

胎漏、胎动不安证，多为热证或兼热象，临床应细辨证，切忌不辨证单辨病，给予补益安胎之剂或同类之中成药。再者病家多认为流产属体虚，盲目进补，自配鹿茸、红参、黄芪等煎服或煲汤进食，颇为常见。若属脾肾不足，气血亏虚者，如滑胎，用之或许有益。属热证出血者，不啻火上加油！有害无益，应予重视。

此外，稽留流产者应尽早清宫。若胎堕不全或清宫后宫内残留胎物者，参照人工流产不全篇辨治。

（冯宗文）

三、滑胎

【概述】

凡堕胎或小产连续发生 3 次或 3 次以上者，称为："滑胎"，或称"数堕胎"。西医学称为"习惯性流产"。近年国际上常用"复发性流产"取代"习惯性流产"，将流产次数改为连续 2 次。

滑胎一病，诊断并不太困难，根据连续流产史，临床表现如停经，或少量阴道出血、腹痛、腰酸、妊娠尿试验为阳性、血 β-HCG、黄体酮水平正常或低于正常水平。B 超提示宫内妊娠，与孕周相符或略小于孕周，活胎等。鉴别诊断与胎漏、胎动不安同。

本病总的病机是胎元失养失固，如期而堕。

【证治经验】

1. 胎系于肾虚易堕，补肾固胎宜分期

肾虚证：常因先天禀赋不足，平素房事不节，肾气亏虚。孕后肾气未充致胎元不实，冲任虚衰，系胎无力而致滑胎；或肾阳不足，命门火衰，宫寒失温，胎元不固而致滑胎。以胎堕 2 次以上，腰酸膝软为主症。或有头晕耳鸣，夜尿频多，面色晦暗。舌淡红，苔薄，脉细或细滑。其治宜分孕前、孕后。

孕前：应补肝肾、益精血为法。经验方补肾调经汤加减主之：熟地黄 20g，山药 10g，山茱萸 10g，枸杞子 15g，菟丝子 30g，杜仲 12g，当归 12g，白芍 10g，女贞子 15g，茯苓 10g，何首乌 20g。

方中熟地黄、首乌、山茱萸、枸杞、菟丝子、杜仲、女贞子补

肾益精以资生殖之本；熟地黄、当归、白芍、枸杞、何首乌养肝补血以充养冲任。口干咽燥，舌红者酌加龟板胶10g、墨旱莲15g、知母10g，以益肾阴，清虚热。口淡肢冷者去何首乌，酌加仙茅10g、仙灵脾10g、鹿角胶10g、巴戟天12g、紫河车12g，以温肾阳，益精血。兼气虚而倦怠少气者，加人参10g，以益气。

孕后：宜补益肝肾，固冲安胎为法。若有阴道出血、腰酸疼痛之流产先兆者，用经验方安胎固冲汤加减为治（方见胎漏、胎动不安）。阴道出血止后则应补益肝肾，固护胎元。方用寿胎丸加味为治（方见胎漏、胎动不安）。

若发现妊娠，即使无流产先兆者，亦应及早预防性保胎。在治疗的同时做相关检查，切不可等有流产先兆后再治疗。滑胎之治，应分未孕已孕。未孕之时应有针对性的治疗，或补肾、益精或益气养血。已孕后若有出血，应先安胎固冲止血为治，待血止后，再用相应方药培育固本。治疗期间，动态观察血 β-HCG 和黄体酮及 B 超等相关检查，一般服药超过既往流产孕月3～4周，各项检查正常者可停药。

2. 屡孕屡堕二天虚，补益脾肾兼养肝

脾肾肝虚证：如前所述而肾气亏虚，致胎不成实；劳倦思虑，饮食所伤而致脾气虚弱；或虚损未复，屡孕屡堕，肾脾更虚累及肝血不足，终致胎失系载，冲任胞脉失养而发滑胎。以屡孕屡堕3次以上，甚或如期而堕，腰酸膝软，纳少便溏为主症。或伴头晕眼花，耳鸣心悸，倦怠肢冷，小腹隐痛，小便夜多，孕前月经量少。舌淡红，苔白，脉细弱或细滑无力。其治同样宜分孕前、孕后。

孕前：应健脾温肾，益气养血为法。经验方河车毓麟汤加减主之：紫河车15g，黄芪30g，党参15g，白术12g，茯苓10g，熟地黄

15g，当归 15g，白芍 10g，川芎 10g，淫羊藿 12g，杜仲 15g，菟丝子 30g，甘草 6g。

　　方中八珍汤健脾养血，气血双补。黄芪增强补气生血之功。菟丝子、杜仲、淫羊藿、熟地黄温补肾气。紫河车加强益精生血之效。佐以丹参、香附理气活血，使本方补而不滞，并具有提高免疫功能作用。阳虚甚，下腹冷者酌加仙茅 10g、肉桂 5g、附片 5g，以温肾阳。月经量少加鹿角胶 12g、鸡血藤 30g，以益精血。

　　孕后：有阴道出血，腰腹疼痛等先兆流产者，宜以补益脾肾，固冲安胎为法。用经验方安胎固冲汤加黄芪 30g、人参 10g、白术 12g（方见胎漏、胎动不安）。

　　阴道血止后，或孕后无出血者，则宜补脾肾肝，培育固胎为法。用经验方固本培育汤加减主之：人参 6～10g，黄芪 30g，白术 20g，山药 30g，炙甘草 5g，熟地黄 25g，山茱萸 15g，枸杞子 15g，菟丝子 30g，杜仲 15g，续断 15g，白芍 15g，砂仁 10g（打碎后下），桑寄生 15g。

　　方中人参大补元气，补益五脏，阴阳气血兼补。白术、甘草、山药健脾益气补后天，再加黄芪补气以加强摄胎之力。熟地黄补肝肾，益精生血。配入山茱萸、枸杞子、杜仲、续断益肾生精补先天，复加菟丝子补精以加强固胎之功。白芍敛肝阴，养肝血以缓急止痛，配熟地黄、枸杞子补肝血以养胎。大队补药中益入砂仁既有补而不滞之效，又有开胃安胎之功。全方补先后天以安胎固胎。阳虚畏冷者加淫羊藿 10g、紫河车 15g，以补肾阳，益精血。兼热口渴苔黄者，加黄芩 10g，以清热安胎。兼瘀血舌黯者去白芍，加丹参 15g、当归 10g，以活血固胎。

　　由余负责的"刘云鹏经验方固胎合剂防治滑胎的临床与药理研究"科研课题，即是固胎方制成合剂。成果达国内先进水平，获得湖北省卫生厅科技进步三等奖。本方即在固胎汤的基础上加味而成。临床所见，流产2次或3次者，一般以肾虚为主；屡孕屡堕3次以上，多在肾虚的基础上，进一步伤及脾气肝血而成肾脾两虚，肝血不足之证；又因滑胎多由免疫因素所致，故加入黄芪既可提高免疫功能，又加强了补气摄胎。白芍养肝血，续断、桑寄生补肾安胎，砂仁既可使本方补而不滞，又有开胃安胎之功。如此肝肾脾同治，精血气共补，固先后天之本以滋养培育胎元，为治滑胎后之常用效方。

滑胎大多为肾气虚不能系胎；脾气虚不能摄胎使然。然而肝血不足以养胎亦是不可忽略的一环，临床所见脾肾亏虚者，多有肝血不足，以其肝肾同源，脾为气血生化之源也。尤其是免疫性流产，往往由于免疫因素影响胞脉供血以养胎，以致胎元殒堕。如《万氏妇人科·胎动不安》所言："脾胃虚弱不能管束其胎，气血素衰不能滋养其胎。"以上二证四方均为肝脾肾同治，精气血共补之法，依照施之，孕后坚持服用至超过以往流产孕周半月，并通过相应检查属正常者，可免滑胎之虞。封闭抗体缺乏之滑胎，按本篇肾虚证、脾肾肝虚证或气血虚弱证辨证施治，亦有较好效果，临床有滑胎5次，封闭抗体（-），第6次妊娠保胎成功者。

3. 胞伤气陷如期堕，益气升阳东垣方

气虚下陷证：素有脾气虚弱，或因病中气亏虚未复，脾胃生化之源匮乏，以致气不摄胎载胎而殒堕。反复流产，气血更虚，伤及胞宫，而发展成滑胎。以妊娠至4～5月殒堕，屡孕屡堕，小腹下坠为主症。或伴头晕目眩，神倦乏力，面色㿠白，心悸气短，大便溏薄。舌淡，苔薄白，脉沉细无力。治宜益气升阳，固摄胎元为法。方用补中益气汤（《脾胃论》）加减：黄芪30g，人参10～15g，白术15g，当归10g，升麻10g，柴胡10g，枳壳10g，炙甘草6g，熟地黄10g。

方中黄芪补中益气，升阳固表。人参大补元气，复脉固脱。白术、甘草健脾补中，配合黄芪、人参益气健脾，使脾强而气血生化源源不绝。当归养血和营，与黄芪合用，为当归补血汤。柴胡、升麻重在助参、芪、白术升阳举陷之力。熟地黄补肾补血。兼热苔黄者加黄芩12g，以清热。腰痛者加续断15g、杜仲15g，以固胎强腰。腹胀加砂仁10g，以理气安胎。妊娠3月前宜合寿胎丸以补肾安胎。

临床所见妊娠至4～5月而数堕胎者，多为宫颈机能不全。正如《竹林女科》所言"如期复然"是因"先于此时受伤，故后期必应，乘其虚也。"该论颇合宫颈裂伤，宫颈机能不全之滑胎。多表现为中气下陷之证，补中益气汤补气升阳以固胎。然而重度宫颈裂伤和宫颈内口松弛者，须做宫颈环扎手术，同时必须坚持用补中益气汤加减为治，一般服药1～2周，B超可见宫颈管长度不同程度增加，表示胞宫由下降转为上升。此类滑胎，临床并不少见，有些患者一直要求住院，中药保胎至临产。

4. 血瘀证

与胎漏、胎动不安同，从略。

一般子宫肌瘤引起之流产，多因较大瘤体或多个，占据宫腔，影响胎元血供、发育所致。首次流产若不消除肌瘤，长时间多次流产，瘤体多会增长，孕后体质益虚，更易损害胎元，发生屡孕屡堕。一般而言，此类滑胎，治疗较难奏效。应于非妊娠时手术，配合中药调治。待体质增强，适时再孕，可望孕育成功。

导致滑胎常见原因有胚胎染色体异常，免疫因素异常（常见有抗精子抗体、抗心磷脂抗体、抗子宫内膜抗体异常以及封闭抗体缺乏等），黄体功能不足，多囊卵巢综合征，甲状腺功能低下等。而子宫肌瘤，子宫畸形或发育不良，宫颈重度裂伤，宫颈内口松弛等，是发生晚期滑胎的常见原因。因此在孕前应做相关检查和治疗，或可减少滑胎发生。

【预防与调护】

大致与胎漏、胎动不安同。

（冯宗文）

四、异位妊娠

【概述】

受精卵在子宫体腔外着床发育称为"异位妊娠"，以往习称"宫外孕"。

中医学古籍中未见有此病名的记载。按其临床表现，散见于"妊娠腹痛""胎动不安""胎漏""癥瘕"等病证中。20 世纪 50 年代，山西医科大学第一附属医院和山西省中医研究所中西医结合治疗本病获得成功，总结出一套非手术治疗方案，并得以推广。现在已将异位妊娠作为中西医通用病名。

异位妊娠最常见为输卵管妊娠，占本病的 95% 左右，故本节以此为例讨论其中医药证治。

（一）检查

1. 早期妊娠尿试验阳性或弱阳性。

2. 血 β–HCG 测定：可进行定量测定，但值偏低。早期宫内妊娠和异位妊娠的血 β-HCG 水平不易区分。但是血 β-HCG 的动态变化对诊断及鉴别诊断有很大帮助。早期宫内妊娠由于正常发育的绒毛所分泌的 HCG 量很大，每天不断快速上升，48 小时上升 60% 以上。而输卵管妊娠，由于其肌层菲薄，血液供应不良，绒毛分泌 HCG 少，每天上升幅度较小，48 小时上升不及 50%。血 β-HCG 下降说明滋养细胞活性在减退，异位妊娠流产和宫内妊娠流产均如此。但前者下降速度缓慢，而后者下降速度较快。因此，临床可进行血 β-HCG 连续测定（一般 2 ～ 3 天测一次），依其动态变化的特点，作为诊断的参考。

3. 超声诊断：阴道 B 超提示宫内未见孕囊，于一侧附件区可见混合性包块，破损时子宫直肠窝有液性暗区。

4. 腹部检查：下腹部有压痛及反跳痛，以患侧为甚，腹肌紧张不明显，可有移动性浊音。

5. 妇科检查：阴道后穹窿饱满，触痛，宫颈摇举痛明显，子宫稍大而软，内出血多时子宫有漂浮感，子宫一侧或后方可触及肿块，边界不清，触痛明显。陈旧性宫外孕的肿块边界清楚，但不易与子宫分开。

根据病史、临床表现及相关检查，典型病例不难诊断。但在初期或未破裂期，诊断较困难。易于误诊、漏诊。β-HCG 测定与 B 超相配合，对诊断帮助很大。当 β-HCG ≥ 1800IU/L 时，阴道 B 超便可见到妊娠囊。若未见宫内妊娠囊，应高度怀疑异位妊娠。

本病还须与宫内妊娠流产、黄体破裂、卵巢囊肿蒂扭转、急性输卵管炎、急性阑尾炎等相鉴别。

通过以上检查可及时确诊，早期进行治疗：①可防止输卵管破裂，大量内出血以及休克。②可降低并发症和死亡率。③可以较好地保持输卵管的完整，减少输卵管的破坏，而保持其受孕功能。

如果输卵管妊娠破裂，或宫颈、间质部妊娠，应立即手术，以免发生不良后果。

中医学认为异位妊娠的发病机理为少腹宿有瘀滞，冲任胞络不畅，孕卵未能移行胞宫，孕育于胞外，以致胀破脉络，血溢少腹而成少腹瘀血证，甚至因血液内溢过多而发生厥脱。

中药的治疗要求是输卵管妊娠未破损期、已破损期之不稳定型和包块型。无明显腹痛和活动性出血，血压、脉搏平稳。阴道 B 超显示胚胎最大直径＜ 30mm。③ B 超子宫直肠窝内无或少许积血。血 β-HCG ＜ 5000IU/L。无输卵管破裂内出血而休克者。但应住院及有手术条件。

【证治经验】

1. 未破损期

初期未破细检查，及早治疗多可愈：

患者有停经史，或早孕反应，或有一侧下腹隐痛，或阴道不规则少量出血。舌黯，苔白，脉弦滑。血 β-HCG 定量高于参考值，但较宫内妊娠低。B 超可探及一侧附件有囊性肿块，子宫内无妊娠囊。

此属本病的早期，治宜活血化瘀，杀胚消癥为法。经验方异位妊娠甲方主之：丹参 20g，赤芍 15g，桃仁 10g，蒲黄炭 10g，五灵脂 10g，三棱 10g，莪术 10g，天花粉 30g，蜈蚣 2 ～ 3 条，川芎 10g，当归 10g。

方中丹参苦微寒、活血化瘀、清热养血。桃仁、赤芍活血祛瘀。当归甘辛温润，补血和血。川芎辛散温通，为"血中气药"，活血行气。五灵脂、蒲黄炭活血化瘀止痛。重用天花粉、蜈蚣活血杀胚，以降血 HCG。三棱、莪术消癥散结以消包块。出血较久者去川芎，加三七粉 6g（吞服）以化瘀止血。舌红，苔黄有热者加黄芩 10g，以清热。便结加大黄 6g，以通便。腹胀加厚朴 10g，以理气。血 β-HCG 下降接近正常者去天花粉、蜈蚣。病久气血亏虚见倦怠、气短、心慌者加黄芪 30g、党参 15g，扶助正气。

异位妊娠甲方为治疗本病的主要方剂。本方由宫外孕 2 号方

（山西医学院附属第一医院）加味而成。据研究，原宫外孕 2 号方能使血管扩张，血流量改变，促进单核吞噬细胞的吞噬功能，并有镇痛和抑菌、消炎效能；有提高血浆纤维蛋白溶解活性（分解纤维蛋白）和血浆胶原酶活性（分解胶原蛋白）的作用。这些可能改善体循环状况，控制感染，对促进腹腔血液和血肿包块的分解吸收起一定作用（《新急腹症学》）。天花粉杀胚疗效是肯定的。有报道，目前应用于杀胚的中药有蜈蚣等，但疗效不肯定。我们用之杀胚是有作用的。用与不用，多用少用效果有所不同。因此加入上述中药，无疑会加强原宫外孕 2 号方的效力。曾收治输卵管妊娠 51 例，运用本方治疗，其中 45 例血 β-HCG 降至正常出院。曾以"宫外孕 2 号方加味治疗异位妊娠 51 例"发表于《中国中医药信息杂志》2003年第 7 期。其中治愈率为 84.31%，血 β-HCG < 5000IU/L 治愈率88.89%，血 β-HCG > 5000IU/L 仅为 50.0%。

2. 已破损期

（1）输卵管破休克急，中西结合手术宜

休克型：突然下腹剧痛，肛门下坠，面色苍白，四肢厥冷，或冷汗淋漓，恶心呕吐，或有烦躁不安，阴道少量出血，甚至出现晕厥与休克，脉微欲绝或细数无力。后穹隆穿刺可抽出不凝血。血压下降或测不出。

此属输卵管妊娠破裂、休克，为急、重症。应给予输氧、配合人参或生脉注射液静脉输液。服中药多缓不济急，应立即手术。

（2）不稳定型有轻重，轻者乙方重甲方

不稳定型：腹痛拒按，但逐渐减轻，阴道有少量出血，或有三角形之蜕膜管型脱落。或头晕神疲。舌略淡红，脉细缓略弦。

此属输卵管妊娠流产或破损后时间不长，病情不稳定，有再次发生内出血或继发腹腔妊娠的可能。治宜祛瘀消癥，杀胚扶正。经验方异位妊娠乙方加减主之：当归 10g，川芎 10g，赤芍 15g，桃仁 10g，莪术 10g，卷柏 10g，泽兰 10g，蒲黄 10g，大黄 6g，黄芩 10g，天花粉 20 ～ 30g。

方中当归、川芎、赤芍养血活血。桃仁、泽兰、卷柏活血化瘀。莪术消癥散结。瘀血内阻而腹痛出血，故用蒲黄、大黄活血化瘀止痛止血。病系胎孕胞外，故用天花粉杀胚。瘀久多化热，以黄芩清热。合而共奏活血化瘀、杀胚清热、消癥散结之功。出血时间长者去蒲黄，加蒲黄炭 10g、三七粉 6g（吞服），以活血止血。腹痛明显者加五灵脂 12g，以化瘀止痛。包块较大者加三棱 12g，以消癥散结。血 β-HCG 接近正常值者去天花粉。病久气短倦怠者去大黄，加黄芪 30g、党参 15g，以益气；气阴两虚合生脉散以益气养阴。

异位妊娠乙方为治疗本病已破损不稳定型之轻证，血 β-HCG 不太高者。因本证型具有不稳定性，杀胚仍然重要。余曾用此方治疗上述证型异位妊娠 16 例，治愈 11 例。以题为"加减活血化瘀汤治疗异位妊娠"发表于《湖北中医杂志》1998 年 20 卷第 5 期。

若血 β-HCG 较高者，仍用异位妊娠甲方加减为治。另外一种即是 MTX 等西药保守治疗后，或者腹腔镜手术取胚后，血 β-HCG 降至一定程度后不继续下降。如果 β-HCG ≤ 100IU/L，可用异位妊娠乙方加减，继续化瘀杀胚。β-HCG > 100IU/L 者，则用异位妊娠甲方加减，以继续杀胚消癥，活血化瘀。

（3）陈旧性方善消癥，内服外敷应彻底

包块型：腹痛逐渐消失，阴道出血停止，下腹坠胀。舌黯，脉细或弦涩。

血 β-HCG 降至正常，B 超仅见一侧附件包块，边界稍清楚，但不易与子宫分开。

　　此系输卵管妊娠破损时间较长，腹腔血液已形成血肿，血肿机化变硬，与周围组织粘连而形成包块，属陈旧性宫外孕。药物保守治疗后亦会出现此类病证。治宜活血祛瘀，消癥散结为法：经验方陈旧性宫外孕方加减内服：熟地黄 10g，当归 12g，白芍 10g，川芎 10g，黄芪 30g，桃仁 10g，红花 10g，三棱 12g，莪术 12g，水蛭 10g，鳖甲 15g，丹参 15g。

　　方中四物汤养血和血。丹参活血化瘀，祛瘀而不伤正。桃仁、红花活血化瘀。三棱、莪术逐瘀消癥散结。水蛭破血逐瘀之力强，擅于治癥瘕积聚。鳖甲滋阴软坚。黄芪既扶病久耗虚之正气，又益气以运血而助化瘀消癥。其与四物汤配伍则气血双补。本方属攻补兼施之剂。包块较大者加土鳖虫 10g，以加大消癥散结之力。阴道出血者去水蛭，加蒲黄炭 10g，以活血止血。气虚甚见倦怠气短者加党参 15g，以益气补虚。黄芩、姜炭、桂枝等可随症加用。

　　陈旧性宫外孕方为主治本病已破损期包块型的有效方剂。本方看似峻猛，实际是在益气养血的同时，破血消癥，为攻补兼施之剂。证诸临床未见明显副作用，效果可靠。多与消癥药包（方药及用法见子宫肌瘤篇）外敷配合使用。我们曾对 25 例异位妊娠药物保守治疗后附件包块患者用本方（当时名为化瘀消癥汤）加减治疗。22 例包块消失（88%），包块平均消失时间：28.7 ± 11.0 天；25 例对照组，12 例包块消失（48%），包块平均消失时间：45.7 ± 15.7 天。有统计学意义（P < 0.05）。输卵管畅通率：治疗组 72%；对照组 40%。"以 25 例异位妊娠药物治疗成功后附件包块后遗症的中药治疗观察"为题，发表于《中医药导报》杂志，2009 年第 15 卷第 10 期。

（4）邪去正伤冲难固，益气血冲固血止

冲任不固型：中药治疗后血 β-HCG 降至正常水平，阴道少量出血不尽，头晕眼花，气短倦怠。舌淡黯，脉弦无力。

此属气血亏虚，冲任失固之证。经验方固冲汤主之（方药见异常出血性月经病），加黄芪、党参、三七。活血化瘀，杀胚消癥中药使用日久，加之阴道较长时间出血，耗血伤气，邪去正虚，冲任不固而出血不尽，每用上方收益气摄血，养血固冲之功。

中药治疗本病，一般包块消散较慢，必须坚持治疗至全消。血 β-HCG 降至正常，包块全消，月经潮后，必须进行输卵管检查，了解输卵管是否通畅，若有粘连阻塞，要及时施以相应治疗以恢复其受孕功能，防止再次输卵管妊娠发生。

（冯宗文）

五、妊娠小便淋痛

【概述】

妊娠期间，出现尿频、尿急、淋沥涩痛等症，称"妊娠小便淋痛"，古称"子淋"。

总的病因病机为热灼膀胱，气化失司，水道不利。但有湿热、虚热之分。治疗原则方药应以清润为主，不宜过于苦寒通利，以免重耗津液和损伤胎元。应遵《沈氏女科辑要笺正》所论："小便频，不爽且痛，乃谓之淋。妊妇得此，是阴虚热炽，津液耗伤者为多，不比寻常淋痛，皆由膀胱湿热郁结也，故非一味苦寒胜湿……可治。"故清热解毒多用金银花、连翘、鱼腥草等。利湿多用茯苓、泽泻、车前子等。通淋止痛多用车前子、甘草梢、灯心草、白芍等。

滑石性滑利，妊娠 3 月前不宜。木通有损害肾功能可能，通草、萹蓄、瞿麦活血通利力强，均为禁用之品。

【证治经验】

1. 湿热下注尿频痛，清湿热化膀胱气

湿热下注证：素体阳盛，或孕后过食辛辣之品，热蕴于内，引动心火，下移膀胱；或孕后摄生不慎，用具不洁，湿热之邪入侵，下注膀胱。均可致气化不利，发为妊娠小便淋痛。以妊娠期间，突感小便频数而急，淋涩不利，灼热刺痛，舌红，苔黄腻为主症。并伴小便短赤，或腰痛，小腹坠胀，口渴不欲饮，胸闷食少。脉弦滑数。治宜清热利湿，养血通淋为法。师传经验方加味五淋散主之：茯苓 10g，鱼腥草 30g，山栀子 10g，白芍 15g，当归 12g，乌药 10g，车前子 12g，甘草 6g。

方中车前子、茯苓利水通淋。鱼腥草能清热解毒、利尿除湿。山栀子清泄三焦湿热。当归、芍药养血安胎，白芍合甘草缓急止痛。乌药化膀胱之气而利尿通淋。甘草调和诸药而止尿痛。尿中带血加生地黄 10g、小蓟 10g、白茅根 10g，以凉血止血。伴发热者加金银花 15g、连翘 15g、柴胡 10g、黄芩 10g，以解毒退热。小便混浊者加萆薢 10g、菖蒲 10g，以分清化浊。

湿热淋证多为实证，然妇人以血为用，妊娠之身，阴血相对不足，往往虚实相兼，于此类子淋，用加味五淋散祛邪而不伤正，治病而不动胎，是用于妇女妊娠和经期、产后湿热淋证之良方。

若伴发往来寒热者，治宜和解少阳，清热解毒，利湿通淋。方用小柴胡汤加减：柴胡 12g，黄芩 10g，半夏 10g，茯苓 10g，甘草 6g，生姜 10g，大枣 10g，车前子 10g，金银花 15g，连翘 15g。发热伤津，口干喜饮者加麦冬 10g、石斛 10g，以生津止渴。腹痛者加白芍 15g，以和营缓急止痛。热退后再用加味五淋散为治。

2. 阴虚内热异于常，方宜清润知柏汤

阴虚内热证：素体阴虚，孕后阴血养胎，阴精益虚，阴虚生内热，下移膀胱，灼伤津液，而发小便淋沥涩痛。以妊娠数月后小便频数，淋沥不畅，尿少淡黄，溺后尿道口疼痛不适为主症。或伴腰膝酸软，五心烦热。舌红，苔薄黄，脉细滑数。治宜滋阴清热，通淋护胎为法。方用子淋汤（《沈氏女科辑要笺正》）：生地黄 12g，阿胶 12g，黄芩 10g，栀子 10g，木通 10g，甘草梢 6g。去木通，加灯心草 3g，麦冬 10g。方中生地黄、阿胶育阴清热；黄芩清热护胎；栀子、灯心草清心利小便；甘草梢清热解毒、止尿痛。加麦冬 10g，加强养阴之功。大便秘结加生首乌 12g，以润肠通便。也可用知柏地黄汤（《医宗金鉴》）加味：熟地黄 12g，山药 10g，山茱萸 10g，泽泻 10g，茯苓 10g，丹皮 10g，知母 10g，黄柏 10g，生地黄 10g，麦冬 10g，车前子 10g，甘草梢 10g，桑寄生 15g。

方中六味地黄汤补肾滋阴，知母、黄柏清下焦热。生地黄、麦冬清热养阴，桑寄生增强六味地黄汤滋阴补肾并止腰痛。车前子利尿通淋。甘草梢止尿痛。全方滋阴通淋而不伤胎，是用于阴虚内热之子淋之良方。小便夹血者加小蓟 10g、旱莲草 15g，以凉血止血。

3. 反复发作多气虚，益气止淋是妙方

气虚证：子淋日久，或反复发作，易致气虚，膀胱气化不利。以小便频数，淋沥不利而下坠，但尿痛不甚为主症。并有气短倦怠，舌淡苔薄，脉细无力。治宜益气升阳，止淋护胎。方用益气止淋汤（《外科正宗》）：黄芪 30g，党参 15g，白术 12g，茯苓 10g，麦冬 10g。

本方重用黄芪以益气升阳，利尿；党参、白术益气护胎；茯苓健脾除湿利水；麦冬养阴清热。可加车前子以利尿通淋；下坠甚者加升麻 10g，以增升阳举陷之功。

（詹新林）

产后病

一、产后恶露不绝

【概述】

产后恶露持续 10 天以上仍淋沥不尽者，称为"产后恶露不绝"，又称"产后恶露不尽"。恶露，即产后子宫内排出的余血浊液，如《女科经纶·产后证》所论："新产恶露，属养胎余血，杂浊浆水。"

本病主要病机是冲任失固和瘀浊内留，血不循经。

【证治经验】

1. 产后多虚冲任伤，虚者补之兼活血

气血亏虚证：肝血不足之体，产时复伤阴血，胞宫受损，冲任失固以致恶露不绝。或素体脾气弱，复因产时失血耗气；或产后操劳过早，劳倦伤脾，气虚下陷，不能摄血，均可致冲任失固，则恶露不绝。以产后恶露不绝，量少，色淡红，小腹绵绵作痛为主症。伴有头晕眼花，心慌。舌淡红，苔薄，脉弦细无力。治宜养血固冲止血。经验方固冲汤加减主之：熟地黄 12g，生地炭 10g，当归 10g，白芍 12g，阿胶 15g，山茱萸 15g，甘草 6g，艾叶炭 10g，益母草 30g，荆芥炭 10g。

方中熟地黄、白芍、山茱萸滋补肝肾、敛阴止血。阿胶血肉有情之品，甘平质稠为补血、固冲任要药，用之加强以上三味固冲止血之功。甘草合白芍以缓急止腹痛。地黄炭、艾叶炭、荆芥炭共具

养阴暖宫止血之功，重用益母草活血化瘀以止血。出血量多，腹不痛者加赤石脂30g、岗稔根30g，以固涩止血。出血量多，腹痛者加蒲黄炭10g，以化瘀止痛止血。出血日久，淋漓不断者加田七粉6g（吞服），以活血化瘀止血。兼气虚而倦怠气短者加人参5～10g，以益气。腰痛者加续断15g、杜仲12g、枸杞子15g，以补肾固冲。腹隐痛绵绵不断者，白芍加至30g，甘草加至10g，以养血止痛。

若产后恶露量多，色淡红，小腹空坠或二阴下坠为主症。伴有面色㿠白，神疲肢倦，气短懒言。舌淡，苔白，脉缓弱。此属气虚下陷，治宜补气摄血，固冲止血为法。经验方妇科补中益气汤加减主之：黄芪30g，人参10～15g，白术15g，当归10g，升麻10g，柴胡10g，枳壳12g，阿胶12g，姜炭6g，益母草30g，熟地黄10g，甘草6g，续断15g，三七粉5g（吞服）。

补中益气汤益气摄血，升阳举陷。加熟地黄、阿胶、姜炭、续断以补肾养血固冲任止血。益母草、三七粉活血化瘀以止血而助子宫复旧。出血量多，去当归、益母草，加煅龙骨30g、煅牡蛎30g、仙鹤草20g，以固涩止血。心悸失眠者酌加酸枣仁25g、茯神10g、远志10g、龙眼肉12g，以养心安神。

气血亏虚证，多见于产后子宫复旧不良，以致恶露日久不止，有2～3月不尽者，前方养血固冲，后方益气摄血，辨证准确，多获良效。然出血日久，或血虚，气虚，血脉易滞涩而兼血瘀，加用益母草、当归、田七等，可活血止血。

2. 产后多瘀胞中留，通因通用生化求

血瘀证：产后留瘀，胞衣胎膜残留等，以致胞宫胞脉瘀阻，血不归经，恶露不绝。以产后恶露淋漓不尽，量时多时少，色黯有块，小腹疼痛，或拒按为主症。或伴见有舌紫黯，或边尖有瘀点，脉沉

弦或涩。治宜养血活血，祛瘀止血为法。经验方益母生化汤加减主之：益母草 15～30g，当归 25g，川芎 10g，桃仁 10g，甘草 6g，姜炭 6g，蒲黄炭 10g，生山楂 20g，川牛膝 10g。

此证型多为产后胎物胎膜排出不尽。方中益母草祛瘀生新，活血调经。当归补血和血，调经止痛。川芎、桃仁活血祛瘀，甘草和中，调和诸药。姜炭温经止血止痛。蒲黄炭活血止血不留瘀。共奏祛瘀生新，调经止痛止血之功。本方寓生于化中，故名益母生化汤。方中加入生山楂消积散瘀止痛；牛膝引药达病所，以下瘀血。出血量少，淋漓不尽加红花 10g、田七粉 6g（吞服），以加强活血化瘀，止血之功。腹痛甚者加五灵脂 10g、赤芍 10g，以化瘀止痛。血虚舌淡红、经量少者加阿胶 12g(烊化)、白芍 10g、熟地黄 12g，以补血。党参、黄芪、黄芩、栀子、肉桂、香附等可随症加用。

3. 产后正虚邪易侵，清热固冲血痛宁

血热证：产后过食辛热温燥之品；摄身不慎，感受热邪；肝郁化热等，均可致热扰冲任，迫血下行而发恶露不绝。以产后恶露不绝，量多，色紫红，质黏稠，或有臭味为主症。伴有口渴口苦，或腹痛便结。舌红，苔黄，脉弦数。治宜清热凉血，固冲止血为法。经验方清热固冲汤加减主之：黄连 10g，黄芩 10g，生地炭 10g，白芍 12g，大黄炭 10g，蒲黄炭 10g，丹皮 10g，当归 10g，地榆炭 10g，益母草 30g。

产后恶露不绝此证型并不罕见，方中黄连、黄芩苦寒以清火止血。生地炭、丹皮、地榆炭凉血止血。白芍敛阴缓急止痛，合丹皮可防热甚失血伤阴。大黄炭、蒲黄炭活血止血而不留瘀。重用益母草活血化瘀，促使胞宫复旧而止血。本证多为感染热邪而成血热兼瘀证。热者清之，毒者解之，瘀者祛之则恶露自停。但不可囿于

"产后宜温"之说。出血量多者加紫草根 15g、侧柏炭 10g，以凉血止血。出血腹痛明显者加三七粉 6g（吞服），或加五灵脂 12g、败酱草 20g、红藤 20g，以清热解毒、活血化瘀、止痛止血。口干者加玄参 15g、麦冬 10g，以养阴。

本篇所列三证型，为临床所常见，一般按此辨证施治，多有效果。然产后多虚多瘀应注意虚中夹实、实中兼虚，以权衡扶正与祛邪。切忌盲目收敛涩止和不分具体证情，产后一律服数剂生化汤的做法。

（詹新林）

二、人工流产不全

【概述】

计划生育手术和手术后遗症最常见的是人工流产不全，即人工流产（包括药物流产）、引产胎物组织残留于宫腔。一般采取清宫术或宫腔镜钳取。较重的胎盘植入宫腔镜钳取也难以清除。

本病可归属于中医学"恶露不净""死胎不下"。

正常分娩属"瓜熟蒂落"，损伤较轻，其恶露不绝乃瘀血浊液内留，一般用生化汤等方加减即可；人工流产（包括药物流产）不全之胚胎组织残留，为生瓜硬摘，其藤伤重，断蒂残留，属有形残胎，与产后恶露不绝实有不同，故立专篇论述。

临床表现：后阴道出血超过 10 天，量多或量少，或反复出血。一般无明显腹痛，伴有感染可有腹痛。

B 超或宫腔镜检查，可以了解宫腔内有残留组织。

根据手术史、临床表现和 B 超或宫腔镜检查结果，诊断多无困难。

总的病因病机是金刀损伤胞宫、胎瘀残留胞内。

【证治经验】

1. 胎物残留分轻重，经验三方分别用

胎瘀留胞证：人工流产不全致胎物余血滞留胞中而成瘀血，血不循经，出血淋漓不净；血行不畅，不通则痛，而发腹痛。主要证候：以出血量时多时少，色黯有块，或有小腹疼痛，B超显示宫内有残留物为主症。或伴口干不欲饮。舌黯，脉弦或涩。治宜活血祛瘀。方药：B超提示宫内残留物＜10mm者用经验方益母生化汤加减（方药见产后恶露不绝）

残留物在15mm×25mm左右者，宜活血化瘀，化胚净胞。经验方净胞饮加减主之：益母草40g，当归30g，生山楂30g，川芎10g，桃仁10g，蒲黄炭10g，姜炭5g，三棱15g，莪术15g，牛膝12g，香附12g。

方中益母草祛瘀生新，活血调经，为"经产良药"。生山楂消积散瘀止痛，即古方独圣散，用以治产后"儿枕痛"，恶露不尽等。当归补血和血，调经止痛，配合川芎、桃仁、三棱、莪术活血祛瘀消癥，以速下残胎瘀血。姜炭、蒲黄炭活血止血止痛。香附理气以活血。牛膝活血引药下达病所。气虚倦怠脉虚者加党参15g、黄芪30g，以益气。出血量多者加田七粉6g（吞服），以加强化瘀止血之功。兼热舌红，苔黄，脉数者选加黄芩10g、栀子10g、丹皮10g，以清热。腹痛拒按者选加败酱草20g、红藤20g、赤芍15g、五灵脂15g，以清热解毒，化瘀止痛。便结者加大黄10g，以活血通便。

残留物＞25mm，或者经清宫、甚至宫腔镜钳刮也难以清除者，则应以活血祛瘀，消癥散结为法。用经验方消癥净宫汤加减主之：熟地黄10g，当归12g，白芍10g，川芎10g，桃仁10g，红花10g，三棱12g，莪术12g，丹参15g，鳖甲15g，土鳖虫10g，山楂30g，

牛膝 12g。

方中四物汤养血和血，桃仁、红花活血化瘀。丹参活血祛瘀而不伤正。三棱、莪术、土鳖虫长于破瘀消癥散结。鳖甲滋阴软坚，长于治癥瘕积聚。山楂化瘀消积，助鳖甲软坚。《本草纲目》谓之"消肉积，癥瘕。"牛膝引经活血，下胎瘀。《医林改错》谓其能"治胞衣不下。"本方看似峻猛，实际是养血养阴的同时化瘀消癥，短期使用无大碍。我们临床尚未见到使用本方后出现明显副反应者。癥块较大者加水蛭 6g、鸡内金 10g，以增消癥之力。其余参照净胞饮之加减。

经过长期临床探索，本病以胎瘀留胞为主证型，旨在速下残留胎物为急务，使胞宫清净为原则，以免大出血和继发感染等严重并发症。胎瘀留胞证所列之方，乃余在长期的临床实践中所形成的计划生育术后系列三方，按轻、中、重分别应用颇效，且未见明显副反应。其中净胞饮一方，曾为余主持的科研课题《中药净胞饮配合米非司酮抗早孕的研究》，成果获"湖北省重大科技成果奖"，论文在 1999 年第 3 期《中国中医药科技》杂志发表和《净胞饮治疗流产后宫腔胎物残留 80 例》发表在《新中医》杂志 2008 年第 12 期。消癥净宫汤对较大残留组织者应用多年确有良效。然而对残留组织较大、日久机化、粘连较重者，可同时配合西药米非司酮口服，效果更好。胎瘀留胞证施治时，应不忘扶正，辨证有气血虚时，于相应方中加用黄芪、党参或人参等，有利于扶正祛邪，祛邪而不伤正。

2. 邪去正虚气血亏，虚者补之两证辨

气血两虚证：素体虚弱者，用以上方法消除残留胎物后，气血益虚。气不摄血而致出血多或时间延长。以阴道出血或多或少，神疲倦怠，头晕心慌为主症，或伴食欲不振，出汗，或已无出血，舌

淡红，苔薄白，脉细无力。无阴道出血者治法宜益气养血，安神和胃为法。用人参养荣汤（《三因极一病证方论》）加减：黄芪 30g，人参 10g，白术 12g，茯苓 10g，五味子 10g，远志 10g，熟地黄 12g，当归 12g，白芍 10g，阿胶 12g，陈皮 10g，肉桂 3g，炙甘草 6g。

方中四君子汤合黄芪健脾益气。阿胶、熟地黄、当归、白芍补血养肝。五味子、远志安神。肉桂之温可鼓舞气血生长。陈皮理气，使全方补而不滞。共奏补气健脾，养血安神之功。心悸失眠者加酸枣仁 20g、柏子仁 15g，以养心安神。胃弱纳差者加砂仁 10g、炒谷芽 15g，以开胃。

以阴道出血为主症，伴有少腹隐痛喜按，腰酸，倦怠，舌淡红，脉弦细者，系冲任胞宫受损未复而致，治宜养血固冲止血为法。经验方固冲汤主之（方药及加减见产后恶露不绝）。

本病证先经人工流产手术，继而用过相关药物治疗，或复清宫，甚至宫腔镜等术，病程较长，难免气血耗伤。残留胎物消除后可能出现气血亏虚和冲任、胞宫损伤，属邪去正虚，按上二证方药调理一段时间，可复原。

3. 正气亏虚邪气侵，腹痛倦怠归芍加

正虚邪留证：宿有湿热内蕴，或术中术后感染湿热邪毒，或残留胎物化热。经治残留胎物消除，湿热减轻，但正气受伤，余邪留恋冲任、胞宫，气血不畅，发为腹痛。以小腹疼痛为主症。伴有腰骶疼痛，倦怠头晕，或赤白带下。舌淡黯，苔黄，脉弦数无力。治宜养血止痛，清热解毒为法。用经验方加减归芍汤增损：当归 12g，赤芍 15g，白芍 15g，川芎 10g，白术 10g，茯苓 10g，甘草 10g，丹参 20g，延胡索 15g，川芎 12g，蒲公英 20g，红藤 20g。

方中当归、芍药、川芎养肝血。白术、茯苓、甘草健脾气。丹

参、延胡索、川楝子合赤芍、川芎活血止痛。蒲公英、红藤清热解毒。腹部压痛明显者加白花蛇舌草 20g、连翘 20g，以加强清热解毒之力。气短倦怠，脉虚明显者加黄芪 30g、党参 15g，以扶正祛邪。

本证型是残留胎物消除后，正气亏虚，继发感染，应予重视，治宜彻底，以免日久生变。

【预防与调摄】

同产后恶露不绝。

（詹新林）

三、产后发热

【概述】

产褥期间，出现发热持续不退，或突然高热寒战，并伴有其他症状者，称为"产后发热"。若产后 1 ～ 2 天内轻微发热，而无其他症状者，乃由阴血骤虚、阳气浮越所致，2 ～ 3 日后，营卫自能调和，低热自退。也有产后 3 ～ 4 天泌乳期之"乳蒸低热"，也会自行消失。不作病论。

主要病因病机：阴血亏虚，阳气浮散；瘀血内阻，营卫不通；正气亏虚，感受外邪；感染邪毒，正邪交争而发热。

【证治经验】

1. 外感分风寒风热，辛温辛凉解表别

外感证：产后气血损伤，百脉空虚，腠理不密，卫阳不固，若失于调摄，风、寒、暑、热之邪，乘虚侵袭，客于肌表，营卫不和而发热。临床须分外感风寒和外感风热辨证施治：

外感风寒 以产后恶寒发热，头痛，身痛，无汗为主症。或咳

嗽、鼻塞流涕。舌淡红，苔薄白，脉浮。治宜养血祛风解表。方药：荆防四物汤（《医宗金鉴》）加味：荆芥 10g，防风 10g，熟地黄 10g，当归 10g，白芍 10g，川芎 10g，生姜 10g，大枣 10g。方中四物养血，荆芥、防风疏风散寒，生姜、大枣调和营卫。若邪犯少阳，症见寒热往来，胸胁痞满，心烦喜呕，口苦，咽干，目眩。脉弦。法宜和解少阳。方用小柴胡汤加减（方见经行发热）。

外感风热　以发热，微恶风寒，微汗或无汗，头痛，鼻塞流涕，口渴咽痛，为主症，或伴咳嗽。舌红，苔薄白或黄，脉浮数。治宜辛凉解表，疏风清热。方用银翘散（方见经行感冒）。

若产时正值炎热酷暑季节，症见身热多汗，口渴心烦，体倦少气。舌红少津，脉虚数。为感受暑热，气津两伤证。治宜清暑益气，养阴生津。方用清暑益气汤（《温热经纬》）：西洋参 10g，石斛 15g，麦冬 12g，黄连 6g，竹叶 10g，鲜荷梗 30g，知母 10g，甘草 6g，粳米 20g，西瓜翠衣 60g。方中西瓜翠衣、鲜荷梗清热解暑。西洋参、石斛、麦冬益气生津，气阴两补。黄连、知母、竹叶清心除烦。甘草、粳米养胃和中。同时患者应处于通风降温环境。

若暑入心营，神昏谵语，甚或昏迷不醒，身热烦躁等，治同感染毒邪证之热入营血和热陷心包。

产后伤血耗气，不能卸邪，易罹感冒。感受风寒，不宜发散重剂，以重伤阴血，荆防四物汤养血祛风寒而和营血，祛邪而不伤正，以防邪气陷入。感受风热，易于传变，故以祛邪为急，而用银翘散辛凉解表以清热解毒，不用养血药，防其滞邪。若邪犯少阳半表半里，以往来寒热为辨证要点。用小柴胡汤和解少阳可愈。若恶露不绝，腹痛，往来寒热者，恐其热入血室，仍用该方，可加入丹参、桃仁、丹皮等。若属温邪热陷血室，则宗叶天士法。小柴胡汤去党参、甘草、大枣，加归尾、桃仁、山楂、丹皮、生地黄、枳壳等。至于暑热，产后一般不会处于烈日之下，室内应开窗，保持空气流通，不宜门窗紧闭，可预防之。若感受暑热，清暑益气汤为首选之方。

2. 血瘀营卫郁发热，活血祛瘀生化汤

血瘀证：产后余血滞留胞中而成瘀血，阻碍气机，营卫不通，郁而发热。以产后寒热时作，恶露甚少，色黯有块，腹痛为主症。舌黯或有瘀点紫斑，脉弦或涩。治宜活血化瘀，和营退热为法。方用经验方益母生化汤（方见产后恶露不绝）加味主之。可随症选用赤芍、丹参、牛膝、金银花等。

血瘀发热，其热不高，多在午后和傍晚，并伴恶露量少，腹痛为辨证要点，益母生化汤有养血活血，祛瘀生新之功，血活瘀祛，气血和顺，营卫和调，则发热自退。

3. 气血亏虚则低热，圣愈青蒿鳖甲分

血虚气弱证：素属虚弱之体，加之产时或产后出血过多，阴血骤虚，阳无所附，以致虚阳外浮而发热。以低热不退，恶露量少，色淡质稀为主症。并伴有自汗，面色苍白，头晕目眩，腹痛绵绵喜按。舌淡红，苔薄，脉虚数。治宜益气养血，滋阴退热。方用圣愈汤（《兰室秘藏》）加减：生地黄10g，当归10g，白芍10g，川芎10g，地骨皮10g，丹皮10g，人参10g，黄芪30g。

方中四物汤养阴血，人参、黄芪大补元气，地骨皮、丹皮为清退虚热之要药。其中黄芪配当归乃《内外伤辨惑论》之当归补血汤，为治产后血虚之古方。全方补阴而潜浮阳以退虚热。阴伤甚可加麦冬、五味子以气阴两补。浮热甚者加白薇、银柴胡以增退虚热之力。

若兼气虚劳热，症见微热，劳累则发形寒恶风，自汗出，头昏心悸，倦怠气短。脉虚软。治宜补中益气汤（方见经行发热）加味以甘温除热。

若属阴虚发热，症见午后潮热，两颧红赤，口渴喜饮。舌红，苔少，脉细数。则用青蒿鳖甲汤（《温病条辨》）加味，益阴清虚热：青蒿 6g，鳖甲 15g，生地黄 12g，知母 10g，丹皮 10g。方中生地黄养阴清血热。知母清虚热。丹皮泻血中伏火。鳖甲滋阴潜阳，又能入络搜邪。青蒿清营透络，领邪外出。可随症加用。西洋参 10g，白芍 10g，麦冬 12g，地骨皮 15g，玄参 15g，银柴胡等。《付青主女科》云："凡病起于血气之衰，脾胃之虚，而产后尤甚。"其引朱丹溪论产后言："必大补气血为先。"盖产后必伤其血，故百脉空虚；血虚气无所附，其气多虚。故"产后多虚"。

4. 邪毒最重仲景方，传入心营温病法

感染邪毒证：产后血室正开，胞脉空虚，若产时不慎，手术所伤，或产后护理不当，邪毒乘虚直犯胞宫，漫延全身，正邪交争而致发热。若邪毒炽盛，则传变迅速，可热入血室、传入阳明、营分、血分，甚至逆传心包，出现危急重证。以产后高热寒战，腹痛拒按，恶露或多或少，臭秽，色暗晦浊为主症。伴烦躁口渴，大便燥结。舌红，苔黄，脉数有力。治法方药参照急性盆腔炎。

感染邪毒证是产后发热之重证，起病急，病势重，变化快。初始即应住院按急性盆腔炎和温病卫、气、营、血规律施治，治之及时能获愈而免其传变。若治不及时，则可传入营血，逆传心包，出现热深厥深危重症，相当于产褥脓血症及感染败血症、中毒性休克，是威胁产妇生命四大原因之一。须中西结合治疗，中药用清营汤、温病三宝（安宫牛黄丸、紫雪丹、至宝丹）、独参汤、生脉散、参附汤等。

西医学产褥感染为产后发热之一种，以分娩后 24 小时至 10 天内连续二次体温高达 38℃，或长期低热不退为主要表现。产后发热，临床常见，原因复杂，其中之重者，若治不及时，甚至可危及生命，本病病因较多，因而应做妇科检查，以了解有无软产道损伤，有无致病菌；血常规检查，白细胞总数及中性粒细胞有无升高；B 超检查盆腔内有无暗区和脓肿等。根据检查，结合病史以作早期诊断和治疗。此外还须与乳腺炎发热，泌尿系感染相鉴别。

【预防调护】

产后发热应以预防为主，针对产后这一"多虚、多瘀"的特殊时期，增强机体抵抗力。

1.**产前预防**　做好孕前检查，纠正营养不良，贫血，治疗阴道炎。

2.**产时预防**　分娩过程严格无菌操作，避免损伤产道，杜绝感染来源；另外由于产时出汗，腠理疏松，空调温度过低，易感受寒邪。

3.**产后预防**　经过产时的耗伤，血气津精已损，产褥期尤需注意调摄，不可滥补，衣着温凉适宜，慎起居，保持外阴清洁，禁止性生活。

"多虚""多瘀"是产后特点，然而产后体虚，多卧少动，运化难复，加之新产后食补，如大量进食鸡蛋，有些地方产妇一日三餐，每餐不少于四个，加上鸡、鱼、猪蹄等，势难消化，因而"易滞"亦是产后特点之一，应科学安排膳食，合理进补，并于相应方中，适当加入焦山楂、神曲、炒谷芽等消滞，若此可提高疗效。

（詹新林）

杂　病

一、癥瘕

【概述】

妇女下腹内有结块，伴有或胀，或痛，或满，或异常出血者，成为癥瘕。癥瘕包括了西医学的多种疾病，如子宫肌瘤、卵巢囊肿、盆腔炎性包块、子宫内膜异位症包块、陈旧性宫外孕血肿等。然而这些疾病的病因、发病部位及临床表现、治疗方法也不尽相同，各有特点，如果仅按癥瘕论治，未免笼统，故而本篇仅就子宫肌瘤讨论之。其他与癥瘕相关的疾病，在相关章节论述。

子宫肌瘤是由子宫平滑肌细胞增生而成，是一种常见的良性肿瘤，多发生于 30～50 岁妇女。

早在春秋时代就对本病有相关论述。如《灵枢·水胀》："石瘕生于胞中，寒气客于子门，子门闭塞，气不得通，恶血当泻不泻，衃以留止，日以益大，状如怀子，月事不以时下，皆生于女子，可导而下。"《金匮要略·妇人杂病脉证并治》："妇人宿有癥病……下血者，后断三月衃也。所以血不止者，其癥不去故也，当下其癥，桂枝茯苓丸主之。"《景岳全书·杂证谟·积聚》："盖积者，积垒之谓，由渐而成……诸有形者，或以脓血，凡汁沫凝聚，旋成癥块者，皆积之类，其病多在血分，血有形而静也。"上述将子宫肌瘤的病因病机、主要证候、治则方药作了具体论述，可见本病为瘀血内积胞宫之癥疾。

多数患者无明显症状，仅于体检或 B 超时发现。常见症状有：

月经改变：包括月经过多、经期延长等，浆膜下肌瘤及肌壁间小肌瘤常无明显月经改变；如瘤体过大时可有：下腹部包块；白带增多；腹痛或痛经；压迫膀胱出现尿频、不畅，甚至尿潴留；不孕；继发性贫血等。

妇科检查：子宫增大或者不规则；黏膜下肌瘤有时宫颈口或阴道内见到红色球状瘤体；B 超、宫腔镜、腹腔镜可帮助了解子宫增大程度、肌瘤大小、类型、数目、有无变性及变性类型等。

根据病史、临床表现及相关检查，诊断多无困难。还需与妊娠子宫、卵巢囊肿、子宫腺肌病及腺肌瘤、盆腔炎性包块等作鉴别诊断。

总的病机是：脏腑功能失调，瘀血、痰湿蕴结胞宫。

【证治经验】

1.瘀血积结成宫癥，结者散之分期治

血积瘀结证：经期、产后、人工流产等血室正开，胞脉空虚，风寒邪毒乘虚袭入胞宫，与血相搏，胞脉闭阻。七情内伤，脏腑功能失调，均可瘀结胞中，积结成癥，发为子宫肌瘤。以月经量多，经期延长，经色黯，有血块为主症。或有经期腹痛，或平时伴有少腹疼痛。舌黯有瘀点，或有瘀斑，苔薄，脉沉弦。其治宜分非经期、经期。

非经期：以活血化瘀，消癥散结为法。师传肌瘤非经期方主之：当归 10g，川芎 10g，地黄 10g，白芍 10g，桃仁 10g，红花 10g，昆布 15g，海藻 15g，三棱 10g，莪术 10g，土鳖虫 10g，丹参 15g，刘寄奴 15g，鳖甲 15g。方中桃红四物汤、丹参活血祛瘀。三棱、莪术破血消积。昆布、海藻咸能软坚，消痰散结。鳖甲软坚，散结消癥

并有滋阴之功。土鳖、刘寄奴破血逐瘀。全方祛瘀生新，化痰消癥，祛瘀之中寓养血之意。可持续服用或为丸缓图之。少腹胀可选加橘核 15g、荔枝核 12g、香附 12g、枳壳 10g 等，理气消滞。失血过多，心慌、气短者可加党参 15g、黄芪 30g，以益气。

经期：以活血养血，调经消癥为法。月经过多或经期延长者，师传肌瘤经期方加减主之：当归 10g，地黄 10g，白芍 10g，川芎 10g，茜草 10g，丹参 15g，阿胶 15g，刘寄奴 10g，益母草 15，蒲黄炭 10g，紫草根 15g。方中四物养血活血调经。阿胶养血固冲止血。丹参、茜草、刘寄奴活血化瘀。益母草、蒲黄炭活血止血。全方养血活血，祛瘀生新，止血而不留瘀。经来量多如注去川芎，选加赤石脂 30g、棕榈炭 10g、乌贼骨 10g、三七粉 6g（吞服），以止血。腹痛血多者加五灵脂 12g、田三七粉 6g（吞服），以止痛止血。心慌气短者可加红参 10g、黄芪 30g，以益气摄血。炒贯众、地榆炭、黄芩、艾叶炭等可随症加用。

瘀血积结证，临床较多见，所治非经期和经期两方为本病之代表方剂。曾与人合作以此两方为主，治疗子宫肌瘤 42 例，总有效率为 78%，以子宫肌瘤 42 例临床治疗小结为题在《天津中医》杂志 1995 年第 6 期发表。

2. 痰瘀积结应化瘀，结者散之丸剂宜

痰湿瘀结证：肾阳不足，不能温煦脾阳，脾失健运，水湿停聚而成痰饮；肝失疏泄，气滞血瘀，日久与痰饮相结胞宫而成癥积。以月经错后，经期延长，淋漓不净为主症。或有腹痛，带下量多，色白黏腻，形寒尿少，胸脘痞闷。舌黯，苔白或腻，脉弦滑。其治宜分非经期、经期。

非经期：以温阳化痰，活血消癥为法。方用桂枝茯苓丸（《金

匮要略》）合二陈汤（《太平惠民和剂局方》）加减：桂枝 10g，茯苓 12g，桃仁 10g，赤芍 10g，丹参 20g，法半夏 10g，陈皮 10g，莪术 12g，昆布 15g，海藻 10g，白芥子 6g，三棱 12g，莪术 12g。方中桂枝茯苓丸活血化瘀，二陈汤化痰散结，加入昆布、海藻、白芥子、三棱、莪术以加强祛瘀消癥，化痰散结之力。少腹胀者加香附 12g、荔枝核 12g、橘核 15g，以理气散结。倦怠气短者加党参 12g、白术 12g，益气健脾，以增除湿化痰之功。

经期：月经无异常者仍用桂枝茯苓丸合二陈汤为治。若气血亏虚，脾肾不足，夹有瘀血而见经期延长，淋漓不净，略感腹痛，倦怠气短，腰痛脉虚者，则应补脾益肾，化瘀固冲为法。用朱氏将军斩关汤加减（方药见异常出血性月经病）。

子宫肌瘤乃寒热、湿痰与气血相搏于胞中，瘀结成癥。有形之癥阻于胞中，血不循经则经来量多，经期延长。经期以控制出血、减轻症状为急务，应通因通用，通调结合，不能见血止血。经期方、将军斩关汤随症加减有良效，但为治标。须于平时根据证情，施以非经期方、桂枝茯苓丸合二陈汤随症加减，或制成丸剂，渐消缓散瘀血癥结才是治本。但需较长时间调治，可望瘤体消除或缩小，解除症状，恢复脏腑功能。肌瘤本身为实证，日久不愈，损伤气血，或者过多的攻伐，均能损伤气血；或月经过多、经期延长、失血耗气。因此有部分患者表现为实中兼虚，在活血化瘀、散结消癥的同时，根据患者体质，病邪之轻重，注意扶助正气，如用黄芪、党参、白术等。

3. 湿热瘀结痛出血，清热除湿瘀结散

湿热瘀结证：宿有血癥（子宫肌瘤）或瘀久化热。或经期、产后、堕胎、人工流产等，感染湿热邪毒，与瘀血相结，蕴积于胞中，

以致气血不畅，发为血癥（子宫肌瘤）。以平时与经期腹痛拒按，月经量多，经期延长为主症。或有心烦口渴，大便秘结，小便短黄，带下色黄，或赤白相兼，气臭。舌黯红，苔黄，脉数。其治亦分非经期、经期。

非经期：宜活血化瘀，清热消癥为法。用肌瘤非经期方加败酱草 20g，红藤 20g，黄芩 10g，大黄 6g ～ 10g。

经期：以清热凉血，化瘀调经为法。经验方清热活血方加减主之：当归 10g，生地黄 12g，川芎 6g，白芍 12g，黄连 10g，黄芩 10g，蒲黄 10g，五灵脂 10g，茜草 15g，海螵蛸 15g。腹痛甚者加败酱草 20g、红藤 20g、丹参 15g，以清热解毒，活血止痛。方中黄连、黄芩清热燥湿，泻火解毒。四物养血和血调经。蒲黄、五灵脂化瘀散结止痛，止血而不留瘀。茜草凉血化瘀，海螵蛸收敛止血，二药一通一敛，为消瘀止血之要药。诸药合用，有清热凉血，化瘀止血之功，于此证用之多效。出血量多者加地榆炭 10g、紫草 15g，以凉血止血。经血延长不净者加益母草 30g、田三七粉 6g（吞服），以化瘀止血。非经期仍以肌瘤非经期方加减化瘀消癥为主。

以上各证型，均须配合保留灌肠和消癥外敷方局部外敷，如此内外综合治疗，有利消散、缩小肌瘤，减轻、消除症状。

附：中药灌肠方

灌肠 2 号方：丹参 20g，当归 15g，赤芍 15g，莪术 15g，三棱 15g，川芎 10g，枳实 10g，桃仁 15g，没药 15g，乳香 15g，桂枝 10g，皂角刺 15g，王不留行 15g，葶苈子 15g。方中当归、川芎、赤芍、丹参养血活血、化瘀散结。枳实理气以行血。三棱、莪术消癥散结，行气破血。王不留行、乳香、没药、皂角刺具有消肿止痛，活血通络之功。桂枝温阳通络利水。葶苈子利水化痰饮。诸药相合，共具行气活血，化瘀止痛，温阳利水之功。

将上药煎成 100 ～ 150mL，或制成灌肠液备用。患者排空大便，取侧卧位，用灌肠袋或肛管插入肛门内 15cm 左右，缓缓滴入或推入，药液温度 39 ～ 41℃左右。灌完后卧床 30 ～ 60 分钟。初用时，可能灌完后即要大便，用数次后即能保留较久。1 日 1 次，一般 10 天为 1 疗程，可用 1 ～ 3 个疗程。

中药外敷方

消癥外敷方：千年健 10g，透骨草 15g，羌活 10g，防风 10g，艾叶 20g，桂枝 10g，川椒 10g，白芷 10g，乳香 10g，没药 10g，五加皮 10g，血竭 10g，丹参 15g，红花 10g，土鳖虫 10g，当归 10g，赤芍 10g，香附 12g。方中千年健、透骨草、白芷、羌活、防风祛风、除湿、通络、活血止痛；乳香、没药、血竭、活血祛瘀止痛；艾叶、桂枝温经祛寒，通络止痛，助阳化气；土鳖、红花、乳香、没药活血祛瘀，消癥散结止痛；川椒长于温中燥湿，散寒止痛，全方共奏活血化瘀、温通经脉、散结止痛之效。

将药物加工成粗末，用棉布制成 20cm×15cm 布袋，装入药末封口。用时洒水少许于包上，蒸 10 ～ 15 分钟，洒上白酒少许趁热敷于患处，上盖塑膜保温。每日 1 ～ 2 次，每次 1 ～ 2 小时。外敷时注意温度，以防烫伤。

子宫肌瘤的种类，根据发生的部位，可分为黏膜下肌瘤：肌瘤突出于宫腔，仅由黏膜覆盖，占子宫肌瘤的 10% ～ 15%。肌壁间肌瘤：肌瘤位于子宫肌壁内，占子宫肌瘤的 60% ～ 70%。浆膜下肌瘤：肌瘤向子宫浆膜面生长，突起于子宫表面，约占子宫肌瘤的 20%。大的肌壁间、黏膜下肌瘤，可出现月经过多、经期延长、周期缩短。后者发生坏死、溃疡、感染时，则有不规则阴道出现或脓血性排液等。

若肌瘤小，或浆膜肌瘤，或接近绝经年龄患者而且无症状可不治疗。但须定期复查，发现肌瘤增大或有明显症状时，则应予以相应的治疗。中药治疗子宫肌瘤有较好的效果，经验证明一般以瘤体直径＜30mm为适应症。临床效果与肌瘤的大小、数目及类别有关。一般瘤体小者疗效较好，直径＞30mm者疗效较差。单个肌瘤较多发肌瘤效果好。

临床所见子宫肌瘤可引起不孕、流产可能。因此欲孕者，若肌瘤大小、部位可能引起不孕或流产，应积极治疗后再妊娠。

据有关文献记载，其恶变率为0.13%～1.39%，多见于较大年龄患者。若年龄较大，肌瘤迅速增大，应警惕其恶变。因此动态观察肌瘤的消长，具有临床意义。

（蔡仁燕）

附：子宫内膜息肉

子宫内膜息肉亦属宫内癥瘕，证候与子宫肌瘤大致相似，同样可导致妇科异常出血、不孕及流产。因此，临床可参照本篇辨证施治。

二、盆腔炎

盆腔炎是指女性内生殖器官及其周围的结缔组织、盆腔腹膜发生炎症。包括最常见的输卵管炎、输卵管卵巢脓肿、子宫内膜炎、盆腔腹膜炎等。盆腔炎有急性盆腔炎和慢性盆腔炎之分。

中医古籍无盆腔炎病名的记载，但根据其症状特点，可散见于"带下病""热入血室""癥瘕""不孕""痛经"等病症中。现为中西医通用病名。

根据病史、临床表现、妇科双合诊以及B超等相关检查，可做出诊断。

（一）病因病机

妇科手术损伤，或经期、产后卫生保健不当，邪毒乘虚侵入冲任、胞宫、胞络，与气血搏结，正邪交争而成。不及时治疗，可深入营血分，或内毒内陷而成厥脱。若治疗不当，或不彻底，可致余邪不清，与血相结，反复发作，迁延日久难愈。

（二）证治经验

1. 邪毒急重金匮方，邪传入里温病法

邪毒炽盛证：如上述因素导致邪毒入侵胞宫，滞于冲任，化热酿毒，正邪交争而发高热腹痛，或积液化脓。以发热寒战，下腹疼痛急作，拒按为主症。伴有口苦口渴，尿黄，便结，带下量多，色黄气臭。舌黯红，苔黄或腻，脉滑数。治宜清热解毒，化瘀散结。方用经验方加味大黄牡丹汤加减：大黄 10g，丹皮 10g，桃仁 10g，冬瓜仁 15g，玄明粉 10g，地丁 20g，金银花 20g，连翘 20g，败酱草 15g，红藤 15g。

方中大黄苦寒攻下，泻火解毒，活血逐瘀，荡涤热毒瘀浊。丹皮凉血活血，散瘀消肿。与大黄合用，泻热破瘀。桃仁活血破瘀。与大黄相配，泻热逐瘀散结，使瘀热从下而解。玄明粉泻热通腑，软坚散结。助大黄泻下之力。冬瓜仁清热利湿，排脓消痈。地丁、金银花、连翘、败酱草、红藤清热解毒，消痈散结。合泻下、清利、破瘀于一方。使湿热得清，瘀滞得散。腹痛明显者加川楝子 12g、玄胡 15g，以理气化瘀止痛。伴腹胀加枳壳 10g，以理气消胀。经期或产后出血量多者加蒲黄炭 10g、地榆炭 15g、黄连 6g，以清热活血止痛。

大黄牡丹汤是《金匮要略》中治疗肠痈急症的主方。急性盆腔炎病位在腹内，系由湿热毒邪聚于冲任、胞宫，与血相搏，瘀结而

成。其湿热毒邪瘀结之病机则同。因此，大黄牡丹汤亦可用治急性盆腔炎。然而急性盆腔炎临床可见热毒炽盛，病位较之广，并加入金银花、连翘等以增强清热解毒之力，余用之多年有佳效。

若出现往来寒热，胸胁苦满，呕不止，心烦，腹痛拒按，大便秘结。舌红，苔黄，脉弦数有力。此为邪毒入于少阳半表半里合并阳明腑证。治法应和解少阳，通腑泄热。方用大柴胡汤（《伤寒论》）加味：柴胡 15g，黄芩 10g，白芍 10g，半夏 10g，枳实 10g，大黄 10g，生姜 10g，大枣 10g。方中柴胡和解少阳之郁滞，疏邪透表。黄芩苦寒清少阳郁热。与柴胡相配伍，以和解少阳半表半里。大黄通泻阳明腑实。枳实破结下气，与大黄相配合泻腑而消痞。半夏和胃降逆止呕，芍药养肝阴缓急止痛。生姜助半夏止呕之功。大枣和中与生姜相配，调和营卫。诸药配伍，共奏和解少阳，通里泄热，且具止痛之功。呕吐酸苦者加黄连 10g、吴茱萸 5g、竹茹 10g，以降逆止呕。大便不通、烦躁者加芒硝 10g，以增强泻腑之力。腹痛剧者酌加川楝子 10g、延胡索 15g、丹参 20g，以化瘀止痛。有脓肿者加败酱草 20g、金银花 20g、连翘 20g，以加强清热解毒之功。

仲景虽未明言大柴胡汤治疗妇人下腹疼痛，余用之于急性盆腔炎乃宗其法。因少腹属肝，肝胆相表里，湿热邪毒侵袭下焦冲任、胞宫，往往影响肝经、胆气及肠胃，而出现少阳阳明合病。病位虽不尽同，但病机、证候相同，故用于急性盆腔炎可获佳效。

若于经期经水适断，或产后恶露未净，少腹满痛拒按，往来寒热，胸胁满痛，心烦喜呕，默默不欲饮食，口苦，或有谵语如狂。舌黯红，脉弦数。此为热入血室证。治宜和解少阳，凉血化瘀为法。宜宗叶天士法用小柴胡汤去参、枣加生地黄、桃仁、楂肉、丹皮或犀角等。重者加延胡索、归尾、红花、桂枝、香附、枳壳等。此外，还可加入金银花、连翘、败酱草等以清热解毒。

若症见高热汗出、斑疹隐隐、烦躁或神昏谵语等。舌绛，苔黄燥，脉弦数。此为邪热壅盛，气营两燔证。治宜清气凉营，活血解毒。方用白虎汤（《伤寒论》）合清营汤（《温病条辨》）：石膏30g，知母10g，粳米30g，甘草6g，生地黄15g，犀角10g（水牛角30g代），玄参10g，竹叶心3g，麦冬10g，丹参6g，黄连5g，金银花10g，连翘6g。神昏谵语较重者，可加服安宫牛黄丸以清心开窍。

一般急性盆腔炎，发热不高者辨证施治用中药治疗可获良效。全身中毒症状明显，高热不退者应住院，此阶段中医则应按温病卫、气、营、血辨证施治，用以上中药的同时，应及时足量应用抗生素或配合激素治疗。如果出现感染性休克则应抗休克治疗。对脓肿形成，经药物治疗效果不佳者，应用手术。

2. 湿热壅阻气血结，炎痛消方热瘀除

湿热壅阻证：前述诸因素导致湿毒入侵化热，阻滞气血成瘀，湿热瘀血相结，以致腹痛，或成癥瘕。以下腹疼痛拒按，口干尿短黄，带下量多，色黄，或赤白相兼为主症。或有胸闷，发热，下坠。舌红，苔黄或腻，脉弦数或滑数。治宜清热解毒，除湿化瘀。方用经验方炎痛消主之：金银花20g，连翘20g，白花蛇舌草20g，红藤20g，丹参20g，赤芍15g，桃仁10g，蒲黄10g，冬瓜仁15g，延胡索15g，椿根皮15g，甘草6g。

方中金银花、连翘清热解毒，散结消肿。白花蛇舌草清热解毒，消肿利湿。红藤清热解毒，活血止痛。丹参、赤芍、桃仁活血化瘀。蒲黄、延胡索化瘀止痛。冬瓜仁清热利湿，排脓消肿。椿根皮清热燥湿，收敛止带。甘草调和诸药。本方集清热解毒，活血化瘀，除湿止痛于一方，临证应细辨热、湿、瘀之孰轻孰重而加减，使之切合病情则效果更佳。腹痛明显者选加五灵脂 15g、川楝子 12g，以增强化瘀止痛之功。大便干结者加大黄 6g，以活血通便。兼腹胀者加枳实 10g，以理气。盆腔积液者合己椒苈黄丸以通水消癥。

3. 病久多瘀邪难除，通则不痛逐瘀法

气滞血瘀证：湿热入侵，余邪未清，滞留冲任胞宫，气机郁滞，气滞日久则血瘀，不通则痛而致腹痛日久不愈。以长期腹痛难愈，或胀痛，胁痛为主症。伴有月经量少，闭经，不孕。舌黯，脉弦。治宜疏肝理气，活血逐瘀为法。经验方逐瘀消痛汤加减主之：桃仁 10g，红花 10g，生地黄 10g，当归 10g，川芎 10g，赤芍 15g，甘草 6g，柴胡 10g，枳壳 12g，牛膝 10g，三棱 12g，莪术 12g，丹参 20g，延胡索 12g。本方以四物养血活血，四逆散疏肝理气。配入桃仁、红花、丹参、三棱、莪术化瘀通络，延胡索活血止痛，牛膝引诸药入病所。兼气短倦怠者加黄芪 30g 或党参 15g，以益气行瘀。药后便溏者去生地黄、当归，加炒白术 12g，以健脾止泻。并可随症加入黄芩、败酱草、红藤、薏苡仁、鸡血藤、土鳖虫、桂枝等。

若见下腹冷痛胀痛，畏寒肢冷，带下量多色白，月经延后量少，或有癥瘕积液。舌黯，苔白，脉弦沉。此为寒湿瘀结证。方用少腹逐瘀汤加减（方见痛经），散寒除湿，化瘀消癥。兼气滞腹胀者加乌药 10g、香附 12g，以理气。寒湿带下多者加苍术 10g、薏苡仁 15g，以化湿止带。气虚倦怠者加黄芪 30g 或党参 15g，以益气扶正。有癥瘕者加三棱 12g、莪术 12g、土鳖虫 10g，以消癥散结。包块囊性或积液者加昆布 15g、海藻 15g，以化痰消癥。

妇女以血为用，冲脉为血海，外邪入侵，冲任、胞宫、胞脉受邪，与邪相搏，血脉必伤，而致气滞血瘀，或日久成癥。盆腔组织充血、渗出、水肿、坏死、粘连、包块形成，这些都属瘀血。因此

不论急性或慢性盆腔炎治疗应重视活血化瘀。临床根据辨证，或清热解毒兼以活血化瘀；或清热解毒与活血化瘀并重；或活血化瘀兼以清热解毒。盆腔炎迁延日久不愈，多可导致盆腔组织器官粘连而发生腹痛。若经常腹痛，时重时轻或月经期加重，均可以此二方加减治之。

4. 正虚余邪常留恋，扶正祛邪归芍汤

正虚血滞证：肝郁血虚之体，余邪未清，留连日久，与血相结，耗伤气血、冲任、胞络、胞宫瘀滞而致腹痛难愈。以下腹绵绵疼痛，喜按为主症。或伴有月经后期，量少有块，头晕心慌，纳差肢肿，或腹胀胁痛，或有癥瘕。舌淡黯，苔白或淡黄，脉弦软。治宜养肝健脾，活血止痛为法。经验方加减归芍汤主之：当归 12g，白芍 30g，川芎 10g，白术 10g，茯苓 10g，甘草 6g，枳实 10g，丹参 20g，延胡索 15g。

方中当归芍药散养血活血、健脾，以扶正补虚。加枳实理气，行气则血活。配丹参、延胡索加强活血止痛之功。全方扶正气，祛余邪，为临床常用效方。附件扪及增粗增厚或有包块者加三棱 12g、莪术 12g，以化瘀消癥。输卵管积水或囊性包块者去甘草，加昆布 15g、海藻 15g、泽泻 10g，以化饮行水。并可随症加入败酱草、蒲公英、红藤、黄芪、桂枝、桃仁等。

盆腔炎可引起月经过多、经期延长、输卵管粘连、堵塞、积水而导致异位妊娠、不孕。本篇第一、二证型属急性盆腔炎，三、四证型为慢性盆腔炎。不论急、慢性盆腔炎应治疗彻底，以免遗留后患。

盆腔炎的治疗，以内服中药为主，同时配合中药保留灌肠，局部外敷的综合治疗可提高疗效。常用有以下数种：

附：中药灌肠方

1. 灌肠 1 号方：毛冬青 30g，大黄 15g，丹参 15g，桃仁 12g，皂角刺 15g，莪术 20g，马鞭草 20g。方中皂角刺，破血散结、消肿止痛、通经活络。毛冬青，清热解毒，活血通脉、消肿止痛。大黄泻火凉血、活血祛瘀。莪术行气破血、消积止痛。丹参活血祛瘀，凉血消痈，止痛。赤芍、桃仁活血止痛。马鞭草活血消癥利水，可增强莪术消癥散结之功。

将药物煎至 100 ～ 150mL，或制成灌肠液备用。患者排空大便，取侧卧位，用灌肠袋或肛管插入肛门内 15cm 左右，缓慢滴、推入，药液温度为 39 ～ 41℃左右。灌完后卧床 30 ～ 60 分钟。初用时可能灌完即要大便，数次后即能保留较久。1 天 1 次，一般 7 ～ 10 天为 1 疗程，可用 1 ～ 3 个疗程。临床多与相应内服药配合应用。月经期不宜用。

2. 灌肠 2 号方：药物及灌肠方法见子宫肌瘤。

（二）药糊外敷方

双柏散（广州中医药大学附一院方）：侧柏叶，大黄，黄柏，泽兰，薄荷等分，研细末，用水或蜂蜜调成糊状敷于腹部患处。1 日 1 次，10 次为 1 疗程。

消癥外敷方：药物及用法见子宫肌瘤。

（蔡仁燕）

三、子宫内膜异位症和子宫腺肌病

子宫内膜异位症和子宫腺肌病在中医古籍中没有记载。根据其临床表现可归属在"痛经""癥瘕""不孕""月经不调"等病之中。然而其病因病机、临床表现有其特点，发病多在子宫、卵巢，甚至涉及盆腔等处发生肿块等病理变化，虽然痛经较重，也有不痛经者，属器质性疾病，而且会导致免疫损伤、不孕等并发症，因此应按西医学病名立篇，进行辨病与中医辨证施治相结合讨论。

子宫内膜组织出现在子宫体以外部位时称为子宫内膜异位症；

子宫内膜组织侵入子宫肌层时，称为子宫腺肌病，以往称为内在性内异症。二者同为异位子宫内膜引起的疾病，临床上常可并存。

（一）妇科检查

子宫呈均匀性增大或有局限性结节隆起，质硬而有压痛。宫颈后上方、子宫后壁、宫骶韧带或子宫直肠窝处扪及一个或数个豆粒或米粒大小的痛性结节，双侧附件处可扪及囊性偏实不活动包块，可有轻压痛。

根据以上病史，继发性痛经进行性加重，妇科双合诊、B超或腹腔镜等检查，诊断并不太困难。

本病总的病机是瘀血阻滞胞宫、冲任。临证辨病应与辨证相结合，并分经期与非经期施治。如痛经、月经不调者，则重在经前和经期活血化瘀，止痛调经。在相应辨证方中酌加蒲黄、五灵脂、延胡、三七、益母草、血竭等，同时辅以针灸治疗。平时则重在化瘀、消癥，在相应辨证方中加入三棱、莪术、土鳖虫、鳖甲、马鞭草等。还须保留灌肠、外敷配合治疗。若属虚瘀相兼证，无痛经者，则重在平时补虚活血消癥以达治本目的。

（二）证治经验

1. 经期膈下汤止痛，平时消癥通不痛

气滞血瘀证：内伤外感，人工流产等手术损伤均可致瘀血阻滞冲任、胞宫、胞脉，不通则痛而发病。以经前、经期下腹疼痛、拒按，或二阴坠胀，月经量少不畅，色黯有块，血块排出后痛减为主症。伴有胸胁胀闷，腹内癥瘕。舌质黯或有瘀点，脉弦。

经期：治宜活血化瘀，行气止痛。方用膈下逐瘀汤（《医林改错》）加减（方药见痛经）

非经期：治宜活血化瘀，消癥散结。方用经验方消癥净宫汤

加减（方药见人工流产不全）。癥块较大者加水蛭 6g、鸡内金 10g，以加强消癥之力。病程日久或兼气虚倦怠者加黄芪 30g，或人参 5～10g，以益气扶正。可随症加用黄芩、马鞭草、桂枝等。

2. 寒凝血瘀癥与痛，少腹逐瘀痛癥宁

寒凝血瘀证：经期、产后、摄身不慎、感受风寒，或伤于生冷饮食，寒凝血瘀，阻滞冲任、胞宫、胞脉而发病。以经前、经期少腹疼痛而胀，拒按，甚至剧痛晕厥，经血有块，面色青白，肢冷畏寒，得热痛减为主症。或月经后期而潮，平时少腹疼痛发凉，不孕。舌黯有瘀点，苔白，脉沉弦涩。

经期：治宜活血祛瘀，温经止痛。方用少腹逐瘀汤（方药及加减见痛经）。

非经期：治宜温经散寒，化瘀消癥。方用少腹逐瘀汤去玄胡、没药，加桃仁 10g、三棱 12g、莪术 12g、土鳖虫 10g 等。

3. 瘀热互结痛不通，清热消癥通不痛

瘀热互结证：肝郁气滞而化热，过食辛热之品以生热，气滞日久则血瘀。瘀热互结，阻于冲任、胞宫，日久成癥而发病。瘀血化热，伏于冲任及少阳，经前冲气偏盛，引动伏瘀而发热。以经前经期发热，小腹疼痛拒按，月经提前，量多，色红质稠有块。舌黯有瘀点，苔黄为主症。或月经淋漓不净，伴烦躁易怒，口渴便结。脉弦数。

经期：若经前、经期往来寒热者治宜和解少阳，活血化瘀为法。方用小柴胡汤（方见经行发热）加丹皮 10g、桃仁 10g、当归 10g。寒热退则仍以膈下逐瘀汤（《医林改错》）加黄芩 10g、柴胡 10g、川楝子等。清热活血，化瘀止痛。腹痛甚者选加蒲黄 10g、血竭 6g，以活血止痛。月经量多或淋漓不净者选加蒲黄炭、三七粉 6g（吞服）、茜草炭 10g、乌贼骨 15g，以活血止痛。

非经期：治宜活血化瘀，消癥散结。方用经验方消癥净宫汤加减（方见人工流产不全，加减如气滞血瘀证非经期）。本方看似峻猛，实际是养血滋阴的同时化瘀消癥，是用于本病消癥散结主要方药之一。

4.阳虚经痛仲景方，补消良方温经汤

阳虚血瘀证：素体阳气不足，阳虚生内寒，下焦失于温煦，血行迟滞致瘀，瘀阻冲任、胞宫、胞脉，不通则痛而发痛经。以经行腹痛，喜温喜按，量或多或少，色黯淡质稀，夹有小血块为主症。伴有形寒肢冷，腰膝酸冷，尿频便溏，或月经后期，癥瘕，不孕。舌淡黯，苔白，脉弦细或涩。

经期：治宜温阳补虚，活血止痛。方用温经汤（《金匮要略》）（方药及加减见痛经）。

非经期：治宜温经补虚，化瘀消癥。方用温经汤（《妇人大全良方》）加减：当归 10g，川芎 10g，桂心 6g，人参 10g，甘草 6g，莪术 12g，丹皮 10g，牛膝 10g。方中桂心辛甘大热，温通血脉，散寒止痛。当归补血活血止痛。川芎血中气药，活血行气止血。人参补气扶正，助桂心通阳散寒，合当归、白芍以益气补血，合甘草补中扶正。莪术、丹皮活血散瘀。牛膝活血行瘀，引药下行。随症加减，可获消癥止痛之功。经行量少者加桃仁 10g、红花 10g，以加强活血化瘀之功。癥瘕者酌加三棱 10g、土鳖虫 10g、桃仁 10g、红花 10g，以化瘀消癥。腹胀者加乌药 10g，或香附 12g，理气以活血。

子宫内膜异位症的治疗，以内服药为主，配合中药保留灌肠、局部外敷的综合治法可提高疗效，药物及用法见子宫肌瘤。

本病临床表现多样，也有部分患者无明显症状，临床容易疏忽而致漏诊、误诊。应结合临床症状与妇科检查、实验室检查等，早发现、早治疗，有利控制病情发展。否则迁延日久，病情加重，则

治疗困难。随着腹腔镜的推广应用，得以发现相当数量无症状的轻微内膜异位病变，使过去一部分不明原因性不孕症找到了病因，因此对可疑病例，腹腔镜检查是最佳方法。

中、重度子宫内异症患者血清 CA125 值可能升高，抗子宫内膜抗体阳性表示免疫功能失调，可形成免疫性不孕不育。血清 CA125 和抗子宫内膜抗体测定可用于监测该病的治疗效果和复发情况。

预防与调护：月经期减少剧烈运动。经期严禁性生活。对宫颈管狭窄或闭锁、宫颈粘连等可引起经行不畅者及时治疗，以防止经血倒流。月经期避免不必要的盆腔检查，如有必要，操作应轻柔，避免重力挤压子宫。

（蔡仁燕）

四、高催乳激素血症

高催乳激素血症是指多种因素导致外周血中催乳激素异常升高。

本病属中医月经不调、闭经、不孕、乳泣等病范畴。宋代陈自明《妇人大全良方》谓："未产前乳汁自出者，谓之乳泣，多不育，经书未论及。"

根据临床表现及检查，血清催乳素增高诊断多无困难。

本病主要病因病机为肝失疏泄，气血逆乱；肝肾不足，冲任失养；气血虚弱，冲任失养；脾肾阳虚，运化失司，痰湿阻滞等，以致血不循常道下注血海而为月经，或反而随肝经上逆而成乳汁，发为本病。

证治经验：

1.肝气郁结逍遥加，麦芽山楂辨病用

肝气郁结证：素性忧郁，情绪紧张，久不孕育，郁怒伤肝等，均可致肝气郁结，疏泄失常，气血逆乱，难归血海，冲任失调而发

病。以月经量少，后期、稀发，或闭经，不孕，血清催乳激素升高为主症。或伴有心烦，乳房、胁肋胀痛。舌黯，苔薄，脉弦。治宜疏肝健脾，消乳调经为法。方用经验方疏肝健脾消乳汤加减主之：柴胡 10g，当归 12g，白芍 15g，白术 10g，茯苓 10g，甘草 6g，生麦芽 50g，生山楂 20g，素馨花 6g，香附 10g。

方中柴胡、当归、白芍疏肝养血，调理冲任。白术、茯苓、甘草健脾益气资化源。素馨花、香附加强疏肝而理气。生麦芽、生山楂疏肝活血，降低血中催乳素。全方健脾益气以充精血之源；疏肝养血以畅经血之流。经前、经期乳胀者加益母草 15g、川芎 10g、牛膝 10g，以引血下行。肝郁化火，心烦易怒者加丹皮 10g、栀子 10g，以清肝泻火。血虚，舌淡，经量少者加鸡血藤 30g、阿胶 10g，以充养冲任。气虚倦怠少气者加党参 15g，以益气健脾。生麦芽、生山楂有降低 PRL 的作用，麦芽回乳作用的现代药理研究发现，其含有麦角类化合物，能抑制催乳激素的分泌。因此本病各型均可加入，而且量宜大。

2. 肾虚肝郁较为重，滋水涵木定经汤

肾虚肝郁证：素为肝郁之体，房劳多产而伤肾，肾水不足，肝失滋养，疏泄失常，气血不调，上逆为乳，冲任不充则发月经失调、溢乳诸证。以月经后期或先后不定，甚至溢乳，闭经，不孕。头昏耳鸣，腰膝酸软，乳胀胁痛为主症。或伴有目眶黯黑，面部黑斑，性欲淡漠，带少阴干，抑郁易怒。舌红，苔薄，脉弦细。治宜补肾疏肝，消乳调经为法。方用经验方加味定经汤主之：菟丝子 30g，枸杞子 15g，当归 15g，白芍 15g，熟地黄 15g，山茱萸 12g，山药 15g，茯苓 10g，柴胡 6g，炒荆芥 6g，生麦芽 50g，生山楂 20g、香附 12g。

方中重用菟丝子补肾益精。熟地黄、枸杞子补益肝肾，滋养冲

任。山茱萸补肝肾，益精血，四味相配重在补肾益精。当归补血和营，养肝调经。白芍养血敛阴，缓急止痛。此二味合熟地黄重在养肝血，益冲任。山药、茯苓一补一利，合而健脾利湿，益肾生精。少用柴胡、炒荆芥以疏肝郁，顺其条畅之性。香附理肝气。特用麦芽疏肝益气，山楂活血化瘀，降血中泌乳素。肾精充，冲任调，肝气舒，则月经能定期而至。阳虚肢冷者酌加仙茅 10g、仙灵脾 10g，以温肾阳。溢乳闭经者酌加紫河车 12g、阿胶 12g、鹿角胶 12g、玄参 15g、麦冬 10g、怀牛膝 10g 等，以补精血阴液。并可随症加用郁金、素馨花、合欢花、杜仲、巴戟天、牛膝、人参等。

3. 气血不足冲任虚，摄乳养冲经能通

气血虚弱证：素体气血不足、手术、流产后气血益虚，气虚不摄，血虚失养，则上为溢乳，下难充养冲任而月经不调或闭经。以溢乳，质清稀，月经后期，量少色淡，甚至闭经，舌淡，脉细虚为主症。或伴面色萎黄，头晕，心悸等。治宜补益气血，摄乳养冲任。用经验方十全调经方（方见闭经）加生麦芽 50g。

本病亦有阳虚痰湿证型，多见于 PCOS，其治见该篇。

本病的预防与调护可参照多囊卵巢综合征和闭经。

高泌乳素血症，往往由月经量少，后期，逐渐发展为溢乳闭经。日久不愈能导致生殖系统萎缩，治疗颇为棘手。因此有月经不调，量少后期，不孕而就诊者，即使无溢乳、闭经也须检测血清 PRL，发现高于正常值，即应按本病辨治，截断其发展为重症。

（蔡仁燕）

五、多囊卵巢综合征

中医学没有多囊卵巢综合征的病名，虽然将其归于"月经后

期""月经过少""崩漏""闭经""不孕"等范畴，然而其病因病机复杂，涉及卵巢、子宫内膜及内分泌的病理变化，临床表现涉及多面，故称本病是一种发病多因性，临床表现多态性的综合征。而且有代谢综合征和子宫内膜癌等严重并发症。因此不能仅按月经病等对待，现代很多中医书籍、文献将本病立专篇论述及辨病辨证施治，故亦从之。

多囊卵巢综合征（PCOS）是一种以月经紊乱，女性激素分泌比例失调，双卵巢增大和持续无排卵为主要特征的综合症候群，也是不孕不育常见病因之一。

根据临床表现，月经失调、月经稀发、月经过少，继发性闭经，或月经过多，不规则阴道出血。不孕、流产、性激素检测及 B 超或腹腔镜发现，可初步诊断为本病。

其病机为肾虚、冲任不充；肾阳虚，脾失健运，痰湿内生；肾虚月经不调，日久瘀血内阻等，均由肾虚而然。故治以补肾为主。

证治经验：

1. 经本于肾生殖本，虚者补之补肾方

肝肾不足证：先天禀赋不足，房劳多产，久病伤血等导致肾气亏虚，肾精不充，肝血不足，以致冲任不充，血海乏源而发月经病与不孕诸疾。以不孕，月经后期，量少，闭经，或崩漏，不孕，腰酸膝软为主症。或有头晕耳鸣，阴道干涩。舌红，苔少，脉细无力。治宜补肾益精，养血调经为法。经验方补肾调经汤加减主之。女贞子、制首乌、龟板、鳖甲等可酌情加入（方药见闭经）。

2. 命门火衰脾心虚，右归温胞腰酸冷

脾肾阳虚证：禀赋不足，命门火衰，或饮食劳倦伤脾。肾阳亏虚，不能温煦脾阳。阳虚内寒，冲任失于温养，以发月经稀少、闭经。以月经后期，量少，闭经，不孕，畏寒喜暖，下部冰冷，腰膝酸软为主症。或有头晕耳鸣，倦怠乏力，带下清稀，大便溏薄。舌淡，苔白，脉沉弱。治宜补心脾肾，养冲任，温胞宫。肾阳虚为主者，宜用右归丸《景岳全书》加味（方见异常出血性月经病）。子宫发育不良者加紫河车15g、紫石英30g，以暖宫。兼夹痰湿癥瘕者加选昆布15g、海藻15g、半夏10g、白芥子6g，化痰消癥。补骨脂、益智仁、人参可随症加用。

脾肾阳虚重证，以下部冰冷不孕、畏寒、便溏者，则用温胞饮（《傅青主女科》）加减：土炒白术30g，巴戟天30g（盐水浸），人参10g，炒杜仲10g，炒山药10g，补骨脂6g（盐水炒），炒芡实10g，肉桂6g，菟丝子10g（酒浸炒），制附子3g。

白术益脾气而资化源。人参大补元气，能助白术益气血生化之源而充先天；助巴戟、菟丝子等益肾精而养后天；并助肉桂、附子益心气而通血气、胞脉。巴戟天、补骨脂补肾气而温阳。杜仲、菟丝子益肾、养冲任而补精。肉桂补命火而益心阳，温通经脉，引火归元。附子补肾阳而通心阳，温脾阳。山药补脾肾而滋阴，可防桂附之辛热而伤精气。芡实益脾肾而固任带。阳虚甚者酌情附子加至10g，以温心肾阳气。闭经日久加枸杞子15g、参茸粉5g（吞服），以补元气，益精血。其余加减如右归丸。

3.肾虚瘀痰阻冲任，调经毓麟加星夏

肾虚夹瘀夹痰证：肾气虚而不化，脾虚不运而生痰，阻滞气血，日久成瘀，痰瘀阻滞冲任、胞脉，而发月经失调、不孕等证。以月经稀发，经行量少，腹痛有血块，腰酸膝软，体丰胸闷为主症。或有闭经，不孕，头晕耳鸣，小便夜多。舌淡黯，苔白，脉弦或细滑。治宜补益肾气，祛瘀化痰为法。方用经验方调经毓麟汤加减主

之：益母草 15g，熟地黄 15g，当归 10g，白芍 10g，川芎 10g，白术 10g，茺蔚子 10g，丹参 15g，香附 12g，半夏 10g，制南星 10g，菟丝子 20g，枸杞子 15g，覆盆子 10g，车前子 10g。

方中熟地黄合菟丝子、枸杞子、覆盆子、车前子补肾精肾气以资天癸之源并可种子；四物汤补养肝血，合丹参、益母草、茺蔚子、香附理气活血，畅经水之流，法半夏、南星合白术以健脾化痰利冲任，源足流畅，经调而孕育。兼肾阳虚，畏寒肢冷者加仙茅 10g、淫羊藿，或附子 10g、肉桂 5g，以温肾阳。腰痛明显加巴戟 12g，以补肾府。卵巢增大，卵泡不排，去枸杞子、熟地黄，加白芥子 10g、皂角刺 12g、炮山甲 10g，以化痰软坚消癥。

"经水出诸肾""胞络系于肾"本病以肾虚为本，痰浊为标。肝肾不足，脾肾阳虚，肾虚夹瘀夹痰均能导致冲任、胞宫失养失温，从而导致 PCOS。以上三证均已补肾为主，肾精充则肝血足，脾阳得肾阳温煦，则冲任胞宫得温，再则可杜生痰之源，待以时日，可望病愈。

4. 痰阻冲任治较难，化痰活血须温阳

痰湿阻滞证：脾肾阳虚，肥胖之人，肾气不化，皆可致脾失运化，聚湿生痰。久之脂肪、痰湿或化热，或相结成癥，阻滞冲任，胞脉壅塞而致月经失调、闭经难以摄精成孕。以月经量少，后期，甚或闭经，形体肥胖为主症。或有胸闷呕恶，神疲倦怠，带下量多。舌黯淡，苔滑腻，脉滑。治宜燥湿化痰，调理冲任为法。痰热舌红苔黄者，治兼清热调经。经验方加味导痰方加石菖蒲、皂角刺、浙贝为主之（方药见稀少性月经病）。阳虚伴畏寒腰酸，舌淡，苔白滑腻者，治兼温阳调经。用经验方温肾化痰汤加减（方药见闭经）。

本证型虽为痰湿阻滞，然而亦与肾阳有关，故化痰调冲任的同时多配合温肾阳为治。PCOS 卵巢增大，包膜增厚，表面光滑，呈灰

白色等为痰瘀蕴结之癥瘕。痰湿瘀血既是病理产物，又成为致病因素，故而导致月经失调、不孕不育。然而本病有以痰为主者，如痰湿阻滞证。也有兼痰者，如其他数种证型。以痰为主者，多重而难治。其他证型亦须兼以化痰，因而治痰实属重要。

5. 水不涵木生湿热，湿热平后应补肾

肝郁湿热证：肝郁之人，郁久化火，横犯脾胃，健运失司，水湿受肝火煎熬，炼液成痰，痰热阻扰冲任，而发月经不调等证。以月经紊乱，毛发浓密，面部及胸背痤疮，经前乳胀、肋痛为主症。或月经稀发、量少或先或后，或闭经，崩漏，不孕，并见形体壮盛，带下色黄，大便干结。舌红，苔黄腻，脉弦数。治宜清肝泻火，除湿调冲为法。方用龙胆泻肝汤（《医宗金鉴》）加减：龙胆草6g，当归10g，生地黄10g，黄芩10g，栀子10g，车前子10g，木通10g，泽泻10g，柴胡10g，甘草6g。

方中龙胆草泻肝胆实火；黄芩、栀子清三焦之热；泽泻、木通、车前子利湿，使湿热之邪从小便去。生地黄、当归养肝血、养肝阴，防苦寒、渗利而伤阴血。柴胡疏肝并引诸药入肝胆经。甘草补中护胃、调和诸药。胁、腹疼痛明显者加白芍30g、川楝子10g、延胡索15g，缓急止痛。大便干结者加生大黄6～10g，泻热通便。痤疮过多者加金银花15g、连翘15g、白芥子5g，以解毒化痰。卵巢增大或肥胖者选加炮山甲12g、皂角刺10g、昆布15g、海藻15g、白芥子6g，以软坚化痰消癥。湿不重者去木通、泽泻之利湿。经闭、经量少兼腹痛者酌加桃仁6g、红花10g、香附12g、益母草15g、牛膝10g，以活血通经。

肝郁湿热证，其肝郁化火与水不涵木有关，故而肝火湿热平后，亦应补益肝肾治本，以调经种子。据研究，补肾中药能调节、纠正性腺轴，促进卵泡发育，提高黄体功能，故可调经助孕。补肾活血

类中药能降低血中高胰岛素、高雄激素水平，改善卵巢微循环，促进卵泡发育和排卵。

以上证型若伴发高泌乳素血症，可在相应方中加麦芽、山楂以降低血中泌乳素。

目前西医对 PCOS 诊断主要根据 2003 年鹿特丹修正制定的诊断标准：①稀发排卵或无排卵（月经稀发或闭经）；②高雄激素的临床表现或生化体征；③超声表现为多囊卵巢。上述 3 项中符合 2 项，并排除其他因素导致的高雄激素血症[先天性肾上腺皮质增生（CAH）、库欣综合征、分泌雄激素的肿瘤]，即可诊断为多囊卵巢综合征。再参照：①胰岛素抵抗；② LH/FSH ≥ 2 ～ 3；③多毛；④见结合伴高泌乳素血症等不难诊断。

PCOS 不仅可引起月经异常和不孕症等生殖系统病证，还可引起高胰岛素血症和胰岛素抵抗等内分泌异常的病症可导致 II 型糖尿病、妊娠期糖尿病、肥胖、高脂血症、高血压和冠心病、代谢综合征等远期并发症。同时，容易诱发子宫内膜癌。因此，对 PCOS 的治疗，不能仅限于其引起的月经异常和不孕症等近期病症，还应积极防治上述远期并发症。

应保证饮食的合理、少食辛辣、肥甘、油腻饮食、营养的均衡，并适当地进行体育锻炼，以减轻体重，避免肥胖。将体重控制在合理范围内可促使体内雄激素和胰岛素水平降低。

本病用针灸配合药物治疗有较好的效果。

对部分难治的 PCOS 患者，根据不同情况适当中西药结合治疗，可避免中、西药的各自弱点或副作用，发挥各自的优势，可获取比单用中医或西医治疗更好的效果。

对中西药治疗无效的患者，可采用腹腔镜下卵巢电凝或激光打孔。术后可辨证施用补肾、活血、化痰等中药以防止粘连，促进排卵和妊娠。

（赵春梅）

六、不孕症

婚后有正常性生活，未避孕，同居 2 年未受孕者；曾有过妊娠，而后未避孕，又连续 2 年未再受孕者称不孕症。前者为原发性不孕，后者为继发性不孕。世界卫生组织将不孕症临床标准定为 1 年。

不孕症不是一种独立的疾病，而是多种妇科疾病表现出来的一种症状。引起不孕的疾病有多种，本篇仅就内分泌失调性不孕，输卵管阻塞性不孕的中医辨证论治讨论之。其他与不孕症相关的疾病如闭经、功能失调性子宫出血、多囊卵巢综合征、宫颈炎、盆腔炎、子宫肌瘤、子宫内膜异位症等，参照相应疾病论治。

（一）内分泌失调性不孕

内分泌失调性疾病有多种，主要论述其中下丘脑 - 垂体 - 卵巢轴功能失调所导致的排卵障碍，黄体功能不全（含部分免疫功能失调）引起的不孕症中医辨证论治。

排卵障碍，包括卵泡不能发育成熟或者成熟后不能排出，约占女性不孕的 20% ～ 40%。黄体功能不全，多指黄体发育和功能不全，孕激素分泌不足，在不孕症中占 3.5% ～ 10%。排卵障碍和黄体功能不全是内分泌失调疾病之结果，又是不孕症主要因素之一。

1. 检查方法

（1）妇科检查　了解子宫大小。

（2）基础体温（BBT）　BBT 单相为无排卵。黄体期曲线不规则，起伏不定，低于 36.7℃，或短于 12 天为黄体功能不良，经期下降缓慢多为黄体萎缩不全。

（3）**超声检查** 月经周期第 12-16 天通过 B 超监测，可了解有无卵泡发育或排出，若卵泡成熟不排而 BBT 上升呈双相，为卵泡未破裂黄素化综合征。同时尚可监测子宫内膜厚度，以间接判断体内 E2 水平和预测排卵，排卵前子宫内膜厚度可达 10mm 或以上。

（4）**血内分泌激素测定** 一般月经周期第 2 ～ 5 天，检测血中 FSH、LH、E2、P、PRL、T，可反映卵巢的功能。

（5）**免疫学检查** 可测出血清 AsAb、EmAb 等多种抗体升高。

2. **诊断** 根据不孕及临床表现及相关检查，不难诊断。

中医学没有内分泌失调性不孕病名，根据其临床表现相当于"月经后期""闭经""月经先后不定期""月经过少""崩漏""不孕症"等。

总的病机是肾气不足，肾 - 天癸 - 冲任之间的平衡失调。

3. **证治经验**

（1）**肾气阴阳虚细分，三归五子配相宜**

肾虚证：肾为先天之本，藏精，主生殖。先天禀赋不足，肾气虚弱，或房事不节，大病久病，或年龄偏大等，可出现以下三种病机：肾气不足，冲任不充，胞宫失养，发育不佳；肾阳亏虚，命门火衰，冲任失于温煦，宫寒或发育不良；肾阴亏虚，冲任胞脉失于滋养，或成阴虚火旺，热扰冲任等。上述三种均可导致天癸乏源，冲任失充，月经不调，胞宫失养而不能摄精成孕。

①肾气虚证：以婚久不孕，月经量或多或少，色黯，或停经不潮，腰酸膝软为主症。或伴有头晕耳鸣，精神倦怠。舌淡红，脉细。治宜补益肾气，充养冲任为法。经验方补肾调经汤加减主之：熟地黄 20g，山药 10g，山茱萸 10g，杜仲 15g，当归 12g，茯苓 10g，白芍 10g，枸

杞子 15g，菟丝子 30g，五味子 10g，车前子 10g，覆盆子 10g。

本方用归肾丸平补肾气，张景岳谓本方为"左归、右归二丸之次者也。"合五子衍宗丸则补益肾气肾精，为余调经种子之常用效方。子宫发育不良者加鹿角胶 10g、紫石英 15g、紫河车 15g，以补肾气、益精血。人参、阿胶、鸡血藤等可随症加入。

若属脾肾气虚而伴见头晕眼花，月经量少，色淡，心慌气短者，治宜补肾益气，养血助孕。用经验方河车毓麟汤加减：紫河车 15g、黄芪 30g、党参 15g、白术 12g、茯苓 10g、熟地黄 15g、当归 15g、白芍 10g、川芎 10g、淫羊藿 12g、菟丝子 30g、枸杞子 15g、杜仲 15g、丹参 15g、甘草 6g。

以上二方也用于抗精子抗体升高、抗心磷脂抗体阳性、抗子宫内膜抗体阳性、抗卵巢抗体阳性等多种免疫性不孕。

②肾阳虚证：以婚久不孕，月经后期、稀发，或停闭不行，经色淡黯，腰膝酸软，形寒肢冷为主症。并有头晕耳鸣，性欲淡漠，小便清长，夜尿频数，带下清稀，大便溏薄，面部色黯。舌淡，苔白，脉沉细尺弱。治宜温肾暖宫，调养冲任为法。经验方温阳毓麟汤主之：熟地黄 25g，山药 12g，山茱萸 12g，杜仲 15g，肉桂 6～10g，附子 6～10g，菟丝子 30g，鹿角胶 12g，当归 10g，覆盆子 10g，枸杞子 15g，五味子 10g，车前子 10g。

本方用右归丸温补肾阳，为"善补阳者，必于阴中求阳，则阳得阴助而生化无穷"之代表方。合五子衍宗丸则阳气精血并补，亦为余调经种子常用效方。加减与补肾调经汤相同。

若心脾肾阳虚甚，下部冰冷，畏寒便溏者应补命门火，温心脾阳为治，用温胞饮《傅青主女科》加减（方见多囊卵巢综合征）。

③肾阴虚证：以婚久不孕，月经提前，或经期延长，量少，色

鲜红，或崩漏，或闭经，舌红，苔少，腰酸膝软为主症。或有头晕耳鸣，形体消瘦，五心烦热，带少阴干。脉细或细数。治宜滋肾养肝，调养冲任为法。方用养阴毓麟汤（方药见辅助生殖技术中的调治）。本方滋肾阴、养肝血为"善补阴者，必于阳中求阴，则阴得阳升而源泉不绝"之代表方，为常用之效方。

阴虚火旺，舌红苔黄口干，脉细数属抗精子抗体阳性、抗透明带抗体阳性免疫性不孕，治宜补益肝肾，滋阴降火为法。经验方消抗助孕汤主之：熟地黄 25g，山药 12g，山茱萸 12g，泽泻 12g，丹皮 12g，茯苓 12g，知母 10g，黄柏 10g，丹参 20g，黄芪 30g，枸杞子 15g，菟丝子 25g，徐长卿 30g，甘草 6g。我们曾以此方治疗 67 例不孕及流产患者，能有效降低血中 AsAb 水平，由治疗前 208.00 ± 49.07 下降到 125.60 ± 68.22，并改善红细胞的免疫功能，优于阿司匹林对照组（P<0.05）。科研论文以《抑抗助孕汤对女性不孕及自然流产患者抗精子抗体和红细胞免疫功能的影响》为题，发表于《中国中医药杂志》2008 年 9 月。

（2）气血失调肝肾虚，调经毓麟种子奇

肝肾不足，气血失调证：肾气、肾精亏虚，任脉不充；肝血不足，肝气不疏，冲任涩滞，而致月经失调，不能毓麟。以婚久不孕，月经后期或稀发，量少或闭经，经血不畅有块，小腹时有痛胀，腰酸膝软为主症。并有头晕眼花，小便夜多，或痛经。舌黯淡，脉弦细。治宜补肾养血，活血调经为法。经验方调经毓麟汤主之：益母草 15g，丹参 15g，熟地黄 15g，当归 12g，白芍 10g，川芎 10g，香附 12g，白术 10g，菟丝子 30g，枸杞 15g，覆盆子 10g，五味子 10g，车前子 10g，山茱萸 10g，仙灵脾 10g。

本方由师传益五合方加味而成，以熟地黄、菟丝子、枸杞、覆盆子、五味子、车前子、山茱萸、仙灵脾补肾益精，充养生殖之本；
以四物汤、白术、益母草、丹参、香附养血疏肝，调养冲任，以畅
经血之流，如是则源足流畅，月经可调，胎孕可成。腰痛加杜仲
15g、巴戟天 15g，以补肾壮腰。月经稀发、闭经者酌加参茸粉 3g、
紫河车 12g，以温肾养胞。气虚倦怠者加人参 10g，以益气。

　　以上方药调补肾阴、肾阳到一定程度仍未受孕者，也可用本方
以种子多效，也用于免疫性不孕。前数方可增加子宫内膜厚度，本
方有促排卵功效。可谓阳回阴升，天地氤氲，毓麟可期。我们以本
方治疗因内分泌失调所致女性不孕症 40 例，氯米芬设对照组 42 例，
结果如下：治疗组排卵率为 65.00%，对照组排卵率为 76.19%，两组
排卵率比较无明显差异（P＞0.05）。治疗组妊娠率为 60.00%，流产
率为 16.66%，对照组妊娠率 38.09%，流产率为 37.50%，两组妊娠
率及流产率均有显著差异（P＜0.05）。以《调经毓麟汤治疗排卵障
碍性不孕临床观察》为题，发表于《新中医》2014 年，第五期。

　　内分泌失调多以肾虚为主，治疗亦以补肾为主，由其所致之不
孕亦然。肾藏精，主生殖，《素问·上古天真论》曰："女子七岁肾
气盛，齿更发长；二七而天癸至，任脉通，太冲脉盛，月事以时下，
故有子……"《素问·骨空论》："督脉者……此生病……其女子不
孕。"补肾可调整肾 - 天癸 - 冲任 - 胞宫（下丘脑 - 垂体 - 卵巢）生殖
轴。因而本篇所列临床常见证型及用方均以肾虚为主。

　　（3）肝郁不舒气血结　滋水涵木郁者达
　　肝郁证：素体肝血不足，疏泄失常，气血不和，或病久伤肾，
冲任失养而致月经不调，难以摄精成孕。以婚久不孕，月经或先或
后，经量或多或少而不畅，有小血块，经前乳胀为主症。或有心烦易
怒，精神抑郁，喜太息，胁痛腹痛，大便不调。舌黯红，脉弦。治宜

疏肝解郁，调经种子为法。经验方解郁种玉汤加减主之：柴胡 10g，当归 12g，白芍 12g，白术 10g，茯苓 10g，熟地黄 15g，枸杞子 15g，菟丝子 20g，山茱萸 12g，香附 12g，素馨花 6g，玫瑰花 5g。

方中柴胡疏肝解郁。当归、白芍滋养肝血。香附、素馨花疏理肝气。肝郁气滞血亦易滞，用玫瑰花疏郁活血。白术、茯苓健脾以资气血化源。熟地黄、枸杞子、菟丝子、山茱萸补肾精、益冲任、助生殖。肝气调畅，脾气健旺，肾精充盛，则任通冲盛，经调而能毓麟。未避孕者月经中期以后去玫瑰花。兼血虚经少舌淡红者加鸡血藤 30g，以补血调经。兼瘀血舌黯者加丹参 15g，以活血。气郁胸胁胀痛者去熟地黄、菟丝子，加郁金 10g，以行气解郁。其他如党参、杜仲、寄生、丹皮、栀子、仙灵脾、仙茅随症选用。

本证虽是肝郁证，用方亦兼补肾，含助水涵木之意。正如《傅青主女科》所言："血藏于肝，精涵于肾。""精满则子宫易于摄精，血足则子宫易于容物，皆有子之道也。"此类不孕症，颇为多见，多为盼子心切，用本方之同时也应辅以心理疏导。

（4）冲任胞宫瘀血阻　生化逐瘀种子灵

血瘀证：经期产后，摄身不当，人工流产等手术，金刃所伤，等均可致气血瘀滞，冲任不畅，胞脉受阻，两精不能相合而不孕。以婚久不孕，或月经后期，经量多少不一，色紫夹块，经行腹痛为主症。或平时亦有腹痛，胁胀。舌黯或有瘀点瘀斑，脉弦或涩，或卵泡成熟而不排。治宜活血化瘀，调理冲任为法。经期用益母生化汤加减（方见异常性出血性疾病）。血虚舌淡红、经量少者加阿胶 12g（烊化）、白芍 10g、熟地黄 12g，以补血。有寒苔白、怕冷者加肉桂 5g、吴茱萸 5g，以温阳散寒。腹胀者加香附 12g，以理气。川牛膝、党参、黄芪可随症选加。

经后和排卵期用血府逐瘀汤加减（方见稀少性月经病）卵泡成熟不排者，加鹿角粉、炮山甲、皂角刺等。排卵后不宜活血化瘀方药。若属气滞血瘀兼肾虚之抗子宫内膜抗体阳性免疫性不孕，治宜理气活血，化瘀补肾。经验方化瘀消抗汤主之：生地黄 10g；当归 10g，赤芍 15g，川芎 10g，桃仁 10g，红花 10g，柴胡 10g，枳壳 10g，牛膝 10g，丹参 20g，菟丝子 25g，枸杞子 15g，马鞭草 20g，鸡血藤 30g，甘草 6g。我们以此方治疗 EMAb 阳性不孕患者 40 例，EMAb 转阴率：治疗组 80%，对照组 67.5%。治疗组明显高于对照组（P < 0.05），治疗组妊娠率 35%，对照组 10%。治疗组优于对照组（P < 0.05）。论文以《活血消抗汤治疗子宫内膜抗体阳性免疫性不孕 40 例》为题，发表于《中医杂志》2010 年 7 月第 51 卷第 7 期。在治疗期间应避孕。

　　上述各证（除免疫性不孕外）治疗时还应适时同房可提高受孕机会，在月经周期第 12 天开始进行 B 超监测排卵，优势卵泡成熟即可嘱患者隔日同房一次，直至排卵。同时还应配合 BBT 监测，以了解黄体功能和未破卵泡黄素化综合征。若无 B 超监测条件，可考虑于月经周期的第 12、14、16 天同房，有受孕机会。在以上证治的同时可配合针灸促排卵有较好效果。

　　也可配合运用调经种子分期辨治法（见上篇）。

（赵春梅）

（二）输卵管阻塞性不孕

　　输卵管阻塞是不孕的常见因素，约占女性不孕因素的 50%，多发生于盆腔炎症之后，与多次人工流产、堕胎有关。

　　中医古籍无"输卵管阻塞性不孕"之名。根据本病的临床特点可散见于"无子""断绪""全不产""带下""癥瘕"等篇章中。

1. 检查方法

（1）输卵管通液术。

（2）子宫输卵管造影术。

（3）宫腔镜下导管插入输卵管内通水及输卵管镜检查术。

（4）腹腔镜检查：在腹腔镜直视下，行亚甲蓝液通液术，能观察到染液在输卵管内的流动情况，是目前公认的评价输卵管通畅性的"金标准"。

根据不孕等病史及相关检查提示输卵管不通或通而不畅，不难诊断。

本病总的病机是瘀血阻滞，胞络不通，两精不能相搏，难以成孕。

2. 证治经验

（1）*肝郁血瘀胞络阻，疏郁通络孕可成*

气滞血瘀证：内伤外感，人工流产等手术均导致气滞血瘀，胞络瘀阻，不能摄精受孕。以月经量少不畅，经血有块，不孕，检查所示输卵管不通或通而不畅为主症。或有胁痛腹痛或胀。舌黯，脉弦。治宜疏肝活血，化瘀通络为法。经验方疏肝活血通管汤主之：柴胡 12g，枳实 10g，当归 12g，川芎 10g，赤芍 15g，生地黄 10g，牛膝 12g，桃仁 10g，红花 10g，路路通 15g，炮穿山甲 12g，穿破石 15g，皂角刺 15g。

方中桃红四物汤活血化瘀。柴胡疏肝解郁。枳实、路路通疏理气机，合柴胡疏通冲任气滞。穿山甲、穿破石、皂角刺化瘀通络（通管）。穿山甲入肝、胃经，活血通经，消肿排脓，具有走窜之性，引诸药直达病所。牛膝活血化瘀，引药下行。兼湿热苔黄腻者去生地黄加败酱草 30g、薏苡仁 15g，以清热除湿。输卵管积液者选加葶苈子 15g、昆布 15g、海藻 15g、防己 15g、三棱 15g、莪术 15g，以化痰逐水消癥，散结通管。还可根据寒热虚等加用黄芩、地龙、黄芪、党参等。

（2）寒湿水积阻冲任，温阳利水癥消通

寒湿阻滞证：脾虚之人，炎症初期中西药迭进，复损脾阳；或感受寒湿之邪，寒湿不化，聚为痰饮，日久与瘀相结成癥瘕、积水，阻碍两精相搏而不能成孕。以输卵管积水、阻塞不通或附件囊性包块，舌淡黯或有瘀点，苔灰白为主症。或伴有少腹胀痛、冷痛。脉沉弦或弦滑。治宜温阳通络，逐水消癥为法。经验方温阳利水通管汤加减主之：桂枝 10g，茯苓 10g，桃仁 10g，丹皮 10g，赤芍 10g，汉防己 15g，椒目 10g，葶苈子 15g，大黄 10g，昆布 15g，海藻 15g，炮山甲 15g，皂角刺 15g，路路通 15g，土鳖虫 10g。

《金匮要略》桂枝茯苓丸为温经通脉、活血化瘀、缓消癥块之方，主治瘀血与痰水阻滞经脉而形成的癥瘕。方中桂枝辛甘性温，能温通血脉，散结消瘀；助气化而行水饮。《金匮要略》己椒苈黄丸为攻坚决壅，分消水饮之剂，主治"水走肠间"的腹满。前者长于活血化瘀，后者专于攻逐水饮。加入昆布、海藻以加强化痰消水化癥之力。土鳖虫破血逐瘀。益以炮山甲、皂角制、路路通增其化瘀通络，疏通输卵管之功。便溏者减大黄为 6g，加白术 15g，以健脾化湿。其他如三棱、莪术、黄芪可随症加用。

（3）寒留血凝脉不通，温经通管通不痛

寒凝血瘀证：平素摄身不慎，经期感受寒邪，或贪凉饮冷，以致寒客于下，气血凝滞，瘀血阻滞冲任、胞络，致使两精不能相搏，难以成孕。以痛经，得热痛减，经色暗而有块，不孕，输卵管阻塞不通或通而不畅为主症。平时或有少腹胀痛、冷痛，月经后期，量少。舌黯或有瘀点，苔白，脉沉弦。治宜温经通络，活血消癥为法。

经验方温经通管汤主之：小茴香 6g，干姜 6g，穿山甲 12g，桃仁 10g，当归 10g，川芎 10g，肉桂 5g，赤芍 10g，蒲黄 10g，五灵脂 10g，皂角刺 15g，路路通 12g，穿破石 12g。

方中肉桂、小茴香、干姜温经散寒，通达下焦，温暖冲任胞宫，属温经散寒部分。当归、川芎、赤芍、桃仁、蒲黄、五灵脂养肝活血，化瘀止痛。此六味为活血化瘀止痛部分。穿山甲活血消癥，皂角刺、路路通、穿破石化瘀通络，此四味为疏通输卵管部分。合而其具温经通络（管），消癥止痛之功。腹痛甚者加延胡索 15g、没药 15g，以增化瘀止痛之功。

（4）气血亏虚瘀阻络，通补兼施养通汤

正虚瘀阻证：血虚之体，湿热邪毒损伤，日久耗伤气血，而致瘀血阻滞胞络，阻碍两精相搏而难妊娠。以不孕，面色萎黄，头晕，心慌为主症。或有少腹隐痛，月经量少，癥瘕。舌淡黯，脉弦细。治宜养血活血，化瘀通络为法。经验方养血通管汤加减主之：鸡血藤 30g，丹参 20g，当归 12g，黄芪 30g，赤芍 15g，桃仁 12g，红花 10g，香附 12g，路路通 15g，皂角刺 12g，穿山甲 12g，穿破石 12g，牛膝 12g。

方中重用鸡血藤养血活血，疏通经络。无论血瘀、血虚或血虚而兼瘀滞者，均可使用。当归补血活血调经。黄芪益气能助血行，以化瘀通络，又合当归生血补血。桃仁、红花、赤芍、丹参活血化瘀。香附理气，为血中之气药，气行则血行。穿山甲、穿破石、路路通、皂角刺化瘀软坚通络（管）。牛膝活血，引诸药下达病所。黄芩、地龙、桂枝、党参等可随症加入。

疏肝活血通管汤、温阳利水通管汤、温经通管汤、养血通管方乃余治疗输卵管粘连阻塞之系列四方。共具活血化瘀，通络通管之功。第一方同时疏肝理气，主治气滞血瘀之证型。第二方则重在温阳消水，主治寒湿瘀结之积水证型；第三方散寒止痛，消癥通络并重，主治寒凝血瘀伴有痛经证型；第四方通补兼施，主治血虚血瘀、虚实夹杂证型，此为四方之异同。现代药理研究证实：应用活血化瘀中药能改善盆腔局部的微循环和组织营养……吸收炎症病灶，促使输卵管粘连的松解……并能促进输卵管管腔黏膜的修复与再生……提高其运送卵子和受精卵的功能。

各证型均宜配合保留灌肠和外敷方热敷腹部患处，内外合治，效果更佳，方药及用法见子宫肌瘤篇。

（赵春梅）

七、辅助生殖技术中的调治

辅助生殖技术（ART）是指采用医疗辅助手段使不孕夫妇妊娠的技术，包括人工授精（AI）和体外受精 - 胚胎移植（IVF-ET），细胞内单精子显微注射，配子移植技术等。

1978 年 7 月 25 日在英国诞生了世界第一例"试管婴儿"，1988 年我国第一例"试管婴儿"在北京诞生。辅助生殖技术的诞生和发展，为治疗不孕不育症开辟了新的途径。我国近 20 多年来将此项技术应用于输卵管性不孕、排卵障碍（多囊卵巢综合征、卵泡未破黄素化综合征等）、子宫内膜异位症、宫颈因素不孕、男性精液异常不育、免疫性不孕不育症以及不明原因不孕不育症等方面，不断地取得新的进展。尽管如此，其亦有不足，以体外授精 - 胚胎移植（IVF-ET）为例，成功率一般仅为 30% ～ 40% 左右，流产率较自然妊娠高。中医药在施术前，失败后进行调治，孕后预防性保胎和安胎治疗，有较好的效果。

证治经验

1. 肝肾不足精血虚，养阴培育是良方

肝肾不足证：肾为先天之本，元气之根，藏精，主生殖，主胞胎。禀赋不足，房事不节，或久病，或劳心伤神均可使肾精暗耗，肝血不足而冲任虚弱，不能摄精成孕。以婚久不孕，头晕耳鸣，腰酸膝软为主症。或有月经先期，先后不定，经期延长，甚至崩漏；或月经量少，闭经，流产。或有 AI、IVF-ET 失败史。舌红，苔薄，脉细或弦细无力。治宜补益肝肾，调养冲任。方用经验方养阴培育汤加减：熟地黄 20g，山药 10g，山茱萸 10g，枸杞子 15g，菟丝子30g，当归 12g，牛膝 10g，鹿角胶 10g，龟板胶 10g，覆盆子 10g，车前子 10g，五味子 10g，墨旱莲 15g，女贞子 15g。

方中左归丸滋阴补肾，合二至丸加强补肝肾之力。当归合熟地黄、枸杞子养肝血。牛膝补肾活血，引药下达胞宫。五子衍宗丸补肾气，益精血，合而共俱滋补肝肾，充养精血之功，有"善补阴者，必于阳中求阴，阴得阳升而泉源不竭"之意。阴虚内热脉细数者加知母 10g、地骨皮 15g，以清虚热。气虚而倦怠少气者加人参 10g，以益气。腰痛甚者加续断 15g 或杜仲 15g，以补肾壮腰。脘腹胀、痛者，熟地黄减至 12g，加砂仁 5g、陈皮 10g，以消滞除胀。经血量少者去五味子，加川芎 10g、鸡血藤 30g，以活血调经。

本证以补肾精，养肝血为治，对子宫内膜厚度仅 5～6mm 者，有明显增加其厚度的效果，增进胞宫受纳胚胎之功。

2. 脾肾阳虚胞失养，虚者补之毓麟汤

脾肾阳虚证：素体命火不足，或房劳损伤肾阳，不能温煦脾阳，以致脾肾阳虚，冲任、胞宫失其温养而成宫寒不孕。以婚久不孕，头晕目眩，面色萎黄，倦怠气短，畏寒肢冷，腰酸膝软，性欲

淡漠为主症。或反复流产，月经后期，量少或闭经，经色暗淡，白带清稀，或有 AI、IVF-ET 失败、流产史。舌淡，苔白，脉细弱。治宜温补脾肾，养血活血。方用经验方河车毓麟汤加减（方药见内分泌失调性不孕症）。本证以补肾阳、益精气为主，配以补脾气，养肝血，活血调冲任为治。如此则胚胎易受，受后能长。对 IVF-ET 多次失败，或流产者有良效。偏肾阳虚，卵泡发育不良，则宜温肾养血，以助卵泡生长、排卵。方用经验方温阳毓麟汤（方药见内分泌失调性不孕）。以上证型方药多于准备期或促排卵期。

3. 肾气不足气血滞，调经毓麟助着床

肾虚气血失调证：房劳多产，肾气损伤；饮食劳倦，思虑伤脾，气血生化不足，以致肾虚血虚，或宫内手术所伤，胞脉滞涩，冲任失养而致胎孕不受。以月经后期，量少色淡不畅，渐至经闭，腰酸怕冷，舌淡红为主症。或伴头晕倦怠。舌黯淡、苔白，脉弦细软。或有 IVF-ET 反复失败、流产史。治宜补肾益精，养血活血。经验方调经毓麟汤加减主之（方药见内分泌失调性不孕）。

本证以补肾益精为主，配以养血活血理气。在肾精、肾气、肝血渐盛的基础上，加强活血理气，使冲任、胞脉气血调畅，以便胞胎受纳养长，此点不可忽略。本方药主要用与排卵期或移植前期。对上二证经治后移植失败者，有改善子宫血液循环而助着床的效果。

以上肝肾不足证，脾肾阳虚证，肾虚气血失调证，用其三方加减一般可改善内分泌功能，增加子宫内膜厚度，为术后受孕着床打下良好的基础。

4. 肝气郁结多忧郁，疏肝解郁畅情怀

肝气郁结证：素性忧郁，久不受孕，情怀不畅，肝气郁结；或对 IVF-ET 疑虑恐惧，或失败后更加肝气不舒，情绪紧张，忧郁。

而致肝失疏泄，冲任、胞脉、气血不调，难以受孕。以久不受孕，或 IVF-ET 失败精神抑郁、紧张。太息，心烦易怒，失眠多梦为主症。或伴月经或先或后，经量或多或少，胸胁乳房胀痛不适，舌黯，脉弦细。治宜疏肝解郁，理气养血。方用逍遥散加减（方药见上篇——调经、种子、安胎、解郁之良方逍遥散）。

本方以逍遥散疏肝解郁，加香附、郁金、玫瑰花理气活血增疏肝解郁之功；入合欢花、夜交藤以解郁、悦心、安神。肝郁化热者加丹皮、栀子以清郁热。

本证亦较常见，尤其 IVF-ET 失败后，若按此调治，辅以心理疏导，一般都可逐渐解除压力，情志恢复正常。之后再按上述诸证辨治，IVF-ET 可获成功。本方药多用于施术准备期，或施术前期，降调期阶段性治疗。

5. 瘀血内阻着床低，活血化瘀益肾气

瘀血内阻证：内伤、外感、人工流产、手术损伤等均可导致气滞血瘀，瘀血阻滞冲任、胞脉、胞宫而月经失调、癥瘕、痛经、不孕。以婚久不孕，时有腹痛胁胀，经前乳胀为主症。或流产，月经后期，经行不畅，色黯有块，痛经，闭经，或有 AI、IVF-ET 失败史。舌黯或有瘀点瘀斑，脉弦或弦涩。治宜活血化瘀，消癥荡胞。一般血瘀证宜活血化瘀，用血府逐瘀汤加减（方药见稀少性月经失调）；若系癥瘕，则应消癥散结，用净胞消癥汤（方药见人工流产不全）；痛经属气滞血瘀用膈下逐瘀汤加减；寒凝血瘀用少腹逐瘀汤加减（方药均见痛经）。

瘀血内阻之活血化瘀消癥方法，可松解盆腔粘连，促进血循环，恢复子宫内膜损伤，软化子宫肌，改善子宫内环境，有利于受孕着床。对多次宫腔操作所伤，以致瘀血内阻者或子宫内膜异位症、子

宫腺肌病有较好效果。本证型多用于准备期或降调期。此外，本篇所列数证，属常见者。若属免疫性不孕、流产、输卵管积液阻塞者，可参照相关篇章辨证施治。

IVF-ET，失败 1～2 次，子宫内膜仅 5～6mm 者多为肝肾阴虚，或脾肾阳虚。按肝肾不足，脾肾阳虚证治有佳效。若反复 IVF-ET 多次失败、流产者，多为肾气虚，胞脉滞涩，胞宫气血不调，供血不良，影响胚胎着床发育。按肾虚气血失调证辨治效果颇佳。若属肝气郁结之人，久不受孕，或 IVF-ET 失败，更加重其郁；治宜疏肝解郁，辅以心理疏导，待压力解除，情志恢复正常后再按以上证型辨治，可获 IVF-ET 成功。若有胞宫手术损伤、子宫腺肌病等，多为胞宫瘀血内阻。如《医林改错·少腹逐瘀汤》下所论："子宫内先有瘀血占其地……血既不入胎胞，胎无血养……"照瘀血内阻证施治有良效。余总结有补肾、疏肝、活血、化瘀四法，以益肾气、充精血使胞宫受纳而成胎；活气血，化瘀血则胎元得养而健长。临床有补肾活血合用，有化瘀兼补肾，有先疏肝，再补肾活血，亦有先补肾，再活血、化瘀。代表方如篇中所列。

年龄偏大，孕后虚弱和多囊卵巢综合征，黄体功能不全，有流产或 IVF～ET 失败史者，一旦受孕，血 β-HCG、黄体酮、E_2 偏低，即使无临床症状者，亦应尽早作预防性保胎。如果出现先兆流产，应立即住院。可参照胎漏、胎动不安和滑胎篇辨证施治。

本篇是辅助生殖技术中基本证型的辨治，适用于 IVF-ET 失败后或施术前的调治，是辅助生殖技术调治的基础。进入 IVF-ET 实施时，则分期选用与方案各阶段的辅助治疗。具体应用和移植后治疗，参照上篇体外受精-胚胎移植的中医分期辨治法篇。

（冯宗文）

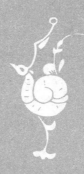

下 篇

医案选辑

月经病

一、异常出血性月经病案 8 则

1. 血热月经过多，经期延长案

白某，32 岁，2011 年 7 月 5 日初诊。患者半年来月经量多，经期 10 ～ 15 天，周期 20 天。3 月前宫腔镜检查，病检提示"子宫内膜息肉样变"，术后用西药两月，经量减少，经期仍 10 天以上。诊时经潮第 3 天，量多色黯，腹痛，口渴心烦，大便干结。舌红，苔黄，脉弦数。诊断为月经过多，经期延长（子宫内膜息肉?）。证属血热夹瘀，冲任失固。治宜清热凉血，化瘀调经。用经验方清热固冲汤加味：黄连 10g，黄芩 10g，生地炭 10g，白芍 12g，大黄 10g，蒲黄炭 10g，丹皮 10g，益母草 30g，茜草炭 10g，乌贼骨 15g。7 剂，水煎服，1 日 1 剂。

7 月 15 日二诊：药后月经 8 天净，余证已不明显，舌红，苔黄，脉弦。妇科检查：外阴已产型，阴道通畅，宫颈轻度糜烂，子宫后位，常大，欠活动，压痛（＋），双附件（﹣）。改用芩连四物汤加味：生地黄 10g，赤芍 15g，当归 10g，川芎 10g，黄连 6g，黄芩 10g，丹皮 10g，丹参 15g，蒲黄 10g，五灵脂 12g，蒲公英 20g。10 剂。

此后月经 7 天净，余无不适。妇科检查：子宫压痛（﹣）。月经复常。

2. 湿热经期延长案

刘某，30 岁，2006 年 7 月 12 号初诊。患者以往月经常提前 5 ～ 7

天，此次来潮 17 天未止，量时多时少，经色红，小腹隐痛，口渴心烦，胸闷，小便短黄。舌红，苔黄腻，脉弦数。查 β-HCG：1.6IU/L。诊断为月经先期，经期延长。证属湿热内蕴，冲任不固。治宜清热利湿，固冲止血。用经验方清利固冲汤加减：黄连 10g，黄芩 10g，当归 10g，白芍 12g，大黄炭 6g，滑石 30g，通草 10g，白茅根 15g，益母草 30g，蒲黄炭 10g。6 剂，水煎服，1 日 1 剂。

7 月 19 日二诊：阴道血止 1 天，心烦胸闷已除，小便畅利，大便通畅，口渴减。舌红，苔黄，脉弦。守上方去益母草、通草，加生地黄 10g，川芎 10g。6 剂。

数月后来告知，月经已基本正常。

3. 肝郁化火崩漏案

钟某，35 岁，2008 年 3 月 20 日初诊。患者近半年来月经常提前 5～7 天，经期 10～12 天，3 月前诊刮病检为"子宫内膜增生"，服中药月余未效。此次月经来潮 50 余天未止，量时多时少，色暗红有小血块，心烦易怒，口干口苦，少腹两侧隐痛而胀，大便时干时溏。舌黯红，苔薄黄，脉弦数。诊断为崩漏（功能失调性子宫出血）。证属肝郁化热，下扰血海，冲任不固。治宜疏肝清热，固冲止崩。方用加味平肝开郁止血汤主之：柴胡 6g，当归 10g，白芍 30g，白术 15g，甘草 6g，炒栀子 10g，丹皮 10g，生地黄 12g，荆芥炭 10g，三七粉 6g（吞服），蒲黄炭 10g，岗稔根 30g，香附 10g。7 剂，水煎服，1 日 1 剂。

3 月 29 日二诊：崩止 3 天，已无腹痛，余证均减。舌红，苔薄黄，脉弦。

妇科检查：左附件区增厚，压痛 +/-。前方去蒲黄炭、荆芥炭、三七粉，加熟地黄 12g，10 剂。20 天后月经来潮，7 天净。

4. 瘀阻胞脉崩漏案

钟某，33岁，2003年2月1日初诊。患者3月前月经来潮20余天不净。服中药清热凉血及止血涩血之剂10余剂时止时出，现复40余天漏下未止，患者不愿意诊刮来诊。阴道下血量时多时少，色黯有小血块，略有倦怠，心烦，小腹时痛。舌黯红，苔薄黄，脉弦。B超：子宫内径 $50 \times 40 \times 30$mm，子宫厚度14mm，内有 12×10mm 无回声暗区，双附件（-）。诊断为崩漏（功能失调性子宫出血）。证属瘀阻胞脉胞宫，血不循经。治宜活血祛瘀。方用益母生化汤加味：益母草30g，当归25g，川芎10g，桃仁10g，蒲黄炭10g，姜炭6g。3剂，水煎服，1日1剂。

2月4日二诊：出血未止，仍有腹痛，余如上。改用活血化瘀方加减：赤芍10g，川芎10g，当归10g，桃仁10g，红花10g，泽兰10g，卷柏10g，莪术10g，蒲黄炭10g，艾叶炭10g，五灵脂12g。6剂。

2月10日三诊：血止1天，腹痛消失，余证均减。舌脉如前。守上方去五灵脂，加黄芪30g。5剂。此后妇科及B超检查均未见明显异常，月经复常。

5. 脾虚失统崩漏案

李某，42岁，2011年5月10日初诊。患者3年多来月经紊乱，经来量多如崩，曾间断诊刮3次，末次诊刮为3月前，均病检为"子宫内膜增生过长"，服西药血可止，停药崩血复作。诊时阴道出血量多，色淡红，25天未止，头晕目眩，气短倦怠，口干腰酸，苔白而干，脉细虚。诊断为崩漏（功能失调性子宫出血）。证属脾肾气虚，冲任失调，气阴两伤。治宜补脾肾、兼养阴、固摄冲任。用经验方固本固冲汤加味：高丽参15g，黄芪30g，白术15g，当归炭10g，熟地黄15g，地黄炭10g，姜炭5g，山茱萸12g，阿胶12g，麦冬 10g，五味子 10g，煅龙牡各 30g，岗稔根 30g，田七粉 6g(冲服)。
10 剂，水煎服，1 日 1 剂。

　　5 月 23 日二诊：阴道未再出血，诸证均减轻。舌淡红，苔薄，脉
如前。改拟归脾汤和左归饮加减，补心脾、益肾精以固本复旧：党参
15g、黄芪 30g、白术 15g、茯神 10g、枣仁 15g、炙甘草 6g、当归 10g、
龙眼肉 12g、熟地黄 12g、枸杞 15g、山茱萸 12g、山药 15g、阿胶 12g。
15 剂。此后经期服一诊方 6 剂，经后服二诊方 15 剂，共 3 月告愈。

6. 脾虚阴伤崩漏案

　　李某，45 岁，2010 年 10 月 6 日初诊。患者近年来月经 45 ～ 65
天一潮，此次月经来潮至今 42 天未止，量多色红，曾服中药左归二
至汤加减、当归补血汤加味 10 余剂未效。医生建议诊刮被拒。诊时
阴道出血量多，色红，少腹不痛不胀，倦怠纳少，口干，五心烦热。
舌淡红有齿痕，苔黄，脉细软。曾做 B 超检查未见异常。诊断为崩
漏（功能失调性子宫出血）。证属脾虚阴伤，冲任不固。治宜健脾坚
阴，清热固冲。用师传经验方健脾固冲汤加味：赤石脂 30g，生地黄
10g，地黄炭 10g，白芍 10g，阿胶 12g，黄芪 30g，白术 12g，甘草
6g，黄芩 12g，姜炭 5g，旱莲草 15g。10 剂，水煎服。1 日 1 剂。

　　10 月 18 日二诊：服 4 剂未再出血，烦热除，口干纳少。舌淡红，
苔薄，脉软。冲任已固，虚热已清，改拟健脾益气，补肾调经以固
本。方用异功散合生脉散加味：红参 10g，白术 12g，茯苓 10g，甘
草 6g，陈皮 10g，麦冬 10g，五味子 10g，熟地黄 12g，山茱萸 10g，
枸杞 15g，女贞子 15g，旱莲草 15g。15 剂，水煎服，1 日 1 剂。

　　一月后电话相告，药服后半月，月经来潮，量中等，未服药，8
天净。嘱其服三诊方 15 剂。月经 35 天左右一潮，量中等，7 天净。
患者见好友中有崩漏者，即抄一诊方授之，称止血效好。

7.肝肾阴虚经间期出血案

何某，28 岁，2008 年 6 月 5 日初诊。患者原有排卵期出血史，两年前治愈后生育一胎。近 3 月来每于月经净后 1 周少量出血 1 周，月经周期 32 天，7 天净。此次出血已 10 天未止，头晕耳鸣，口干，腰痛，舌红少苔，脉细数。诊断为经间期出血（排卵期出血）。证属肝肾阴虚，冲任不固。治宜滋养肝肾，清热固冲。方用养阴固冲汤加减：生地黄 15g，白芍 12g，丹皮 10g，地骨皮 15g，黄柏 10g，玄参 15g，麦冬 10g，阿胶 12g，女贞子 15g，旱莲草 15g，岗稔根 30g，续断 15g。7 剂，水煎服，1 日 1 剂。

6 月 15 日二诊：服上药 5 剂血止，6 月 13 日月经来潮，量中等，一般可，舌脉如前。守原方 7 剂，于经净后服。

中期亦未再出血，此后每于经净后服此方 7 剂，共 3 月而愈。

8.肝肾脾虚夹瘀崩漏案

黄某，46 岁，2008 年 10 月 12 日初诊。患者近 1 年多月经紊乱，先后不定，经期常 15～20～30 天，曾诊刮两次，病理均为"子宫内膜增生过长"。术后正常潮经两月复出血 10 余天不止，服西药、中成药、中药清热凉血、止血固涩之剂多日，时而血止 3～5 天，时而复出血。此次阴道出血 40 天未止，时多时少，色黯红，有小血块，面黄无华，头昏倦怠，气短纳差，腰酸膝软，小腹按之痛。舌淡黯，苔白，脉弦细无力。诊断为崩漏（功能失调性子宫出血）。证属肝肾不足，脾气亏虚，瘀滞胞脉。治宜补肾养肝，益气化瘀。方用将军斩关汤加减：大黄炭 6g，巴戟天 12g，黄芪 30g，党参 15g，白术 10g，茯神 10g，炒当归 10g，熟地黄 12g，仙鹤草 20g，炒谷芽 15g，阿胶 12g，蒲黄炭 10g，益母草 30g，田三七粉 6g(吞服)。7 剂，水煎服，1 日 1 剂。

10 月 20 日二诊：服药 5 剂血止，精神好转，纳增，腹痛不明显，余症如前。脉弦细软。守上方去仙鹤草、蒲黄炭、益母草。5 剂。

10 月 28 日三诊：未再出血，诸证明显减轻。舌脉如上。改用十全大补汤加减：黄芪 30g，党参 15g，白术 12g，熟地黄 12g，当归 10g，白芍 10g，川芎 10g，肉桂 3g，山茱萸 12g，枸杞 15g，菟丝子 25g，巴戟天 12g，阿胶 12g，甘草 6g，砂仁 10g。10 剂，此后每次月经推迟或提前 5 天左右，经量中等,7 天净。两年后逐渐绝经。

按：《傅青主女科》谓："冲脉太热而血即沸。"多种因素可引起热伏血海而经血妄行，血热是异常出血主要原因之一。案 1、2 即是。案 1 系血热夹瘀之经期延长，检查为"子宫内膜息肉"及子宫炎症，本属难治之证，在清热凉血的同时配以益母草、蒲黄炭、五灵脂、茜草炭、乌贼骨等活血化瘀，服药 24 余剂而愈。案 2 亦属血热，但为湿热内蕴，冲任不固之月经先期，经期延长，其辨证要点为出血，胸闷，小便短黄不利，舌苔黄腻。用余之经验方清利固冲汤以清利湿热，固冲止血。方中芩连、大黄炭清热；滑石、通草、白茅根利湿；益母草、蒲黄炭化瘀止血。湿热清利而血宁，瘀去血和则血循经行，故较快获愈。若治疗不及时，势将成崩。此证型以暑季较多见，其他季节亦有之。正如《兰室秘藏·妇人门》所谓："脾胃有亏……与相火相合，湿热下迫，经漏不止。"肝郁类异常出血亦为常见。案 3 即肝郁化火之崩漏（功血），《傅青主女科》谓之："妇人有怀抱甚郁……而血下崩者。"临床一派肝热之象，用加味平肝开郁止血汤以清肝泻火，加香附、蒲黄炭、岗稔根以加强理气止血之功，6 剂即止，之后去止血药加补肝肾之熟地黄以复旧。多种原因导致瘀血阻络，血不循经而异常出血。如《血证论》所云："经隧之中，既有瘀血居住，则新血不安而妄行。"案 4 即是此类崩漏,先用益母生化汤 3 剂未效,乃瘀甚药轻,即改用先师之经验方活血化瘀方以加强活血化瘀之功而血止痛除,再以原方去五灵脂之化瘀止痛,加黄芪以益气助血循。

脾虚失统属异常出血主要类型之一,《妇科玉尺》云:"思虑伤脾,不能摄血,致令妄行。"案 5 即以脾虚失统,经血失固,气阴两伤之崩证。用固本固冲汤合生脉散等以益气摄血兼养阴补肾,5 剂血止,再用归脾汤合左归饮补脾益气,调养肝肾以复旧固本。如此为治,3 月而愈。本案初诊,人参用量较大,仿独参汤,其配合方中诸药以摄血固脱。"有形之血不能速生,则无形之气所当急固"之谓也。系塞流与澄源并施。案 6 为脾虚失统下血,日久伤阴之崩漏,以"六七"之年下血日久,少腹不痛不胀,倦怠纳少,口干,舌淡红有齿痕,脉细软为辨证要点,用先师经验方健脾固冲汤加旱莲草以健脾养阴,固冲止血,加黄芪以增强健脾益气摄血之功,仅 6 剂血止崩停,二诊烦热除,虚热已清,即以异功散补益健脾加补肝肾之品养阴以固本复旧而愈。

肾虚封藏失司亦属异常出血主要类型。《素问·阴阳别论》云:"阴虚阳搏谓之崩。"案 7 为阴虚内热之经间期出血,诊时少量出血 10 天未止,传统中医学无经间期出血之病名,应属月经先期,即《傅青主女科》之"先期而来少者,火热水不足也。"若不及时止血,有可能成为崩漏。用经验方养阴固冲汤 5 剂而止,下次经潮后再服 7 剂出血未作,再巩固 2 月而愈,本病虽不重,但继续服药 2~3 月才奏效,但易复发。肝肾不足之崩漏,日久必伤气血,离经之血瘀阻胞脉胞宫,已故上海妇科名医朱南山先生有云:"久病且流血过多,固属虚亏,但其中尚有残余瘀滞未化,因此新血不能归经,所以前服补养固涩剂未能见效,关键即在虚中有实。"案 8 即此种虚中夹瘀之崩漏。

表现有面黄头昏，倦怠气短，腰酸等肝肾气血亏虚之象；同时出血日久，色黯有小血块，小腹按痛为夹瘀之征。故用朱氏之将军斩关汤加减，补益肝肾气血之同时用大黄炭、蒲黄炭、田三七、益母草以活血化瘀，使血循经行。服5剂血止，肝肾气血不足之诸证减轻，再5剂去仙鹤草、蒲黄炭、益母草之止血活血以巩固之。之后用十全大补汤合补益肝肾之味以补益气血，滋养肝肾以固本，属塞流、澄源、复旧三法合用之例。异常出血性月经病，包括了多种月经病，此8案仅为其异常子宫出血性月经病之诊治特色部分。

（宋悦）

二、闭经案4则

1. 肝肾不足闭经案

王某，37岁，教师，2002年4月10日初诊。患者3年多来，经常闭经，须用西药人工周期才潮。诊时复闭经5个月。伴头晕耳鸣，口干心烦，潮热汗出，腰酸阴干。舌红苔薄，脉细。妇科检查：外阴已产型，阴道通畅，红干，宫颈略小，轻糜，子宫后位，略小，质中，无触痛，双附件为触及异常。查性激素：FSH：75.10IU/L，LH：19.6IU/L，E2：35.8pg/mL，P：1.19nmol/L，PRL：5.45ng/mL，T：0.73nmol/L。诊断为闭经（卵巢早衰）。证属肝肾亏虚，冲任失充。治宜滋补肝肾，充养冲任。方用左归丸和二至丸加减：熟地黄20g，山茱萸10g，山药12g，枸杞15g，菟丝子30g，杜仲15g，当归12g，白芍10g，怀牛膝10g，鹿角胶10g，龟板胶10g，女贞子15g，旱莲草15g。10剂，水煎服，一日一剂。

6月3日二诊：患者（照此方在当地间断配服月余来诊）头晕耳鸣，口干心烦消失，潮热汗出已止，阴道已有少许分泌物，略有腰酸。舌淡红苔薄，脉细，月经未潮。改用补肾调经汤加减：熟地黄 20g，山药 12g，山茱萸 10g，枸杞 15g，菟丝子 30g，紫河车 15g，杜仲 15g，当归 12g，白芍 10g，茯苓 10g，怀牛膝 12g，鸡血藤 30g，人参 10g，砂仁 10g。20 剂，水煎服，每日 1 剂。

8 月 10 日三诊上药服完后，患者照方继服 10 余剂，后因故中断诊治，8 月 8 日月经来潮，但量少，两天即净，略显倦怠腰酸。舌淡红苔薄，脉弦细。复查性激素 FSH：14.20IU/L，LH：8.82IU/L，E2：40.41pg/mL。已见效果，继续该法调治，守一诊方 25 剂，嘱其服完后再服二诊方 20-30 剂，停药月经来潮。

患者自主按上方断续服用数月而愈。

2. 气血虚弱闭经案

刘某，16 岁，2008 年 4 月 1 日初诊。患者月经初潮 14 岁，3/30 ～ 40 天，量多。近 1 年多来因"保持身材"而节食，于半年前月经开始推迟，量少，不愿就医，其父强行领来就诊。诊时已 4 月余未潮经，面黄无华，消瘦头昏倦怠，不思食，四肢不温。舌淡有齿痕，苔薄，脉细虚。B 超：子宫内径 40-30-25mm，子宫内膜厚度 5mm，双卵巢（ - ）。诊断为闭经。证属气血虚弱，冲任失养。治宜先鼓励其进食适量米粥 2 天，逐渐过渡到日常饮食，然后调理脾胃。方用异功散加味：党参 10g，炒白术 10g，茯苓 10g，炙甘草 5g，炒山药 12g，炒谷芽 15g，陈皮 10g。5 剂，于恢复饮食 5 天后开始服用，水煎服，每日 1 剂。

5 月 20 日二诊：已恢复正常饮食，面色精神转佳。舌淡红苔薄，脉弦软。改用调经十全汤加减：黄芪 30g，党参 12g，白术 10g，茯苓 10g，熟地黄 12g，当归 10g，白芍 10g，川芎 10g，肉桂 3g，炙甘草 6g，香附 10g，鸡血藤 30g，益母草 15g，菟丝子 30g。6 剂。

6月5日三诊：月经于6月2日来潮，量少色红，余无所苦。舌脉如上。守上方去香附、益母草、鸡血藤，加陈皮10g，炒谷芽15g，6剂，于经净后服用。服完后停药观察，坚持正常进食合并加强营养，此后如期经潮。

3.PCOS阳虚痰阻案

邱某，20岁，学生，2008年8月22日初诊。患者16岁月经初潮后即间断闭经，至今4年余。曾检查诊断为多囊卵巢综合征。服中西药2年未愈。形体肥胖，多毛，多痤疮，胸闷，偶有恶心，倦怠，畏寒，白带多而黏稠。舌淡红，苔白，脉滑。已服达英-35近1年。停服则不潮经。LMP：8月20日。查性激素6项：FSH：4.84IU/L，LH：8.6IU/L，E2：46.26ng/mL，P：1.5nmol/L，PRL：24.6ng/mL，T：2.1nmol/L。查空腹血清胰岛素：26mL/L。诊断为PCOS，并伴高泌乳素血症。证属脾肾阳虚，痰脂内阻。治宜化痰祛脂，温阳调经。方用温肾化痰汤加减：陈皮10g，法半夏10g，茯苓12g，甘草6g，香附12g，制南星10g，白芥子6g，生山楂20g，生麦芽40g，巴戟天12g，菟丝子30g，当归12g，川芎10g，仙茅10g，仙灵脾10g。10剂，水煎服，1日1剂。并嘱运动减肥，忌食肥甘。暂停达英-35。继续服二甲双胍。

10月8日二诊：上方服完后患者又自配25剂服完后。胸闷恶心、畏冷已不明显，精神好转。舌脉如前。改用益五合方加减以温肾益精，调理冲任：益母草15g，熟地黄12g，当归12g，川芎10g，白芍10g，丹参15g，茺蔚子10g，白术10g，香附12g，枸杞子15g，菟丝子30g，车前子10g，仙灵脾12g，桃仁10g，川牛膝12g。10剂。

10月22日三诊：10月20日月经来潮，经量较少，舌红苔白，脉弦软滑。复查性激素：FSH：5.8IU/L，LH：7.4IU/L，E2：80.2ng/mL，P：1.2nmol/L，PRL：13.2ng/mL，T：0.76nmol/L。复查空腹胰

岛素：14.8mL/L。守一诊方10剂。服后继服二诊方。如此调治3月，月经每月推迟5～7天来潮，体重减轻5千克，痤疮明显减少。

4. 毒伤胞脉闭经案

朱某，32岁，1991年7月10日初诊。以往月经正常，现经闭10个月，周身烧热，日晒时身如针刺，烦躁胸闷，倦怠无力，食欲不振，大便干，小腹胀满疼痛，小便短黄。舌暗红，苔黄腻，脉弦数。患者有长期食用黑棉籽油史。妇科检查：外阴产型，阴道通畅，充血，内有黄色分泌物，宫颈轻度糜烂，子宫后位，正常大小，不活动，轻压痛，双附件（-）。诊断为闭经（绵酚中毒）。证属毒邪湿热，损伤胞脉。治宜清热解毒利湿，活血通经。方用解毒调经汤加味：黄连10g，金银花30g，生甘草6g，柏子仁15g，泽兰10g，卷柏10g，滑石30g，通草10g，当归12g，川芎10g，川牛膝12g，丹参15g，赤芍15g，香附12g，益母草15g，大黄10g。7剂，水煎服，每日1剂。同时多饮绿豆汤。

7月18日二诊：大便日2次，小便利，胸闷烦躁稍减，余如上。守上方去大黄，加生地黄10g。7剂。

7月26日三诊：昨日月经来潮，量少，色黯有快，小腹胀痛，烧热烦躁减轻，日晒时仍身如针刺，余如上述。舌暗红，苔黄，脉弦数。守上方，7剂。服后经来畅利，量多，日晒烧热如针刺诸证逐渐消失。8月份如期经潮，5天净。

按："经本于肾"，女子肾气充盛而天癸至，任通冲盛则月经以时下。反之则充任不盛，可能导致经闭不行。"乙癸同源"，肾虚多及于肝。案1即属肝肾不足，卵巢早衰之闭经，属阴虚。如《医学正传》所云："月经全借肾水施化，肾水既乏，则经血日以干涸。"故用左归丸合二至丸以滋补肝肾，充养冲任。后加入砂仁以防滋腻滞胃，服用月余即见疗效，阴虚渐复。即改用补肾调经汤，在补益肾气精血的基础上加入养血活血之味以引经潮。服30剂月经来潮，其后照原方案施治而愈。此案虽然断续诊治历时半年，然终见春江水盈。案2乃过度节食所致脾胃生化乏源而气血虚弱之闭经，此类闭经并非罕见。患者长期节食，损伤胃气不能受纳水谷，渐及脾气而化源不足。即《兰室秘藏·妇人门》所云："妇人脾胃久虚，或形羸，气血俱衰，而致经水断绝不行。"其治首先是让其恢复饮食，然不能骤然足量进食，应先予米粥以培养胃气，然后逐渐过渡到日常量时辅以异功散加味，调理脾胃功能。二诊时已恢复正常饮食，脾胃功能渐复，即改用经验方调经十全汤以补气血，调冲任，6剂，两周后经潮，再以原方出入6剂以巩固之，此后月经复常。以上3案均为虚证，尤其是案1、案2，治疗时间较长，因其虚非短期补之可盈，正如张景岳所言："但使雪消则春水自来，血盈则经脉自至。"

　　闭经有"血枯""血隔"之分，前者属虚，以上2案是也。后者属实，如案3闭经，形体肥胖，胸闷恶心，带下黏稠，脉滑乃痰阻之征；倦怠畏冷，舌淡苔白乃阳虚之象。如《女科切要》云："肥白好人，经闭而不通者，必是痰湿与脂膜壅塞之故也。"空腹胰岛素、PRL高，与阳虚痰阻有关，用温肾化痰汤加山楂、麦芽属对证之治。服药35剂后阳虚痰阻之象减轻，即改用调经毓麟汤加味以补肾气，调理气血而引经，果效。如此3月，月经基本正常。二甲双胍在本案中，起到一定的辅助作用。案4为棉酚中毒之闭经，其长期食服黑棉籽油，以致棉酚之毒损伤胞脉而然，《素问·评热病论》云："月事不来，胞脉闭也。胞脉者，属心而络于胞中。今气上迫肺，心气不能下通，故月事不来。"临床表现一派湿热毒邪之象，以闭经、烧热、日晒身如针刺为本病之主证。解毒调经汤是余针对该病证所拟之专方。清热解毒，利湿调经，用之于本案较快获毒去经复之佳效。该病证 20 年前较多见，近些年可能棉农食油习惯有改变，烧热闭经较前为少。

（宋悦）

三、痛经案 3 则

1. 肝郁热结痛经案

朱某，30 岁，2011 年 8 月 10 日初诊。近 2 年来，每于经前 2 天及经期第 1～2 天小腹疼痛，月经 5/25 天，经量时多时少，有小血块。LMP：7 月 14 日。诊时乳房胀痛，心烦口苦而干。舌黯红，苔薄黄，脉弦数。数天前 B 超未见明显异常，妇科检查右侧附件区稍增厚，轻压痛，子宫大小正常，前位，压痛（-）。诊断为痛经。证属肝郁热结，气血不调。治宜疏肝清热，理气活血。方用宣郁通经汤加味：柴胡 10g，当归 12g，白芍 15g，黄芩 12g，丹皮 10g，香附 12g，郁金 10g，白芥子 6g，益母草 15g，川楝子 12g，玄胡 15g，甘草 6g。7 剂，水煎服，每日 1 剂。

8 月 19 日二诊：月经如期于 8 月 12 日来潮，量中等，较畅，仅经期第 1 天轻微疼痛数小时，心烦口苦已不明显，口干亦减轻。舌苔如前，脉弦。改丹栀逍遥散加味以疏肝清热：柴胡 10g，当归 12g，白芍 12g，白术 10g，茯苓 10g，甘草 6g，丹皮 10g，栀子 10g，郁金 10g，素馨花 6g。7 剂。

如此治疗两周期痛经未作，月经复常，诸症消失。

2. 寒凝胞中痛经案

赖某，32 岁，已婚，2008 年 11 月 1 日初诊。患者近 3 月来出现经期腹痛，月经 5/40 天，量少，月经今天来潮，量少有血块，腹痛甚，按之痛不减，热敷减轻，坐立不安，畏冷，四肢厥逆，大便溏泻。舌黯淡，苔白，脉沉弦。诊断为继发性痛经。证属寒凝血瘀，胞脉不畅。治宜温经散寒，化瘀止痛。方用少腹逐瘀汤加味：小茴香 6g，干姜 6g，延胡索 12g，乳香 10g，没药 10g，当归 12g，川芎 10g，赤芍 15g，肉桂 6g，蒲黄 10g，五灵脂 12g，香附 10g。5 剂，水煎服，每日 1 剂。

11 月 10 日二诊：服上药后腹痛大减，诸证好转，舌脉如上。妇科检查未见异常。B 超：右附件见一约 20×15mm 囊性包块，提示"卵巢巧克力囊肿？"经期已过，改处上方去乳香、没药、延胡索，加三棱 12g，莪术 12g，土鳖虫 10g，黄芪 30g。15 剂，配以外敷药包敷右下腹以温经散寒，化瘀消癥，辅以益气扶正为治。

12 月 4 日三诊：今日经潮，量增，腹痛较轻，畏寒肢冷好转，大便已调。舌黯红，苔白，脉弦。再守一诊方 5 剂。经后服二诊方 15～20 剂。服药共 3 月，痛经未作，月经调畅，诸证消失。B 超复查，未见囊肿。

3. 阳虚胞寒痛经案

柳某，16 岁，2007 年 2 月 2 日初诊。患者 15 岁月经初潮，半年后逐渐出现经期腹痛，近两月加重，月经 5/30～35，有小血块，量偏少。诊时为经期第 1 天，腹痛较甚，喜按，热敷则痛缓，伴恶心呕吐，肢冷汗出。舌淡红，苔白，脉弦软。诊断为痛经。证属阳虚胞寒，血滞胞中。治宜温阳养血，活血止痛。方用温经汤加减：当归 12g，白芍 15g，川芎 10g，桂枝 10g，吴茱萸 10g，法半夏 10g，麦冬 10g，五灵脂 12g，蒲黄 10g，生姜 10g，大枣 10g。5 剂，水煎服，每日 1 剂。配以热敷腹部。

2 月 25 日二诊：上药服 3 剂腹痛止。现处非经期，唯怕冷肢凉，余无明显不适。舌脉如前。原方去失笑散，加党参 12g、阿胶 10g、附子 10g，以加强温阳益气养血之功。5 剂。

上法调治两周期后痛经已不明显，诸证悉除。

按：痛经一病有实有虚，实者为"不通则痛"，通之可止；虚者为"不荣而痛"，养之能愈。然而全虚者少，全实者较多。案 1 属肝郁血结之痛经。正如《傅青主女科》所云："夫肝属木，其中有火，疏则通畅，郁则不畅，经欲行而肝不应，则抑拂其气而痛生。"以乳房及小腹胀痛，心烦口干，脉弦数为辨证要点。经期用加减宣郁通经汤 7 剂，二诊时痛经明显减轻，余证基本消除。即改用丹栀逍遥散加味以疏肝清热，调和肝脾。再次经潮时痛经未作而愈。案 2 月经后期，经来量少有血块，腹痛甚，按之不减，热敷则痛减轻，肢厥，舌黯淡等为一派寒凝血瘀之证。一诊时值经期，用少腹逐瘀汤在温经散寒，化瘀止痛的基础上，加乳香、香附以加强其理气止痛之力，果获显效。二诊时经已净，B 超提示"卵巢巧克力囊肿？"与临床证候基本相符，即以一诊方去乳香、没药、玄胡之止痛药，加三棱、莪术、土鳖虫等并配合外敷以温经散寒，化瘀消癥。加黄芪防其损伤正气。如上治疗 3 月，病除经调，癥瘕消散，以上二证均属全实之证。

案 3 为青春少女，虽然月经稍后而量少，痛经较剧，然其病喜按喜温，舌淡苔白，脉软等为阳虚胞寒证之辨证要点。用温经汤加减加热敷以温阳养血，此证型虽为阳虚胞寒，但临床多见夹瘀滞，乃阳虚内寒，血行迟滞而然，故同时加失笑散以加强化瘀止痛之功，去丹皮以其无热，去党参、阿胶防其滞血。服 3 剂即痛止。二诊时为非经期，故去失笑散之止痛，加入党参、阿胶、附子以加强温阳益气，养血之功，冀之大地阳回，春江水暖而流畅。果然调治两周期而愈。

（宋悦）

妊娠、产后病

一、胎漏、胎动不安案 3 则

1. 血热胎动不安案

邢某，27 岁，2012 年 5 月 10 日初诊。患者妊娠 6 周余，阴道出血 3 天，用西药 2 天未效。仍有较多出血（少于经量），色红，腰酸痛，心烦口干，恶心不明显。舌红，苔黄，脉滑数。2 天前查 β-HCG：9800IU/L，黄体酮：29nmol/L，B 超提示宫内活胎，6 周余。诊断为胎动不安。证属血热下扰，胎动不安。治宜清热凉血，止血安胎。用经验方清热养阴止血煎加味：生地黄炭 10g，熟地黄 10g，白芍 12g，黄芩 10g，黄柏 10g，甘草 6g，苎麻根 15g，岗稔根 20g，阿胶 12g，续断 15g，桑寄生 15g。6 剂，水煎服，1 日 1 剂。

5 月 17 日二诊：血止两天，腰酸痛止，烦躁不明显。舌苔如上，脉滑。复查血 β-HCG：15400IU/L，黄体酮：48nmol/L。上方去岗稔根、生地炭、黄柏，加生地黄 10g，菟丝子 20g，6 剂。

5 月 23 日三诊：未再出血，余证均不明显，出现恶心欲呕，倦怠不思食。舌脉如上，停药观察，妊娠无恙。

2. 肝郁化火胎漏案

白某，31 岁，2011 年 3 月 10 日初诊。患者孕 52 天，阴道出血 4 天，量较多，但少于月经量，右胁隐痛，心烦不安，口渴口苦，时呕酸苦。舌红苔薄黄，脉弦滑数。3 天前查 β-HCG、黄体酮偏低，

B 超示宫内妊娠 7 周大小, 可见心管搏动。有慢性胆囊炎史。诊断为胎漏 (先兆流产)。证属肝郁化热, 下扰血海, 迫血妄行。治宜疏肝清热, 固冲止血为法。用经验方安胎逍遥饮加减: 柴胡 10g, 当归炭 10g, 白芍 20g, 甘草 6g, 炒栀子 10g, 丹皮 10g, 黄连 6g, 吴茱萸 5g, 生地黄 12g, 苎麻根 15g, 香附 10g, 岗稔根 20g。6 剂, 水煎服, 1 日 1 剂。嘱忌辛辣温热饮食, 并应消除紧张情绪。

3 月 16 日二诊: 阴道血止 2 天, 心烦消除, 时有恶心, 但未呕吐酸苦, 舌红苔薄黄, 脉弦滑。药已见效, 守方去当归炭、岗稔根, 加当归 10g、半夏 10g、鲜竹茹 10g, 以降逆止呕恶。6 剂。

服药完后未再出血, 诸症消失。

3. 肝肾不足、瘀血阻络, 胎动不安案

熊某, 26 岁, 2004 年 6 月 5 日初诊。患者妊娠 7 周余, 阴道出血 2 天而住院。曾有 1 次胎死腹中史, 孕前查 ACA (+), 入院后用西药保胎, 复查 ACA 仍 (+), B 超孕 7 周余, 宫内活胎, 孕囊下方可见一 15mm × 20mm 暗区。诊时阴道少量出血 5 天, 略感腹痛腰酸, 口渴便干, 舌红苔黄, 脉细滑数。诊断为胎动不安 (免疫性先兆流产), 证属肝肾不足, 胞络瘀阻, 胎元失养。治宜滋养肝肾, 活血安胎。方用安胎固冲汤加味: 熟地黄 10g, 生地炭 10g, 白芍 12g, 当归炭 10g, 川芎 6g, 艾叶炭 10g, 阿胶 12g (烊化兑服), 黄芩 12g, 桑寄生 15g, 续断 15g, 菟丝子 25g, 山茱萸 12g, 苎麻根 15g, 甘草 6g。5 剂, 水煎服, 1 日 1 剂。

6 月 11 日二诊: 阴道血止 2 天, 腹痛腰酸等症减轻, 舌脉如上。改用经验方消抗固胎汤加减以消抗体而固胎元: 熟地黄 12g, 生地黄 12g, 山茱萸 12g, 山药 12g, 黄芪 30g, 菟丝子 30g, 续断 15g, 桑寄生 15g, 阿胶 12g, 黄芩 12g, 丹皮 10g, 甘草 6g, 当归 10g, 丹

参 15g。6 剂。

二诊方共服药 12 剂，由于患者呕恶，实难服药而停，腹痛腰酸等症已不明显，B 超复查约孕 10 周，见胎心搏动，暗区消失，出院。此后妊娠无恙，足月产一健康男婴。

按：任主胞胎属于肾，冲为血海隶于肝。阴虚内热之人，孕后易热则扰胎元而胎漏、胎动不安。如《景岳全书·妇人规》所云："凡胎热者，血易动，血动者，胎不安。"案 1 即是，临床表现出一派阴虚内热之证。用清热养阴止血煎清热凉血、止血安胎。服 4 剂即血止，诸症减轻，二诊去止血药和黄柏，加生地黄、菟丝子以进一步凉血安胎。素有肝胆宿疾或肝郁之人，最易化火而致胎漏、胎动不安。案 2 较为典型，系肝郁化火、下扰血海之胎漏。正如《医宗己任编·胎前》所言："胎前下血，名曰漏胎……其恼怒伤肝，肝木贼土，血不能藏而成漏。"辨证要点是阴道下血，胁痛心烦，口苦泛酸，舌红苔黄，脉弦滑数。经验方安胎逍遥饮疏肝清热，固冲止血，4 剂即热清血止胎安。二诊时有恶心，乃胎气渐旺之象，即以原方去止血药，加养血和胃降逆之味而安。ACA 抗体主要导致胎盘梗塞，血流减少，胎盘供血供氧不足引起胚胎死亡而流产，属中医瘀阻胞络。案 3 半年前有过胎死腹中，可能与 ACA 有关，后来查出 ACA（＋）未及治疗复妊娠，又出现流产先兆，其表现结合 ACA（＋），孕囊下方积血，应属 ACA 阳性免疫性先兆流产，诊断为瘀血阻络，胎动不安。其治以安胎固冲为先，故用安胎固冲汤，3 剂血止，诸症减，二诊改为消抗固胎汤补肝肾兼活血、以消 ACA 抗体而固胎元，故而成功妊娠。

（宋悦）

二、滑胎案 2 则

1. 肾虚滑胎案

居某，28 岁，2008 年 4 月 20 日初诊。患者 2 年来自然流产 2 次，第 2 次流产曾作过相关检查，性激素检测黄体酮较低，余项（-），免疫方面：AsAb（+）已治疗转阴，EMAb（-），ACA（-），封闭抗体（-）未治。妇科检查及 B 超均未发现明显异常。平时月经 5/25 天，量少。现腰酸痛，倦怠，口干，便秘，舌红苔薄，脉细。诊断为滑胎，证属肝肾亏虚。现为孕前，治宜补肝肾，益精血。方用补肾调经方加减：熟地黄 20g，山药 10g，山茱萸 10g，枸杞子 15g，菟丝子 25g，杜仲 15g，续断 15g，当归 12g，白芍 10g，茯苓 10g，何首乌 15g，党参 15g。10 剂，水煎服，1 日 1 剂。

6 月 30 日二诊：上药又自配 10 剂服完后停药。现阴道少量出血 1 天，腰酸膝软，头昏倦怠，口干。舌红苔薄黄，脉细滑。查 β-HCG：5200IU/L，P28：mmol/L。B 超宫内妊娠 5+ 周。证属肝肾不足，胎元失养。治宜补益肝肾，固冲任以保胎元。方用安胎固冲汤为治：熟地黄 10g，生地炭 10g，白芍 15g，阿胶 12g（烊化兑服），艾叶炭 10g，桑寄生 15g，续断 15g，菟丝子 30g，苎麻根 15g，旱莲草 15g，山茱萸 12g，黄芩 12g，甘草 6g。12 剂，水煎服，1 日 1 剂。

7 月 13 日三诊：阴道无出血，略有腹酸膝软，倦怠纳少，舌脉如上。B 超：宫内妊娠 7+ 周，可见心管搏动。血 β-HCG：14000IU/L，黄体酮：55.4mmol/L。冲任已固，胎元初安，改用寿胎丸加味以巩固胎元，以防再次滑胎。菟丝子 30g，桑寄生 15g，续断 15g，阿胶 12g，熟地黄 15g，枸杞 15g，白芍 10g，党参 15g，甘草 6g。6 剂。

三诊方共服 12 剂，因恶心呕吐而停药。以后产科检查无异常。

2.肝脾肾虚并中气下陷滑胎案

患者付某，40岁，初诊时间：2008年5月14日。既往曾有多囊卵巢综合征，第2次流产后检查出ACA（+），AsAb：230IU/mL，封闭抗体（-），经治后ACA（-），AsAb50U/mL，半年后西医行免疫治疗4次后封闭抗体（+），不久第三次妊娠，因宫颈内口松弛于孕14周行宫颈环扎术，孕20周时破膜流产。现为第4次妊娠40天，住院进行西医保胎。

诊时已孕40天，略显倦怠，面色㿠白，腰酸，纳少便溏，舌淡，苔白，脉滑无力。诊断为滑胎，证属脾肾肝虚，治宜补脾肾肝，固本培育为治，方用固本培育汤加减。处方：高丽参10g，白术20g，炒山药30g，熟地黄25g，山茱萸15g，枸杞15g，菟丝子30g，杜仲15g，桑寄生15g，白芍12g，砂仁10g，仙灵脾10g。6剂，水浓煎，1日1剂。

2008年5月20日二诊：当日B超：宫内孕6+周，可见心管搏动。服药后腰酸好转，精神略好。舌脉如上。守上方，6剂。

连续监测血β-HCG和黄体酮由偏低逐渐升至正常水平。此后病情稳定，逐渐出现恶心，此为胎气渐盛之象，以上方出入为治。于孕14周时行宫颈环扎术，术后小腹发硬、下坠，腰酸，气短倦怠。舌淡苔白，脉软滑。即用补中益气汤加减，以益气升阳，举陷固胎：黄芪30g，高丽参10g，白术15g，当归10g，升麻10g，柴胡10g，炙甘草6g，枳壳12g，熟地黄15g，白芍15g，杜仲15g。6剂，水煎服，1日1剂。

此后连续用20剂，已无腹硬下坠。即减高丽参为5g，每周3剂，偶有腹坠时即黄芪加至40g，高丽参用10g，服3～4剂后即安，足月产一男婴，重4kg。

按:《女科经纶·引女科集略》说:"女子肾脉系于胎,是母之真气,子之所赖也。若肾气亏损,便不能固摄胎元。"肾虚封藏失职,胎失于系,或者多次流产加重肾虚,从而屡孕屡堕。案1有2次自然流产史,就诊前尚未妊娠,现肝肾亏虚症状,故从补肾养肝入手,服药20付,不料妊娠,孕后黄体酮值仅28mmol/L,且BA为(-),出现阴道流血现象,改用安胎固冲汤补肝肾,固胎元,所幸安胎及时,血β-HCG、黄体酮上升,之后改用寿胎丸加味以巩固胎元。本案之治充分体现了肝肾不足滑胎不同阶段的证治经验。案2为典型的滑胎病案,自然流产3次,多年的PCOS,胰岛素抵抗,又出现免疫功能异常,属肝脾肾虚之体。《景岳全书·妇人规》:"凡妊娠之数见堕胎者,必以气脉亏而然,而亏损之由,有禀赋之素弱者……有色欲不慎而盗损其生气者。"经中药治疗后,不久第3次妊娠并行宫颈环扎术,仍破膜胎堕。数月后第4次妊娠。诊时已孕40天,表现出一派脾肾肝虚。治以补脾肾肝,固本培育为治,用经验方固本培育汤加减,重用健脾益气之药,以高丽参易党参,使补气之力更强。如此胎儿渐长,胎气渐旺,β-HCG和黄体酮渐升。因患者宫颈机能不全,孕14周行宫颈环扎术。术后肝肾亏虚之象、气虚下陷症状突出,改用补中益气汤出入治疗以益气升阳,举陷固胎,调治1月而妊娠成功。此例患者年龄较大,病情复杂,既有PCOS,内分泌不足,又有多项免疫功能失调,更有宫颈机能不全。其分为孕前调治,去除可能导致滑胎的多种因素;孕后初期重在补肝脾肾以保胎;中期配合宫颈环扎术,术后出现中气下陷之象,即以益气升阳举陷固胎为治。其诊治阶段层次分明,终获麟儿。

(宋悦)

三、异位妊娠案 3 则

1. 异位妊娠未破损期案

岳某，26 岁，2003 年 6 月 10 日初诊。患者停经 42 天，阴道少量出血 4 天，伴右下腹隐痛，查血 β-HCG：1840IU/L，B 超宫内未见孕囊回声，右附件可见一约 23mm×22mm 混合光团回声，提示右输卵管妊娠可能性大。精神尚可，纳食欠佳，二便尚调。舌黯红，苔薄，脉弦滑。诊断为异位妊娠（未破损期），证属胎孕胞外，瘀结少腹。治宜活血化瘀，杀胚消癥。方用异位妊娠甲方加减：丹参 20g，赤芍 15g，桃仁 10g，三棱 10g，莪术 10g，当归 10g，蒲黄炭 10g，五灵脂 10g，天花粉 30g，蜈蚣 2 条。5 剂，水煎服，1 日 1 剂。

6 月 16 日二诊：阴道仍有少量出血，右下腹隐痛，余无明显不适。血 β-HCG：1235IU/L，病情尚属稳定，守原方 5 剂。

6 月 30 日三诊：上方又加服 5 剂，血 β-HCG：92IU/L，仍有少量阴道出血，倦怠气短。舌红苔黄，脉弦软，B 超复查右侧附件见一 15mm×10mm 混合回声，此属邪去将尽，气血受损，冲任难固之证。改用固冲汤加味以益气血，固冲任，去余邪：熟地黄 12g，生地炭 10g，赤白芍 12g，当归 10g，川芎 6g，艾叶炭 10g，阿胶 12g，甘草 6g，党参 15g，黄芪 30g，田三七粉 6g（吞服），蒲黄炭 10g，天花粉 20g。6 剂。

7 月 7 日四诊：阴道血止，精神纳食均好转，血 β-HCG：35IU/L。舌脉如上。改用陈旧性宫外孕方加减以迅速消癥散结：熟地黄 10g，当归 10g，白芍 12g，川芎 10g，黄芪 30g，党参 15g，白术 10g，桃仁 10g，红花 10g，三棱 12g，莪术 12g，丹参 15g，土鳖虫 10g，鳖甲 15g。10 剂，水煎服，1 日 1 剂。并配以消癥外敷方药包外敷右下腹，1 日 1 次，连续 10 天。

上药用完后复查 B 超右附件包块消失。

2. 异位妊娠已破损期不稳定型案

杨某，28 岁，2008 年 5 月 15 日初诊。患者停经 45 天，阴道少量出血 1 周，伴有右下腹疼痛，倦怠纳差。舌黯红苔薄黄，脉弦。昨日阴道排出三角形脱膜管型一块，查血 β-HCG：510IU/L，B 超宫内未见胚胎回声，右附件可见一 23mm×22mm 无回声。诊断为异位妊娠已破损期之不稳定型。证属胎孕胞外，血瘀少腹。治宜活血祛瘀，杀胚消癥，方用异位妊娠乙方加减：当归 10g，川芎 10g，赤芍 15g，桃仁 10g，莪术 12g，三棱 12g，卷柏 10g，泽兰 10g，蒲黄炭 10g，黄芩 10g，天花粉 30g，田三七粉 6g(吞服)。12 剂，水煎服，1 日 1 剂。

5 月 20 日二诊：阴道已无出血，腹痛明显减轻，纳增，倦怠。血 β-HCG：105IU/L。守上方 7 剂。

5 月 29 日三诊：腹痛已不明显，血 β-HCG：31IU/L，B 超右附件见 10mm×8mm 无回声。上方去蒲黄炭、田三七、天花粉、黄芩，加黄芪 30g、党参 12g，以扶正。7 剂。消癥外敷方药包 2 个外敷患处。

10 天后复查血 β-HCG：4.4IU/L，B 超右附件包块已消失。

3. 陈旧性宫外孕案

郑某，26 岁，2006 年 5 月 20 日初诊。患者异位妊娠经西药保守治疗后，血 β-HCG 降至正常，但右附件包块至今已 2 月未见消散，精神纳食欠佳，舌黯苔黄，脉弦。B 超右附件见一 28mm×24mm 混合性声像，边界较清楚。诊断：陈旧性宫外孕。证属胎瘀成癥，治宜活血化瘀，消癥散结。方用陈旧性宫外孕方加减：熟地黄 10g，当归 10g，白芍 10g，川芎 10g，桃仁 10g，红花 10g，三棱 12g，莪术 12g，丹参 15g，鳖甲 15g，土鳖虫 10g。10 剂，水煎服，1 日 1 剂。消癥外敷方药包 2 个外敷患处。

6 月 1 日二诊：纳食尚可，但感倦怠，舌脉如上。守上方加黄芪 30g，党参 12g。10 剂。消癥外敷方药包 2 个外敷患处。

上药共服 26 剂，外用药包 5 个，B 超复查包块消失。

按：中医学古籍中无异位妊娠病名的记载，但在其不同阶段所表现的临床特点，分别散见于"胎漏""胞阻"及"癥瘕"等病中。本病系胎孕胞外，瘀结少腹。其以杀胚活血，化瘀消癥为基本法则，然而须结合血 β-HCG、B 超等检查，辨病与辨证相结合，根据轻重缓急之不同证型以施治。案 1 β-HCG：1840IU/L，包块 23mm×22mm 大小，若不及时治疗，有破裂可能。因此用异位妊娠甲方杀胚化瘀为急务。15 剂后 β-HCG 降至 92IU/L，包块缩小为 15mm×10mm，但阴道少量出血未止。此属邪去正伤，冲任难固，改用固冲汤固冲止血，继续降 HCG，6 剂血止，β-HCG 降至 35IU/L，此为气血渐复，冲任得固，即改用陈旧性宫外孕方配合外敷药包以加速消癥散结，10 剂后包块消失。案 2 为已破损期不稳定型，β-HCG：510IU/L，属本病较轻者，用异位妊娠乙方，化瘀杀胚。1、2、3 诊 β-HCG 逐步下降 510→105→31IU/L。包块缩小至 10mm×8mm，即以原方加减配合外敷药包，7 剂后 HCG 降至正常，包块消失。案 3 属陈旧性宫外孕，西药 MTX 保守治疗后 β-HCG 降至正常，但包块 2 月未见消散，用陈旧性宫外孕方加减配合外敷方药包外敷，二诊时加黄芪、党参以扶正。共服药 26 剂，药包 5 个包块才完全消散。此 3 案体现了余治本病之经验和证治规律。

（鲁敏）

四、人工流产不全案 3 则

1. 胎瘀留胞案

患者庞某，38 岁，2011 年 12 月 2 日就诊。11 月 15 日孕 3+ 月引产加清宫，术后阴道出血未尽，11 月 29 日 B 超示宫内混合光团 25mm×16mm，诊时少许阴道流血，无腹痛，纳食正常，大小便正常。舌暗苔薄白，脉弦滑。诊断胎物残留。予活血逐瘀，化胚净胞为法，用经验方净胞饮加减：益母草 40g，当归 30g，生山楂 30g，川芎 10g，桃仁 10g，姜炭 5g，三棱 15g，莪术 15g，蒲黄炭 10g，牛膝 12g，香附 12g。10 剂，水煎服，1 日 1 剂。

12 月 14 日二诊：患者前药服完后阴道血止，B 超复查宫内已无异常光团。12 月 24 日潮经，量中等，5 天净，余无所苦。

2. 胎瘀留胞正虚案

患者王某，35 岁，2010 年 5 月 20 日初诊。两月前人工流产术后发现胚胎残留，又经清宫，仍有残留组织，于一周前住院行宫腔镜检查，术中见 35mm×30mm 残留植入胎盘样组织，经钳取仍有大部分残留。诊时阴道少许出血，腹痛不明显，气短倦怠，纳差，舌黯，苔薄黄，脉弦滑无力。诊断胎物残留。治以益气活血，祛瘀消癥为法，用经验方消癥净宫汤加减：熟地黄 10g，当归 12g，白芍 10g，川芎 10g，桃仁 10g，红花 10g，三棱 12g，莪术 12g，鳖甲 10g，土鳖虫 10g，山楂 30g，牛膝 12g，水蛭 10g，黄芪 30g，党参 15g。5 剂，水煎服，1 日 1 剂。

共三诊，原方稍作出入共服 18 剂，B 超复查，子宫正常大小，宫腔内无异常回声。拟人参养营汤 10 剂调补气血，一月后经潮，量较少，5 天净，续方 10 剂，告愈。

3. 胎瘀留胞化热案

患者喻某，36 岁，2009 年 8 月 10 日初诊。患者有 2 次人流史，7 月 20 第三次人工流产，因流产不全而清宫，术后至今 10 天阴道出血时多时少，小腹疼痛，大便干结，口渴心烦，舌红苔黄，脉弦数。今日 B 超见宫内 18mm×15mm 混合光团。诊断人工流产不全伴感染。证属胎瘀留胞，感受邪热。治宜祛瘀消癥，清热解毒。方用净胞饮加减：益母草 40g，当归 30g，山楂 30g，川芎 10g，桃仁 10g，三棱 12g，莪术 12g，蒲黄炭 10g，牛膝 12g，大黄 6g，蛇舌草 20g，丹参 15g，公英 20g。6 剂，水煎服，1 日 1 剂。

8 月 17 日二诊：阴道血止 1 天，腹痛减，大便日 1～2 次，略感倦怠，纳差，口干，舌红苔黄，脉弦软。B 超复查：宫内未见异常光团。改用加减归芍汤以扶正祛邪：当归 12g，赤白芍 15g，川芎 10g，丹参 20g，白术 10g，茯苓 10g，甘草 5g，蛇舌草 15g，蒲公英 20g，红藤 15g，桃仁 12g。15 剂。腹痛等诸症已不明显。妇检子宫正常大，触痛（-）。告愈。

按：人工流产仅作为避孕失败的补救措施。人工流产不全致阴道出血，常见胎物残留，瘀阻胞中，血不循经而出血时间长或伴腹痛。此类病症，病因病机并不复杂。其治当以速下残留胎物为急务，使胞宫清净为原则。案 1 引产加清宫已半月余，出血未尽，舌暗，脉弦滑，因残留组织不太多，故用净胞饮加减获愈。本方为治疗各种流产后胎物组织残留之常用专方，适应证辨证要点：各种流产、产后胎物残留在 15mm×25mm 以下，阴道出血。舌黯，脉弦滑。案 2 患者 2 次刮宫，诊前宫腔镜检查示有胎盘植入，钳取不净，难免胞宫受损。且病程较长，气血耗伤，正虚邪实，但以邪实为主，故用重剂消癥净宫汤，另加山楂、牛膝、水蛭加强祛瘀消癥之力。加用黄芪、党参配合四物汤益气养血扶正，有利活血祛瘀。18剂后胎瘀尽化，继用人参养营汤调理善后。案3属人工流产加清宫而伴感染，表现一派瘀热之象。其治仍以驱除胎瘀为主同时加用清热解毒之药。仅6剂即效。二诊时胎下血止，余症亦减，但见倦怠，纳差，系正气受损，余邪未清之证，即改用加减归芍汤扶正祛邪。15剂即愈。案1至案3，病情由轻渐重，辨证施治，层次分明，体现出余对本病证之经验。

（鲁敏）

杂　病

一、盆腔炎病案 2 则

1.邪毒壅结案

患者刘某，47 岁，2008 年 5 月 10 日初诊。患下腹疼痛 7 天，开始伴有发热，用抗生素静脉点滴 7 天，发热退，但腹痛，诊时腹痛拒按，腰不能伸，口苦而渴，大便 3 日未行。舌黯红，苔灰黄腻，脉沉弦数。妇科检查：外阴已产型，阴道通畅，内有黄色分泌物，气臭，宫颈中糜，抬举痛，子宫后位，稍大，不活动，触痛明显，右附件增厚，触痛明显，左附件（ - ）。诊断为急性盆腔炎。辨证属湿热邪毒，瘀结下焦。用大黄牡丹汤加味：大黄 10g，玄明粉（冲服）10g，丹皮 10g，桃仁 10g，冬瓜仁 15g，金银花 25g，薏苡仁 15g，连翘 25g，败酱草 25g，紫花地丁 15g，玄胡 15g。3 剂，每日 1 剂，水煎服。

5 月 14 日二诊：大便已通，日 2 ～ 3 次，腹痛大减，腰已能伸直行走。口苦口渴好转。舌脉如上。守方去玄明粉，7 剂。服完后又加服 5 剂，腹痛已不明显，精神转佳。舌红，苔黄，脉弦。妇科检查：子宫触痛（ + ），右附件略增厚，触痛（ +/- ）。改当归芍药汤加味：当归 10g，川芎 10g，赤芍 15g，白术 12g，茯苓 10g，泽泻 10g，甘草 10g，桃仁 10g，丹参 15g。10 剂，水煎服，每日 1 剂。

数月后来诊其他疾病，告曰腹痛一直未作。

2. 气滞血瘀案

关某，32 岁。2009 年 3 月 3 日初诊。患者 3 年前患急性盆腔炎住院治疗，出院数月后复现两侧下腹疼痛，经期加重。当时检查为慢性附件炎，经西药抗炎，中成药及理疗治疗未愈。诊时两少腹疼痛，口苦，便干，经前乳胀，周期尚准，经量中等，经期 7 ～ 9 天。2 月 17 日。腹痛加重，舌黯红苔黄，脉弦。妇检：外阴已产型，阴道通畅，宫颈光滑，子宫后位，常大，不活动，压痛（-），双附件增厚，压痛（+）。诊断为慢性附件炎。证属肝郁气滞，瘀热内结。治宜疏肝清热，活血化瘀。方用血府逐瘀汤加减：柴胡 12g，当归 12g，赤芍 15g，川芎 10g，生地黄 10g，桃仁 10g，红花 10g，牛膝 12g，枳壳 12g，甘草 6g，金银花 25g，连翘 25g，土鳖虫 10g，三棱 12g，莪术 12g。16 剂，每日 1 剂，水煎服。

3 月 25 日二诊：3 月 15 日经潮，量中等，6 天净，腹痛不明显。舌红苔薄黄，脉弦。妇检：子宫、双附件（-）。上方去三棱、莪术，10 剂，告愈。

按：盆腔炎有急、慢性之分，急性者均为热证实证；慢性者有实有虚，或虚实相兼，并有热、寒、瘀、虚等。案 1 属急性盆腔炎，系湿热瘀结为患。初期亦有发热等急性症状，经西药抗感染治疗，热虽退但病未减。因湿热为患，留恋难解，又与血相结，腹痛拒按、便结、舌苔灰黄腻、脉沉弦数即是。湿热瘀血胶结更是难除，用大黄丹皮汤加味集清热除湿化瘀于一方，正是对证之剂。遣方用药中的，获效较快。二诊改当归芍药散加味，意在去邪扶正以巩固效果，防其复发。

盆腔炎有虚有实，无论虚实，都与瘀血相合为患。如案 2 系慢性附件炎症，病程长，中西药等多方治疗效果不佳。余从众多盆腔手术病例证实，凡与慢性炎症有关者，均有不同程度的粘连。粘连与瘀血大致同义。慢性附件炎日久不愈，与粘连密切相关。即应活血化瘀消癥以解除粘连。如《证治要诀》所言："经事来而腹痛，不来腹亦痛，皆血不调故也。"用血府逐瘀汤加三棱、莪术、土鳖虫等果获痊愈。

盆腔炎一病，无论急性、慢性，均应坚持诊治至愈，否则迁延日久，复生后患。

（鲁敏）

二、不孕症案 10 则

（一）内分泌失调性不孕案 7 则

1. 肾气不足不孕案

花某，30 岁，2007 年 4 月 5 日初诊。患者 2 年前自然流产一次后至今未孕，月经或先或后，经量少，曾检查内分泌激素 6 项，P 较低，余项尚属正常范围。免疫三抗（-）。3 月前子宫输卵管造影：子宫无异常，双输卵管通畅。诊时经潮第 3 天，头晕，口干，腰酸膝软，平时白带不多。舌淡红，苔薄，脉细。诊断为继发性不孕。证属肾气不足，冲任胞宫失养。治宜补肾益精，调养冲任胞宫。方用补肾调经汤加味：熟地黄 20g，山药 10g，山茱萸 10g，杜仲 15g，当归 12g，白芍 10g，茯苓 10g，枸杞子 15g，菟丝子 30g，覆盆子 10g，车前子 10g，五味子 10g，鹿角胶 10g。10 剂，水煎服，1 日 1 剂。嘱查 BBT。

4 月 15 日二诊：头晕，口干，腰酸减轻。白带增而透明，舌脉如上。B 超监测：子宫大小正常，子宫内膜厚 6mm，左卵巢可见一

10mm×8mm 卵泡回声。守前方加紫河车 12g，15 剂。

5月15日三诊：LMP：5月3日，量稍增，5天净。今日B超监测：子宫内膜厚 9mm，右卵巢见一 20mm×18mm 卵泡回声。守二诊 10 剂。嘱隔日同房一次。当月即孕，足月分娩。

2. 肝肾不足，气血失调不孕案

范某，30 岁，2008 年 10 月 10 日初诊。患者曾人工流产一次后至今 4 年未孕。多方面检查未发现明显异常，诊断为"不明原因不孕症"。月经推迟 3～5 天，量少。诊时值经期第 3 天。小腹及腰胀痛不适，舌淡红苔薄，脉弦软。查内分泌 6 项未见明显异常。证属肝肾不足，气血失调之不孕。治宜补肾养血，理气活血。方用调经毓麟汤加减：益母草 15g，丹参 15g，熟地黄 15g，当归 12g，白芍 10g，川芎 10g，香附 12g，柴胡 10g，白术 10g，紫河车 12g，仙灵脾 12g，枸杞子 15g，菟丝子 30g，覆盆子 1g，车前子 10g，五味子 10g。10 剂，水煎即日服，1 日 1 剂。

系外省患者，1 月后电话相告，药服完后因故未复诊。不料当月即受孕，现在当地检查胎孕正常。

3. 肝郁不孕案

胡某，38 岁，2003 年 2 月 3 日初诊。1 年前 10 岁儿子不幸车祸亡故，伤心过度，抑郁不疏，月经先后不定，急欲再孕，然未能妊娠。诊时频频叹息，胁胀腹痛，纳差，大便不调。LMP：2 月 1 日（延后7 天），量少，色黯有血块，经前乳胀。舌暗红苔薄白，脉弦软。查内分泌 6 项未见明显异常。诊断为继发性不孕。证属肝郁气结，冲任不调。治宜疏肝解郁，养血健脾，调理冲任。用调经 1 号方加味：柴胡 10g，当归 12g，白芍 10g，白术 12g，茯苓 10g，香附 12g，郁金 10g，素馨花 6g，玫瑰花 4g，甘草 6g，川芎 10g，益母草 15g。7

剂，水煎服，1 日 1 剂。辅以心理疏导。

2 月 12 日二诊：经过服药，心情稍舒，月经量增，5 天净，腹痛不明显，余如前。妇科检查未见明显异常。改用解郁种玉汤加减：柴胡 10g，当归 12g，白芍 12g，白术 10g，茯苓 10g，香附 12g，郁金 10g，素馨花 6g，熟地黄 12g，枸杞子 15g，菟丝子 20g，山茱萸 10g，甘草 6g。10 剂。

按上述方药分期治疗 2 月后成功妊娠。

4. 肝肾不足案

陈某，25 岁，2010 年 4 月 15 日初诊。患者 4～5 年来经常经闭，不服药不潮，婚后 3 年未孕。曾多次检查均诊断为多囊卵巢综合征。用达英 35、溴隐亭等可潮经，停药则复不潮经。诊时月经来潮第 2 天（用西药后）量少，形体黑瘦，多毛，口周有胡须，头昏耳鸣，口干咽燥，腰酸膝软，平时白带少。舌红苔薄，脉细。查性激素 6 项：FSH：4.8IU/L，LH：13.8IU/L，PRL：28ng/mL，E2、P、T 在正常范围。诊断为 PCOS（多囊卵巢综合征），合并高泌乳素血症，证属肝肾阴虚，冲任失养。治宜滋阴补肾，养血调经。方用补肾调经汤加减：熟地黄 20g，山药 10g，山茱萸 10g，枸杞子 10g，菟丝子 30g，杜仲 15g，何首乌 15g，龟板胶 10g，女贞子 15g，当归 12g，白芍 10g，茯苓 10g，生山楂 15g，生麦芽 50g。10 剂，经净后水煎服，1 日 1 剂。

7 月 10 日二诊：自主继服上方 30 余剂。7 月 9 日月经来潮，量少，色红，略有小腹胀痛不适，腰酸，口干，舌脉如上。复查性激素：FSH：5.8IU/L，LH：9.3IU/L，PRL：14.4ng/mL。改用益五调经汤加味以因势利导：益母草 15g，熟地黄 12g，当归 12g，白芍 10g，川芎 10g，丹参 15g，香附 12g，茺蔚子 10g，川牛膝 10g。3 剂。

7 月 15 日三诊：月经量稍增，5 天净，余如前。守一诊方，10 剂。

此后经期服二诊方加鸡血藤、桃仁等。非经期服一诊方加太子参两月。月经 32～37 天一潮，即孕，足月顺产一健康男婴。

5. 血瘀不孕案

李某，29 岁，1984 年诊。婚后 4 年未孕。月经尚可，轻度痛经。行子宫输卵管造影"双输卵管基本通畅"。B 超监测有排卵，BBT 双相。多所医院诊断为"不明原因不孕症"。中西医多方诊治未效。再婚至今两年仍未妊娠。男方检查无异常。曾用补肾、疏肝等治疗数月亦未效。细思之患者不孕达 4 年之久，久治不愈，又经离婚，必有肝郁气滞，日久则瘀。其痛经虽轻，亦属瘀阻冲任、胞宫，况且舌黯。此"久病多瘀"之谓。适逢其夫外出学习三个月，遂用血府逐瘀汤加味：柴胡 10g，当归 10g，赤芍 12g，川芎 10g，枳壳 10g，生地黄 10g，桃仁 10g，红花 10g，牛膝 10g，甘草 10g，黄芪 30g，菟丝子 30g，香附 12g，郁金 10g。连服 20 剂后经潮，改少腹逐瘀汤加香附，黄芪 5 剂。如此治疗两周期，第 3 个月丈夫回家，当月月经未潮来诊，查为妊娠，患者当即悲喜交集，4 年艰辛求子历程，涌上心头，大哭难止。后足月产一健康男孩。其后两年内人工流产 3 次。

6. 阴虚内热不孕案

张某，30 岁，2009 年 3 月 5 日初诊。继发不孕 2 年余。3 年前人工流产后避孕半年，停止避孕后一直未孕，半年前子宫输卵管造影：子宫未见异常，双侧输卵管通畅。月经 5/28 天，经量中等，无痛经，LMP：2 月 25 日至 3 月 2 日。查性激素 E_2、P 较低，免疫三抗：AsAb：340IU/mL，EmAb（-），ACA（-）。常有腰痛、口干、偶有头晕耳鸣，便秘，带下略少，精神、睡眠、胃纳均可。舌红，苔薄黄，脉细数。妇科检查未见明显异常。B 超：子宫、双附件（-），子宫内膜厚 6mm，卵泡 11×10mm。诊断为继发性不孕（抗精子抗体免疫性不孕），证属肝肾阴虚，虚火灼精。治宜补益肝肾，滋阴降火。方用消抗助孕汤加减。熟地黄 20g，山药 10g，山茱萸 10g，泽泻 10g，茯苓 10g，丹皮 10g，黄柏 10g，知母 10g，丹参 20g，枸杞子 10g，菟丝子 25g，甘草 6g。15 剂，水煎服，1 日 1 剂。嘱性生活时用避孕套隔离。

2009 年 3 月 23 日二诊：药后腰痛口干减轻，大便，带下正常。舌红，苔薄，脉细。守前方加黄芪 30g、桃仁 10g，以增强扶正活血之功。15 剂。因在外地，嘱其按方继续服用。

3 月后来诊相告，服药 50 剂后复查 AsAb：90IU/mL，继续照原方服 15 剂后试孕。现已停经 45 天。B 超检查：宫内妊娠 6+ 周，活胎，可见胎心搏动。血 β-HCG，P 均在正常水平。此后妊娠安然，如期产一健康男婴。

7. 三抗阳性脾肾阳虚，气弱血瘀不孕案

杨某，29 岁，2012 年 1 月 8 日初诊。继发不孕 4 年，2010 年 7 月腹腔镜检查两侧输卵管不通；准备行 IVF-ET。2011 年 12 月 20 日，免疫学检查，血清中 AsAb：931U/mL，EmAb（＋），ACA（＋），要求中药治疗"三抗"。诊时，倦怠肢冷，头晕耳鸣，腰酸膝软，月经周期 35 天，经期 2 天，量少，LMP：2011 年 12 月 30 日，舌淡黯，苔薄白，脉虚细。诊断为继发性不孕（免疫性不孕），证属脾肾阳虚，气弱血瘀。治宜温补脾肾，益气活血。方用河车毓麟汤加味：紫河车 12g，黄芪 30g，党参 15g，白术 12g，茯苓 10g，熟地黄 15g，当归 12g，白芍 10g，川芎 10g，淫羊藿 12g，杜仲 15g，菟丝子 30g，丹参 15g，甘草 6g，鸡血藤 30g。1 日 1 剂，水煎服，共服 25 剂。性生活用避孕套隔离。2012 年 2 月 10 日复查，AsAb：60IU/

mL，EmAb（-），AcA（-）。原方继续调理一段时间后行 IVF-ET。

按：肾藏精，为生殖之本。肾气充盛则任通冲盛月经以时下而能孕育。反之，则月事不能时下而难妊娠。本篇前 4 案均与肾虚有关，案 1 属肝肾不足，用补肾调经汤补肝肾，益精血，养冲任以种子。仅三诊即阴充血沛，冲任渐盛，有如甘霖施布，润物化育而毓麟如期。肾气不足而冲任失养，肝血虚少而疏泄失常以致气血失调，冲任胞脉郁滞而月经不调，难以孕育，案 2 即如此。虽诊为"不明原因不孕"然月经后期，量少，小腹及腰痛即辨证要点，治宜补肾精，养肝血，调气血，利冲任、胞宫。用调经毓麟汤 10 剂，毓麟于意料之外。肝主疏泄，恶抑郁，疏泄失常，气机郁滞致气血不和，冲任不调，而难妊娠，案 3 丧子之痛，情志不舒，中年再望孕育，心切而无果，更加疏泄失常，因而月经不调，并见一派肝郁脾虚之象，如《景岳全书·妇人规》中所言："产育由于气血，气血由于情怀，情怀不畅则冲任不充，冲任不充则胎孕不受。"故用调经 1 号方疏肝解郁，理气，养血于经期，并辅以心理疏导。药后郁结渐开，心情稍舒，月经 5 天净，现腰酸，带下较少，妇科检查未见明显异常，即改用解郁种玉汤加减，在疏肝解郁，养血健脾的同时予以补肾益精，如此再调治一周期而妊娠。一般而言 PCOS 多属痰阻为患，然而案 4 系 PCOS 合并高泌乳素血症仅见肝肾不足之证，无痰阻之象，予补肾调经汤补肝肾加山楂、麦芽降泌乳素，共 30 余剂经潮，内分泌激素改善，即改用益母调经方因势利导，如此调治近 3 月而妊娠。案 5 四年未孕，多方诊治，未效，又加离婚，必然会肝郁气滞，日久瘀血阻滞冲任、胞宫故而痛经。平时用血府逐瘀汤加香附、郁金以疏肝理气，活血化瘀，加黄芪等以益气以养血行血；

经期用少腹逐瘀汤温经活血，化瘀止痛。如此两月即妊娠。正如《医宗金鉴·妇科心法要诀》所言："不孕之故伤冲任……或因积血胞寒热。"《医林改错》有少腹逐瘀汤"种子如神"之说。20世纪80年代初期，医疗检测技术条件较差，对不孕症的认识也较局限，故而诊断为"不明原因不孕症"。现在看来其不孕原因可能为免疫性不孕或子宫内膜异位症等。在当时，余遇疑难，久治无效之不孕症，往往用血府、少腹逐瘀汤而取得满意效果。近数十年来，将活血化瘀方法广泛用于免疫性不孕、子宫内膜异位症不孕等，获得良好效果。

内分泌失调性不孕亦有伴发免疫功能失调者，案6即如此。子宫内膜薄卵泡发育不良并有AsAb升高，口干咽燥，腰痛便秘，舌红苔薄黄，脉细数等阴虚内热证候。用消抗助孕汤补益肝肾，滋阴降火而获效。案7为脾肾阳虚气弱血瘀免疫功能低下之不孕。《素问·评热病论》："邪之所凑，其气必虚。"用河车毓麟补益脾肾，益气活血而三种免疫抗体转阴，虽因输卵管阻塞而行IVF-ET，然能获妊娠，亦是脾肾虚复，气充血活之功。

（鲁敏）

（二）输卵管阻塞性不孕案3则

1. 肝郁瘀血阻络案

张某，32岁，2009年9月8日初诊，患者因生育1女离婚，其后一直郁郁寡欢，再婚三年未避孕一直未孕，3月前造影提示：双侧输卵管通而不畅。月经每次5～6天，每月28～30天行经，量少，色黯，痛经（+），LMP：8月15日。诊时两胁胀痛，善太息，舌黯，有瘀斑，苔薄白，脉弦。诊断为继发性不孕（输卵管通而不畅）证属肝郁气滞，瘀血阻络。治宜疏肝活血，化瘀通络。方用疏肝活血通管汤加减：柴胡12g，枳实10g，当归12g，川芎10g，赤芍15g，生地黄 10g，牛膝 12g，桃仁 10g，红花 10g，路路通 15g，炮穿山甲 12g，穿破石 15g，皂角刺 15g，郁金 10g，素馨花 10g。15 剂。同时用消癥外敷方药包 4 个热敷小腹两侧。1 日 1 次，共 10 次。灌肠 II 号方 10 剂，每日 1 剂保留灌肠。并予以精神开导。

10 月 26 日二诊：胁痛减轻，10 月 13 日月经来潮，量增加，痛经明显缓解，守上方 15 剂，外敷药包 6 个，灌肠 II 号方 15 剂。1 日 1 剂，保留灌肠。共治疗两个疗程后造影，提示：双侧输卵管基本通畅。2 个月后妊娠，获一健康男婴。

2. 寒湿瘀阻案

章某，25 岁，2008 年 4 月 15 日初诊。患者人工流产 2 次后至今两年余未孕。1 月前子宫输卵管造影提示：双侧输卵管积水不通。月经每次 5 天，每月 35～40 天行经，量中等，痛经（-），LMP：4 月 8 日。诊时倦怠肢冷，小腹冷而隐痛，大便秘结，白带清稀。舌黯淡边有齿印，苔白，脉沉弦。诊断为继发性不孕（输卵管积水不通）证属寒瘀互结，水饮内停。治宜散寒逐水，化瘀消癥。方用温阳利水通管汤加减：桂枝 10g，茯苓 10g，桃仁 10g，丹参 20g，赤芍 10g，椒目 10g，葶苈子 12g，大黄 6g，昆布 15g，海藻 15g，炮山甲 15g，皂角刺 15g，路路通 15g。10 剂。水煎服，1 日 1 剂。消癥外敷方药包 4 个热敷小腹两侧。灌肠 2 号方 10 剂，保留灌肠，1 日 1 剂，共 10 次。

4 月 27 日二诊：大便日 1 行，略溏，倦怠气短，余如前。守上方加黄芪 30g，15 剂。外敷药包 4 个，用法如前。如此治疗两月余，服药 50 剂。之后造影提示两侧输卵管基本通畅。停药 3 月后妊娠，孕期检查基本正常。

3. 正虚瘀阻案

叶某，24 岁，2009 年 5 月 20 日初诊。患者两年前异位妊娠行腹腔镜手术后至今未孕。子宫输卵管造影检查：右侧（异位妊娠侧）不通，左侧输卵管通而不畅。量少，诊时见其面黄无华，倦怠头昏，纳差，舌淡黯，苔薄，脉弦无力。月经周期5/30天，量少，LMP：5月15日。诊断为继发性不孕，输卵管阻塞（右侧不通，左侧通而不畅）。证属气血亏虚，瘀血阻络。其治宜先益气养血。方用十全大补汤加味：黄芪30g，党参15g，白术12g，茯苓10g，甘草6g，熟地黄12g，当归12g，白芍10g，川芎10g，肉桂5g，陈皮12g，桂圆肉12g。10剂。水煎服。1日1剂。

　　6月2日二诊：精神好转，头昏减轻，纳增。舌脉如上。改用养血通管汤加味：黄芪30g，党参15g，当归12g，鸡血藤30g，赤芍10g，丹参15g，桃仁10g，红花10g，香附12g，路路通15g，炮山甲15g，皂角刺12g，川牛膝12g。15剂。消癥外敷药包3个，热敷左下腹部，1日1次，共15次。灌肠2号方10剂，1日1剂，保留灌肠。

　　6月25日三诊：LMP：6月16日，量增，5天净，余如上。行子宫输卵管造影：右输卵管不通，左侧通畅。再用二诊方药7剂，外敷药包2个，以巩固效果。3月后受孕，足月产1女。

　　按：输卵管属现代中医胞宫范畴，是精、卵相遇受精的场所，也是向子宫腔运送受精卵的通道。《灵枢·决气》："两神相搏，合而成形，常先身生。"盆腔炎、输卵管妊娠等多种因素导致输卵管阻塞、积水或通而不畅，可妨碍精卵结合和输送而不孕。输卵管阻塞、积水是上述因素之结果，又成为不孕病因之一。案1临床表现为抑郁、太息、胁腹痛、痛经、舌黯等，明显为肝郁气滞血瘀。双输卵管通而不畅为瘀阻胞宫。如《傅青主女科》所云："妇人有怀抱素恶，不能生子者，人以为天厌之也，谁知是肝气郁结乎？"用疏肝活血通管汤 30 剂和外敷、保留灌肠而获效。双侧输卵管积水不通是较为难治之证。腹腔镜造口也易复作，术后 2～6 个月可能重复积水。通水可无药液回流，不易判断。宫腔药物注射可加重积水，案 2 即是此类证型。临床表现倦怠肢冷，小腹冷而隐痛，舌黯淡边有齿痕，苔白，脉沉弦，为一派寒湿痰阻之象，结合造影，诊断已很明白。用温阳利水通管汤配合局部外敷，服药 50 剂，终于成孕。以上二案均为实证。

　　气血不足之体，或病久气血耗伤，瘀血阻滞胞络，虚实夹杂之输卵管阻塞者临床并不罕见，案 3 即是。其面黄无华，倦怠头昏，月经量少后期，为气血亏虚典型证候；异位妊娠手术史、输卵管通而不畅均可致瘀血阻络，舌黯脉弦等为瘀血之明证。先用十全大补汤补益气血。二诊时气血亏虚之象好转，则改为养血通管汤为治。方中用四物汤、鸡血藤以养肝血；妙在黄芪、党参二味配合四物汤益气生血；配入活血化瘀通络药中，增强推动其化瘀通管之力。并配合外敷、灌肠，内外合治，两月即获正常孕育。

　　以上 3 案均采用内外合治。治疗期间必须避孕，以免发生异位妊娠。本病证治疗后须经输卵管通畅试验复查（积水者治疗 2 月后造影），通水、造影亦有一定分解粘连的治疗作用。

（鲁敏）

（三）辅助生殖技术中的调治案 4 则

1. 肝肾不足，气血失调案

　　患者王某，33 岁，2011 年 3 月 10 日初诊。发现多囊卵巢综合征 3 年。2 年前行 IVF-ET 失败。一直闭经，不用西药不潮，曾服达英 –35 数月，停药复不潮经。诊时停经 3 月，体形正常，时有腰膝酸痛，头晕耳鸣，口干，白带量少，饮食、二便尚好。舌红，苔薄，脉细。妇科检查未见明显异常。B 超：子宫大小正常，宫内膜厚度 5mm，双卵巢见 10 个以上小卵泡，提示：PCO。诊断为原发性不孕（PCOS），证属肝肾不足，冲任失充。治宜补肾养肝，调养冲任。用养阴毓麟汤加减：熟地黄 25g，山茱萸 12g，山药 12g，茯苓 10g，覆盆子 10g，枸杞子 15g，菟丝子 30g，杜仲 15g，当归 10g，五味子 10g，鹿角胶 10g，龟板胶 10g，女贞子 15g，紫河车 12g，牛膝 10g。10 剂，每日 1 剂，水煎服。

4 月 15 日二诊：上方共服 30 剂，阴道分泌物增多，腰痛、头晕耳鸣未作，已无口干，月经仍未潮。舌脉如上。B 超：子宫内膜厚度 7mm，仍见双侧 PCO，BBT 单相，改用调经毓麟汤加减，以补肾养血活血为治。益母草 15g，当归 12g，熟地黄 12g，白芍 10g，川芎 10g，枸杞子 15g，菟丝子 30g，五味子 10g，车前子 10g，覆盆子 10g，丹参 15g，香附 12g。15 剂，每日 1 剂，水煎服。

前药共服 30 剂，月经 40 天来潮，量少。复查性激素 FSH：4.70IU/L，LH：8.06IU/L，E_2：82.6pmol/L，余项属正常水平。患者生育要求迫切，再次行 IVF-ET 成功。来诊时既兴奋，又紧张，无何不适。舌红，苔薄黄，脉软滑数。即以安胎固冲汤 6 剂以固冲安胎防出血。此后改用固本培育汤加减共服 15 剂，血 HCG、P 均正常，B 超提示双胞胎 7 周大小，可见心管搏动，妊娠安然。

2. 瘀血内阻案

吴某，33 岁，2007 年 2 月 20 日初诊。患者因子宫腺肌症行 IVF-ET，2 次均失败。月经周期 40 天左右，量多，5 天净，诊时值经期第 1 天，痛经较剧，坐立不安，畏冷肢厥，呕恶。舌黯淡，苔白，脉沉弦紧。来诊时已注射"止痛针"。曾 B 超检查子宫增大，呈球形，双附件（-）。诊断为原发性不孕（子宫腺肌症），证属寒凝血瘀成癥。治宜温经活血，化瘀止痛。方用少腹逐瘀汤加味：小茴香6g，干姜6g，肉桂6g，当归12g，川芎10g，乳香15g，没药15g，蒲黄炭10g，五灵脂12g，田三七粉6g（吞服），延胡索15g，血竭6g。6剂，1日1剂。

3月1日二诊：药后腹痛减轻，5天净，仍有畏寒肢冷，舌脉如上。非经期治应温经活血，化瘀消癥。上方去乳香、没药、三七、延胡索，蒲黄炭改为蒲黄，加桃仁10g、红花10g、三棱12g、莪术12g、土鳖虫10g。10剂，并以该方加黄芪30g，12剂为丸，非经期服之。经前3天、经期服用一诊方6剂。两月后丸药服完，痛经大减，IVF-ET成功，足月产一女婴。

3. 脾肾亏虚，瘀血内阻案

梁某，35岁，2012年12月2日初诊。患者5年前因输卵管阻塞行IVF-ET成功，三胞胎，行减胎术减去两胎，不久另一胚胎流产。此后检查发现双侧输卵管积水，3年多来复行6次IVF-ET均失败。诊时见头昏倦怠，腰酸膝软，大便时溏，带下色白量少，月经每次3天，每月35天行经，痛经（-），舌淡黯苔白，脉弦细。BUS：子宫形态大小正常，子宫内膜7mm，LMP：2012年11月10日。妇科检查未见明显异常。诊断为继发性不孕（反复IVF-ET失败），证属脾肾阳虚，胞脉瘀阻。治宜补益脾肾，温养活血为法。方用河车毓麟汤加减：紫河车12g，黄芪30g，党参15g，白术15g，熟地黄15g，当归12g，白芍10g，川芎10g，菟丝子30g，杜仲15g，淫羊藿12g，丹参15g，甘草6g。10剂，水煎服，1日1剂。

12月12日二诊：此次月经于12月14日来潮，量增，色黯。头昏、便溏已不明显，但感倦怠、腰酸。舌脉如前。改用调经毓麟汤加味以补益脾肾，养血活血以助孕育。方药组成：益母草 15g，熟地黄 15g，当归 12g，白芍 10g，川芎 10g，白术 12g，党参 15g，山茱萸 12g，菟丝子 30g，枸杞子 15g，覆盆子 10g，五味子 10g，车前子 10g，丹参 15g，茺蔚子 10g，香附 12g。10 剂，于经期第 3 天服。

12 月 21 日三诊：证如上述，口干，带下略增。舌红苔薄黄，脉弦细。守上方去党参，加知母 10g，7 剂。

2 月 26 四诊：12 月 25 日 B 超检查：子宫内膜厚度 9mm，有优势卵泡，即行第 7 次胚胎移植，又告败。月经于 1 月 19 日来潮。15 天才净，腹痛，倦怠乏力，口干，舌黯红，苔薄，脉弦。用益母调经汤加味以活血化瘀调经：益母草 15g，熟地黄 12g，当归 12g，白芍 10g，川芎 10g，丹参 15g，桃仁 10g，川牛膝 10g，茺蔚子 10g，白术 10g，香附 10g，麦冬 10g。7 剂。

4 月 5 日五诊：LMP：3 月 2 日，于 3 月 18 日移植。4 月 1 日查血 HCG：70IU/L，E2：185pmol/L，P：26noml/L，头晕倦怠，纳少便溏，腹痛腰酸，舌淡黯红，苔白，脉细滑虚。在生殖中心用黄体酮治疗的同时，加用固本培育汤加味：高丽参 10g，白术 20g，山药 30g，熟地黄 25g，山茱萸 12g，枸杞子 15g，菟丝子 30g，杜仲 15g，续断 15g，白芍 20g，砂仁 10g，甘草 6g。12 剂。

再服 20 剂后，成功妊娠，足月产一男婴。

4. 阴虚内热，瘀血内阻案

袁某，35 岁，2015 年 5 月 10 日初诊。3 年未孕，因双侧输卵管阻塞行 IVF-ET 两次未成功。月经 3/28 ～ 30 天，量少，轻度痛经。LMP：2015-5-3，曾查性激素 6 项，甲功 5 项等未见明显异常，3 月前查出抗子宫内膜抗体（＋），抗心磷脂抗体（＋），抗透明带抗体（＋），抗核抗体（＋），用泼尼松、阿司匹林，3 月后复查 4 种抗体仍（＋），已停用西药。症见倦怠乏力，头晕耳鸣，口燥咽干，心烦，腰酸，舌暗苔薄黄，脉弦细数。诊断为免疫性不孕，证属肾阴亏虚，瘀血内阻。治宜滋阴补肾，活血，清热为法，方用消抗地黄汤加味：熟地黄 15g，山茱萸 10g，山药 10g，丹皮 10g，茯苓 10g，泽泻 10g，丹参 20g，桃仁 10g，红花 10g，川牛膝 10g，赤芍 10g，黄柏 10g，知母 10g。15 剂，1 日 1 剂，水煎服。

5 月 25 日二诊：头晕耳鸣，口燥咽干，心烦明显减轻，仍倦怠，腰酸，舌暗红苔黄，脉弦细。守上方去黄柏，15 剂。

6 月 10 日三诊：此次月经 6 月 1 日潮经，量增，痛经（-），余如前，复查抗透明带抗体（-），抗子宫内膜抗体（＋），抗心磷脂抗体（＋），抗核抗体（＋），改拟活血化瘀为法，方用活血化瘀消抗汤加减：柴胡 10g，当归 10g，赤芍 10g，川芎 10g，生地黄 10g，桃仁 10g，红花 10g，川牛膝 10g，甘草 6g，黄芪 30g，枸杞子 15g，菟丝子 25g。15 剂。

7 月 20 日四诊：上方连服 30 剂后复查抗子宫内膜抗体（-），抗心磷脂抗体（＋），抗核抗体（＋），月经正常，仅有腰酸，口干，舌暗，脉弦细。再以补肾活血为法，以消抗心磷脂抗体。用一诊方去黄柏，知母，加黄芪 30g，15 剂。抗核抗体嘱其诊风湿免疫科。

8 月 25 日五诊：上药服 30 剂，复查抗心磷脂抗体（±），月经正常。患者要求继续调治，守上方 20 剂，药完行 IVF-ET，成功妊娠。

按：IVF-ET 为不孕不育患者的治疗增添了一种有效的方法。然而成功率尚待提高。其失败者多数与内分泌失调、输卵管积液、免疫功能失调、子宫内膜异位症等有关。尤其是 PCOS，属严重内分泌失调疾病，主要是无排卵，月经紊乱，治疗较难，IVF-ET 成功率较低。

　　案 1 即是 PCOS 之不孕，曾行 IVF-ET 失败 1 次。一直闭经，头晕耳鸣，腰膝酸痛，口干带少，脉细舌红，显然系肝肾精血不足之证，如《医学正传·妇人科》所云："月经全肾水施化，肾水既乏，则经血日以干涸。"虽多方诊治仍然月经不潮，经用养阴毓麟汤加减以补养肝肾，及调经毓麟汤补肾活血共 25 剂月经才潮。之后仍以两方加减，交替使用，以补肾益精，调和气血，如此两月月经再潮。复查性激素恢复正常。终于春回大地，生机显现。胎孕可待，再行 IVF-ET 成功。孕后预防性保胎，妊娠安然。

　　子宫腺肌病，其子宫、子宫内膜受累损害，甚至导致免疫功能失调，影响着床和导致流产，是难治病之一，IVF-ET 成功率亦较低。案 2 即是此病，其月经后期，经痛剧烈，畏冷肢厥，舌黯苔白等乃典型的寒凝血瘀成癥证候。正如《医宗金鉴·妇科心法要诀》所云："不孕之故，伤冲任……或因积血胞寒热。"其治以少腹逐瘀汤主之，经期以止痛经为要，故加三七、血竭以温经化瘀止痛；非经期去止痛之味，加化瘀消癥，兼以益气为治，并以丸剂渐消缓散，使胞宫癥痕渐散，气血调和，如此治疗两月后再次行 IVF-ET 成功。

　　案 3 第 6 次移植失败后来诊，表现出典型的脾肾两虚之象，B 超检查子宫内膜厚度 7mm，用河车毓麟汤补益脾肾，温阳活血和调经毓麟汤调治近 3 月。B 超检查提示子宫内膜厚度达 9mm，并见优势卵泡。即行第 7 次移植，又告失败。余思之补益脾肾无误，但活血未化瘀属病重药轻。从患者多次放胚宫内及宫外孕手术，虽平时无瘀阻表现，然此次失败后月经后期而至，腹痛较重，经量少，15 天才净等表现，足以证明其瘀血内阻存在。即用益母调经加桃仁、川牛膝,7剂,以活血化瘀,养血调经。于次月经潮后再次IVF-ET成功。但血HCG、P均偏低,脾肾虚象复显,并伴腹痛,即用固本培育汤加减保胎,服12余剂,血HCG、P逐渐上升,再服20剂。成功妊娠。

案4属多次免疫抗体(+)之免疫性不孕合并输卵管阻塞,诊时见阴虚内热兼血瘀之证,予滋阴补肾,清火活血之消抗地黄汤加味30剂,证候减轻,抗透明带抗体转阴。继而用活血化瘀消抗汤以消抗子宫内膜抗体,30剂,抗子宫内膜抗体转阴。再用消抗地黄汤去清热之味,加黄芪以增强调节免疫,用方1月抗心磷脂抗体转为(±),继续调治近1月。本例属较重的免疫紊乱,用西药未效,坚持中药治疗,历时4月,IVF-ET成功妊娠。

补肾、疏肝、活血、化瘀为余对辅助生殖技术调治的基本四法。案1先用补益肝肾,温肾阳,益气血方药,待子宫内膜厚度达到10mm左右后,改用调经毓麟汤、在补肾益精的同时,理气活血,使胞脉、胞宫气血通畅,以助着床养胎而获成功孕育。案2系寒瘀成癥实证,其治自始至终均用活血化瘀为法。案3属脾肾亏虚,瘀血内阻胞宫。补益脾肾,养血活血在先,后用活血化瘀为治。肝脾肾复,血活瘀化,造化乃成。案4病情复杂,多项免疫抗体(+),治疗补肾滋阴疏肝活血化瘀交替使用而获效。再则IVF-ET成功后流产亦属常见,故需预防性保胎以防流产,案1、3即如此。

（鲁敏）

主要参考书目

1. 张玉珍. 中医妇科学. 北京：中国中医药出版社，2005

2. 罗元恺. 中医妇科学教学参考丛书. 北京：人民卫生出版社，1988

3. 乐杰. 妇产科学. 6 版. 北京：人民卫生出版社，2005

4. 罗丽兰. 不孕与不育. 北京：人民卫生出版社，1998

5. 梅乾茵. 黄绳武妇科经验集. 北京：人民卫生出版社，2004

6. 沈丕安. 中药药理与临床运用. 北京：人民卫生出版社，2006

7. 刘云鹏. 中医临床家刘云鹏. 北京：中国中医药出版社，2001